住院医师规范化培训精品案例教材

总主审：王成增　　总主编：姜　勇

泌 尿 外 科

本册主编　宋东奎　丁德刚　窦启锋

郑州大学出版社

图书在版编目(CIP)数据

泌尿外科／宋东奎，丁德刚，窦启锋主编. -- 郑州：
郑州大学出版社，2024.9. --（住院医师规范化培训精
品案例教材／姜勇总主编）. -- ISBN 978-7-5773-0430-
4

Ⅰ. R69
中国国家版本馆 CIP 数据核字第 2024N7K668 号

泌尿外科
MINIAO WAIKE

项目负责人	孙保营　李海涛	封面设计	苏永生
策划编辑	陈文静	版式设计	苏永生
责任编辑	陈思　苏靖雯	责任监制	李瑞卿
责任校对	张若冰　丁晓雯		

出版发行	郑州大学出版社	地　址	郑州市大学路 40 号（450052）
出版人	卢纪富	网　址	http://www.zzup.cn
经　销	全国新华书店	发行电话	0371-66966070
印　刷	郑州印之星印务有限公司		
开　本	850 mm×1 168 mm　1／16		
印　张	12.25	字　数	353 千字
版　次	2024 年 9 月第 1 版	印　次	2024 年 9 月第 1 次印刷

书　号	ISBN 978-7-5773-0430-4	定　价	53.00 元

编委会名单

总主审　王成增

总主编　姜　勇

编　委　（以姓氏笔画为序）

秘　书　王秀玲

作者名单

主　　编　宋东奎　丁德刚　窦启锋

副 主 编　康郑军　许长宝　杨小明
　　　　　　王成坤　杨艳芳　朱朝阳

编　　委　（以姓氏笔画为序）

丁德刚（河南省人民医院）　　　　　余沁楠（新乡医学院第一附属医院）

马宇杰（许昌市中心医院）　　　　　宋东奎（郑州大学第一附属医院）

王成坤（郸城县人民医院）　　　　　张　喆（开封市人民医院）

王向阳（河南省人民医院）　　　　　周　理（河南大学附属南石医院）

王连渠（河南大学第一附属医院）　　单中杰（郑州人民医院）

王晓甫（郑州大学第二附属医院）　　柳其中（漯河市中心医院）

朱朝阳（河南大学淮河医院）　　　　种庆贵（焦作市人民医院）

刘　建（郑州市中心医院）　　　　　晋继忠（郸城县中心医院）

刘　润（郸城县中心医院）　　　　　郭建桥（河南科技大学第二附属医院）

许长宝（郑州大学第二附属医院）　　姬俊鹏（河南科技大学第三附属医院）

孙建涛（郑州大学附属洛阳中心医院）曹建波（三门峡市中心医院）

杨小明（郑州大学第一附属医院）　　康郑军（郑州大学第五附属医院）

杨艳芳（河南省儿童医院）　　　　　窦启锋（新乡医学院第一附属医院）

编写秘书　杨小明

前 言

为了响应国务院七部门发布的《关于建立住院医师规范化培训制度的指导意见》，积极推进住院医师规范化培训的实施与管理工作，加快培养合格的临床医师。河南省自住院医师规范化培训（简称住培）政策实施以来，通过积极的探索，积累了大量的经验，夯实了河南省医药卫生体制改革的基础，并积极探索河南住培为全国服务的途径，推动全国住培工作的开展。

目前国内关于住培方面的书籍不多，尤其是成系统的、以临床能力培养为导向的住培相关书籍更少，且大多是理论性指导，案例类图书较少，仅涉及诊疗过程和治疗规范的案例集。为突出特色，增强实用性，急需一套既有理论知识，又有案例，既有临床思维能力的引导分析，又有最新诊疗进展及相关临床诊疗操作规范的案例集。所以由郑州大学第一附属医院牵头，联合省内外各家大型医院参与，出版"住院医师规范化培训精品案例教材"，提升河南省及全国住院医师规范化培训的质量及社会影响力。规培的核心可以一言以蔽之：临床实践，医学生完成了大学阶段的学习课程，或者经历了研究生的科研训练，进入临床做医生，要从根本上完成角色转换。这个改变，是化茧成蝶，在某种意义上是从"学"到"做"，即把从课本上所学的知识转化为临床技能，从面对生理、病理、解剖等内容的文字转化为面对患者——一个个有血有肉、有思想和有情感的人。

经过精心的筹备与编写，"住院医师规范化培训精品案例教材"中的一册《泌尿外科》终于成书了。本教材最大的亮点是案例教学，依据日常临床诊疗中的真实案例，为广大住院医师提供实践学习的范本。内容涵盖泌尿系统先天畸形、外伤、感染、结石、肿瘤，男性不育及性功能障碍等泌尿外科常见病的诊断、治疗及研究进展，最大限度贴近临床一线工作。以临床案例为核心，临床诊疗规范为基础，临床思维训练为导向，培养年轻医生分析问题、解决问题的能力，培养良好的临床思维方法，培养人文关怀情操。但是我们必须清楚，教科书上的"典型病例"在临床实践中可能是"最不典型的"，在实际病例中常常是模糊不清的，不可生搬硬套。在诊治中，要遵循"规范化、个体化、微创化、人性化"基本原则。规范化是原则、是指南、是规矩；个体化是具体问题具体分析、不同患者不同处理，必须将其结合起来。

在临床实践中我们要全面的观察和思考，克服主观性和片面性；运动地、变化地、发展地看待事物，灵活地分析问题，克服绝对性、僵化性。要善于发现问题、全面分析问题、合理处理问题，其意义和作用是普遍性的、终身性的。

同时，人文精神是医学的本源和精髓，离开人文关怀的医疗是冷酷的、没有温度的。永远记住医学"有时是治愈，常常能缓解，总是在安慰"。

由于编者水平所限及医学知识的不断更新，书中难免存在不足之处，恳请广大读者多提宝贵意见，以便修订时更正。

编者

2024 年 3 月

目 录

第八章　肾上腺疾病的外科治疗

第九章　泌尿、男生殖系统其他疾病

第十章　男性不育及性功能障碍

第一章　泌尿、男生殖系统先天畸形

案例 1　肾盂输尿管连接部狭窄

知识拓展

一、病历资料

(一)门诊接诊

1. 主诉　间断右侧腰背部疼痛 1 周。

2. 问诊要点　腰背部疼痛时间、疼痛性质、疼痛规律,有无放射、恶心、呕吐、血尿,是否伴随排尿困难,如尿频、尿急、尿痛、排尿不尽及发热等表现。

3. 问诊内容

(1)诱发因素:有无外伤、体位变化。

(2)主要症状:腰背部疼痛常见于泌尿系统感染、泌尿系统结石、泌尿系统肿瘤、泌尿系统损伤等疾病。应同时询问腰背部疼痛有何特点,阵发性、持续性;疼痛的性质,胀痛、绞痛、锐痛;阵发性绞痛常见于泌尿系统结石、泌尿系统肿瘤引起的梗阻;持续性胀痛常见于泌尿系统损伤、肾周围炎、肾盂肾炎等疾病。

(3)伴随症状:有无腹痛、恶心、呕吐、血尿、尿频、尿急、尿痛、发热等表现,泌尿系统感染患者往往会有尿频、尿急、尿痛尿路刺激症状,部分患者伴发热;结石患者往往疼痛症状较重,呈绞痛;合并腹痛症状应引起重视,扩张的肾盂受到外力破裂,可表现为急腹症,需要仔细鉴别。

(4)诊治经过:是否做过检查,是否用药等,便于快速作出诊断。

(5)既往史:继续寻找腰背部原因,有无外伤、手术史、带状疱疹等;带状疱疹、胸腰椎疾病也是腰背部疼痛的一大原因,需要详细的问诊才能被捕捉到。

问诊结果

现病史:患者,男性,24 岁,因"间断右侧腰背部疼痛 1 周"就诊。1 周前无明显诱因突然出现右侧腰背部疼痛,呈间断性胀痛,无恶心、呕吐,无肉眼血尿,无尿频、尿急、尿痛,无发热等不适,休息后缓解,未行进一步诊治,1 周以来上述症状间断出现,现为求进一步治疗来院就诊,彩超示"右肾积水"。既往史:既往体健,无特殊病史,否认吸烟史、饮酒史。

---

4. 思维引导　腰背部疼痛是泌尿外科常见的临床症状之一,能引起腰背部疼痛的原因也很多,比如感染、创伤、肿瘤、先天发育异常、梗阻等,但不同的原因的腰背部疼痛性质、规律不同,泌尿系统损伤引起疼痛多有明确外伤史,疼痛呈现持续性;泌尿系统肿瘤导致梗阻时也会引起腰背部疼痛,血尿症状会较明显,并且多见于老年人;泌尿系统结石引起的腰背部疼痛,多为绞痛,疼痛较剧烈,难以忍受;患者为间断性右侧腰背部胀痛,多考虑先天性肾盂输尿管连接部狭窄引起肾积水所致。

（二）体格检查

1. 重点检查的内容及目的　患者考虑先天性肾盂输尿管连接部狭窄引起肾积水,重点检查泌尿系统,腰背部有无疱疹、挫裂伤,脊柱有无畸形,有无双肾区叩压痛、叩击痛,是否合并输尿管走行区压痛,判断是否合并带状疱疹、肾挫裂伤、脊柱疾病等。

体格检查结果

T 36 ℃,R 17 次/min,P 66 次/min,BP 123/78 mmHg

　　患者一般状况可,发育正常,皮肤巩膜未见明显黄染,浅表淋巴结未扪及,腹部平软,无压痛,未触及包块,无移动性浊音,肠鸣音正常,右侧肾区弱叩击痛,压痛阴性,左侧肾区无压痛、叩击痛,双侧输尿管走行区无压痛,耻骨上膀胱区无充盈,双侧睾丸、附睾无肿大。脊柱无畸形。

---

2. 思维引导　体格检查腰背部皮肤黏膜无异常,脊柱无畸形,双肾区及双侧输尿管走行区无压痛,不考虑皮肤病、骨科疾病所致,门诊完善泌尿系统彩超检查未发现泌尿系统肿瘤、泌尿系统结石。

（三）辅助检查

1. 主要内容及目的

（1）血、尿常规:明确腰背部疼痛原因,排除感染性病变。

（2）静脉肾盂造影:寻找狭窄段及判断狭窄段长度。

（3）泌尿系统CT尿路造影(CTU):排除异位血管骑跨输尿管引起肾盂输尿管狭窄。

（4）生化、凝血功能等:评估一般状况,为手术做准备。

辅助检查结果

　　（1）尿常规:隐血(++),红细胞计数36个/HP,尿蛋白(−),尿白细胞(−);肝功能、肾功能、凝血功能均正常。

　　（2）泌尿系统CTU增强扫描:右侧输尿管上段管壁增厚并结节样改变,考虑为肾盂输尿管连接部狭窄(图1-1)。

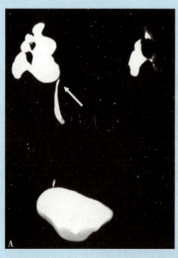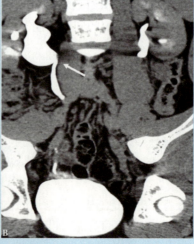

A.泌尿系CT造影重建影像,箭头处为狭窄部位;B.泌尿系CTU排泄期冠状位成像,箭头处为狭窄部位。

图1-1　右侧肾盂输尿管连接部狭窄

2. 思维引导 尿红细胞（+）、尿白细胞（-）不支持泌尿系统感染，泌尿系统 CTU 对肾盂输尿管狭窄诊断有重要意义，可以显示全尿路情况，对于疑诊尿路上皮肿瘤患者至关重要，还可以进一步排除泌尿系统结石、泌尿系统肿瘤引起的肾积水，可较为清晰地显示狭窄段狭窄程度及其长度，为手术治疗指明方向。

（四）初步诊断

右侧肾盂输尿管连接部狭窄。

二、诊疗经过

1. 诊疗过程

（1）完善相关检查：心电图、胸部 X 线、血常规、肝功能、肾功能、凝血试验、传染病，评估一般情况，排除手术禁忌证。

（2）手术方式：腹腔镜下右侧肾盂输尿管离断成形术。

（3）术前告知患者及家属术后可能出现感染、吻合口瘘、吻合口狭窄等手术风险。

（4）术后病理结果：输尿管管壁增厚，纤维平滑肌组织增生，符合输尿管狭窄。

（5）术后给予抗微生物及对症治疗，复查彩超提示腹腔未见尿液渗出，拔除腹腔引流管，治愈出院。

2. 治疗方案的选择依据

对于肾盂输尿管连接部狭窄的治疗，首选外科手术，手术方式主要分为 2 种，一是腔内肾盂切开术，二是离断性肾盂成形术，二者各有优势。

（1）腔内肾盂切开术的优势表现：腔内肾盂切开术适用于原发性和继发性肾盂输尿管连接部梗阻（ureteropelvic junction obstruction，UPJO），总体成功率为 76%～90%。腔内肾盂切开术手术创伤小，即使术后再次出现梗阻，并不增加离断性肾盂成形术的难度，可以是 UPJO 手术治疗的一线治疗方式。

（2）离断性肾盂成形术：虽然肾盂成形术术式很多，但离断性肾盂输尿管成形术自 1949 年首次报道以来，已经是 UPJO 开放性手术治疗的"金标准"。主要步骤是手术切除 UPJO 和大部分扩大的肾盂，进行肾盂输尿管吻合。要求吻合口宽广、低位、呈漏斗形、缝合密闭而无张力，吻合部光滑无折叠、扭曲。手术成功率 98%～99%。可以采用腰胁部切口，也可以采用前腹壁横切口腹膜外入路实施离断性肾盂成形术。

经过 20 年余的发展，机器人辅助腹腔镜肾盂成形术具有操作的优势，已在临床应用中证明是安全、可行、有效，已逐渐成为治疗 UPJO 的手段之一。

三、思考与讨论

肾盂输尿管连接部可能因为功能性或解剖性梗阻造成尿液从肾盂到输尿管的输送受阻，最终引起相应的临床症状和肾脏损伤。原则上早期诊断和治疗理应改善患者肾脏功能，但是也有学者指出，大多数围生期发现的肾盂输尿管连接部梗阻对肾脏功能影响不大，手术治疗只适用于那些有梗阻造成的肾功能明显减退的患者。

1. 先天性肾盂输尿管狭窄的手术指征

①超声检查提示肾盂前后径>30 mm；②肾盂前后径>20 mm 伴有肾盏扩张；③随访过程中肾功能进行性下降（下降值>10%）；④随访过程中肾积水进行性增大（增大值>10 mm）；⑤有症状性肾积水（反复泌尿系统感染、发热、腰痛、血尿、高血压、继发结石等）；⑥利尿性肾核素扫描提示梗阻存在且同位素在肾内浓集达到高峰后下降 50% 所需时间（$T_{1/2}$）>20 min。

2. 离断性肾盂成形术的治疗目的及治疗成功标准

外科手术的目的：解除肾盂出口梗阻，从而最大限度地恢复肾功能和维持肾的生长发育。治疗成功的标准：不适症状消失，肾积水减轻，肾功能好转或稳定在一定水平，彩超、静脉尿路造影（intravenous urography，IVU）显示排空正常。

四、练习题

1. 如何对引起肾盂积水的疾病进行鉴别诊断？
2. 肾盂输尿管连接部狭窄术后的随访时间是什么？

五、推荐阅读

［1］黄健,张旭.中国泌尿外科疾病和男科疾病诊断治疗指南［M］.北京:科学出版社,2022.

案例2　重复肾盂输尿管

一、病历资料

(一)门诊接诊

1. **主诉**　右侧腰腹部疼痛 3 h。

2. **问诊要点**　疼痛的时间、诱因、性质、伴随的症状(恶心、呕吐、放射痛、血尿等)、治疗情况、转归,有无家族史等。

3. **问诊内容**

(1)诱发因素:有无外伤、体位变化、剧烈运动等。

(2)主要症状:大多无特殊临床表现,多为体检或偶然就诊时发现,无症状偶发患者约占60%,出现临床症状者多表现为尿路感染症状、上尿路梗阻症状(如腰腹部疼痛、恶心、呕吐、血尿等)、尿失禁等。女性患者的输尿管异位开口多位于尿道、阴道及前庭等处,有分次排尿、持续性漏尿等症状。

(3)伴随症状:10%~15%的重复肾盂输尿管畸形患者伴有其他泌尿系统畸形,如输尿管膨出、肾多发囊性发育不良、肾盂输尿管连接部梗阻等;男性异位输尿管囊肿位于后尿道时可出现排尿困难、尿线细等伴随症状。

(4)诊治经过:是否做过检查,是否用药,便于快速作出初步诊断。

(5)既往史:有无泌尿系统相关手术史、外伤史,有无身体其他部位畸形,胚胎发育过程中有无相关放射、药物暴露史等。

(6)个人史:个体在生长发育过程中有无异常等。

(7)家族史:家族有无泌尿系统畸形等。

问诊结果

现病史:患者,男性,25岁,因"右侧腰腹部疼痛3 h"就诊。3 h前患者无明显诱因出现右侧腰腹部疼痛,呈胀痛,向会阴部放射,伴恶心,无呕吐;伴尿频、尿急,无尿痛及肉眼血尿,无发热、寒战等不适,未行特殊治疗,上述症状持续不缓解;现为求进一步治疗就诊于门诊,彩超示双肾多发小结石,右肾积水,右侧输尿管扩张伴下段多发结石,右侧输尿管末端膀胱开口处囊性扩张伴结石,给予对症治疗后症状稍减轻,后以"①右侧输尿管结石;②双肾结石"为诊断收入。既往史:既往体健,无特殊病史,否认吸烟史、饮酒史。

4.思维引导 腰腹部疼痛是泌尿外科最常见的临床症状之一,能引起腰腹部疼痛的原因也很多,比如感染、结石、创伤、泌尿系统畸形、梗阻等,但不同的原因的腰腹部疼痛往往伴随症状不同,比如感染导致的腰腹部疼痛往往伴随膀胱刺激症状,如尿频、尿急、尿痛、发热等,结石导致的腰腹部疼痛往往伴有肾绞痛,外伤导致的腰腹部疼痛会有明确的外伤病史,先天性畸形往往伴有周期较长等腰背部胀痛病史,且疼痛性质呈胀痛,多可耐受。所以针对腰腹部疼痛的问诊,要注意掌握要点:是突发还是持续,呈胀痛还是绞痛,有没有伴随尿频、尿急、尿痛、发热,有没有伴随腰腹部疼痛等,有没有相关检查检验报告,有无泌尿生殖系统畸形等。

(二)体格检查

1.重点检查的内容及目的 患者考虑泌尿系统畸形,重点检查泌尿生殖系统,有无双肾区叩压痛、叩击痛,是否合并输尿管走行区压痛,判断是否合并上尿路的梗阻或感染。膀胱区是否膨隆,有无包块,前列腺直肠指诊判断前列腺增生情况,生殖系统发育有无畸形等。

体格检查结果

T 36.4 ℃,R 18 次/min,P 77 次/min,BP 161/115 mmHg

患者一般状况可,发育正常,皮肤巩膜未见明显黄染,浅表淋巴结未扪及,腹部平软,无压痛,未触及包块,无移动性浊音,肠鸣音正常,右侧肾区弱叩击痛,压痛阴性,左侧肾区无压痛、叩击痛,双侧输尿管走行区无压痛,耻骨上膀胱区无充盈,双侧睾丸、附睾无肿大。

2.思维引导 重复肾盂输尿管畸形体格检查多没有阳性发现,患者以"右侧腰腹部疼痛3 h"为主诉入院,查体:右肾区叩击痛阳性,左肾区无叩击痛,支持上尿路梗阻诊断,须进一步完善泌尿系统相关影像学检查明确诊断(如泌尿系统彩超、CT、CTU等专科检查)。

(三)辅助检查

1.主要内容及目的
(1)尿常规:明确腰痛相关病因,并排除感染性病变。
(2)泌尿系统彩超:能初步反映出重复肾、重复集合系统畸形的影像。
(3)静脉尿路造影:IVU是诊断的重要手段,可准确地发现重复肾畸形及输尿管异位开口及输尿管囊肿。
(4)CTU:最重要的检查手段,能清楚显示重复肾畸形的双肾及双输尿管。

辅助检查结果

(1)尿常规:隐血(++),尿蛋白(-),尿白细胞(-);肝功能、肾功能、凝血功能均正常。
(2)泌尿系统CTU:①右侧重复肾盂、输尿管畸形,伴输尿管末端囊肿,伴右侧肾盂、输尿管扩张积水;左侧重复肾盂畸形;②右侧输尿管末端、膀胱内多发小结石;③右肾周及右侧输尿管管壁改变,考虑炎性(图1-2)。

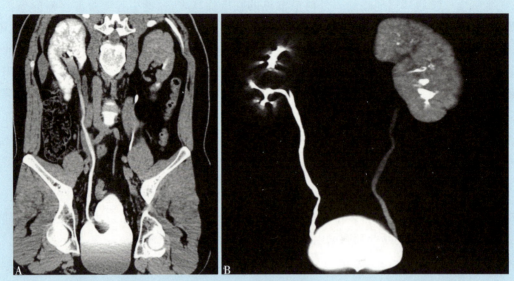

A. 泌尿系 CTU 排泄期冠状位成像；B. 泌尿系 CT 造影重建影像，可见右侧重复肾盂，重复输尿管。

图 1-2   泌尿系统 CTU

2. 思维引导   尿红细胞（＋）、尿白细胞（－）不支持泌尿系统感染，CTU 检查可以显示全尿路情况，对于疑诊泌尿系统梗阻及畸形患者至关重要，结合患者病史及检查结果可给出准确诊断，并做出相应诊疗计划。

（四）初步诊断

①右侧输尿管结石；②右侧重复肾；③右侧重复输尿管；④左侧重复肾盂；⑤右侧输尿管囊肿；⑥右侧输尿管炎；⑦右肾积水；⑧双肾结石；⑨膀胱结石。

二、诊疗经过

1. 诊疗过程

（1）完善相关检查，心电图、胸部及泌尿系统 CTU、血常规、肝功能、肾功能、凝血试验、传染病，评价一般情况，排除手术禁忌证。

（2）手术方式：输尿管镜下右侧输尿管结石及膀胱结石激光碎石术＋经尿道右侧输尿管囊肿切除术。

（3）术后告知患者须门诊随访，注意观察肾形态及肾功能变化情况。

2. 治疗方案的选择依据   重复肾及肾盂畸形无临床症状者且双肾功能良好者，无须治疗。如果重复肾畸形的上半肾萎缩、无功能或者肾功能严重损害，伴异位输尿管开口或输尿管囊肿则须考虑手术治疗。

三、思考与讨论

重复肾是临床少见的先天性泌尿系统的重复畸形，常合并重复输尿管畸形多为单侧发生，罕见双侧重复肾，重复肾畸形本身不具有特异性临床症状，多为伴发其他泌尿系统并发症或体检时偶然发现，发病率为 0.6%～0.8%。

重复肾及重复输尿管手术指征：①完全重复性输尿管，上段肾功能存在而伴膀胱输尿管反流的；②不完全重复性输尿管，上段肾功能存在而伴输尿管-输尿管反流的；③合并尿路感染无法控制，或有点滴性尿失禁；④合并较大结石、严重积水。

四、练习题

1. 重复肾及重复输尿管畸形主要的临床症状有哪些？重复肾及重复输尿管畸形的问诊要点有哪些？
2. 重复肾及重复输尿管畸形都需要治疗吗？治疗方法有哪些？
3. 临床诊断重复肾及重复输尿管畸形的检查有哪些？

五、推荐阅读

[1] 黄健,张旭.中国泌尿外科疾病和男科疾病诊断治疗指南[M].北京:科学出版社,2022.
[2] 赵玉沛,陈孝平.外科学[M].3版.北京:人民卫生出版社,2015.

案例 3　多囊肾

一、病历资料

(一)门诊接诊

1. **主诉**　腰部疼痛不适 1 年。

2. **问诊要点**　腰部疼痛不适的诱因,有无外伤、手术史;有无放射治疗史。腰部疼痛性质,有无缓解或者加重。腰部疼痛不适的伴随症状,如发热、血尿、高血压、腹痛、尿频、尿急、尿痛等表现。

3. **问诊内容**

(1)诱发因素:有无外伤、手术史。

(2)主要症状:腰部疼痛不适常见于泌尿系统疾病,或腰背部骨关节及肌肉病变,应同时询问腰部不适有何特点,胀痛或钝痛,是否可以缓解。

(3)伴随症状:有无血尿、高血压、乏力、发热等表现。肾囊肿破裂可出现血尿,囊肿伴发感染时可出现发热,囊肿破坏肾实质可造成贫血进而导致乏力等症状,部分因肿大的囊肿压迫正常肾组织及血管,造成肾缺血而激发肾素–血管紧张素–醛固酮系统(RAAS)活性增加引起高血压。

(4)诊治经过:是否做过检查,是否用药物,便于快速做出初步诊断。

(5)既往史:一方面是继续寻找腰部不适原因,有无外伤或者其他疾病病史,有无放射治疗史,有无肿瘤或者泌尿系统梗阻可能,有无其他系统疾病可能,误诊可能会带来比较严重的后果。

(6)家族史:多囊肾是遗传型疾病,一般父母双方有一方患病。

问诊结果

现病史:患者,男性,56 岁,因"腰部疼痛不适 1 年"就诊。1 年前患者无明显诱因出现腰部不适,间断出现肉眼血尿,偶伴血块,未行特殊处理,血尿症状缓解;无疼痛,无尿频、尿急、排尿困难、发热,无腹痛、恶心、呕吐。彩超示双肾形态失常,双肾多发囊性肿物。现为进一步治疗入院。

既往史:既往体健,吸烟史 30 年余,约每天 10 支,无嗜酒。

---

4. **思维引导**　腰部疼痛是泌尿外科最常见的临床症状之一,泌尿系统位于腹膜后,泌尿系统出现病变如结石、肿瘤、炎症等时候经常表现为腰部疼痛不适。同时患者存在血尿病史,泌尿系统任何部位的病变均可出现血尿。能引起血尿的原因也很多,比如感染、结石、创伤、凝血功能异常、梗阻等,但不同的原因的血尿往往伴随症状不同,比如感染导致的血尿往往伴随膀胱刺激症状,尿频、尿急、尿痛、发热等,结石导致的血尿往往伴有肾绞痛,外伤导致的血尿会有明确的外伤病史,凝血

功能异常往往伴有其他部位的出血,肿瘤导致的血尿典型的临床表现为间歇、无痛、全程、肉眼血尿。同时多囊肾是遗传病,需要详细问诊家族史,家族有无多囊肾遗传病史。

（二）体格检查

1. 重点检查的内容及目的　全面进行泌尿系统查体,有无双肾区叩压痛、叩击痛,是否合并输尿管走行区压痛,判断是否合并上尿路的梗阻或感染。检查患者腰椎及肌肉有无压痛,患者活动是否受限。

体格检查结果

T 36.0 ℃,R 18 次/min,P 76 次/min,BP 155/96 mmHg

患者一般状况可,发育正常,皮肤巩膜未见明显黄染,浅表淋巴结未扪及,腹部平软,无压痛,未触及包块,无移动性浊音,肠鸣音正常,双侧肾区轻压痛、叩击痛,双侧输尿管走行区无压痛,耻骨上膀胱区无充盈,双侧睾丸、附睾无肿大,直肠指诊:前列腺体积增大,Ⅱ度,质韧,无压痛及硬结,中央沟存在,指套无血迹。

---

2. 思维引导　体格检查双肾区及双侧输尿管走行区无压痛、叩击痛,部分患者伴随高血压症状。

（三）辅助检查

1. 主要内容及目的

（1）血、尿常规:明确血尿情况,有无贫血、蛋白尿情况,并排除感染性病变。

（2）泌尿系统彩超:首选检查方法,可查及双肾多发囊性病变。

（3）泌尿系统 CT:明确肾病变及病变程度,是否合并周围脏器病变,增强 CT 有助于检查残存肾情况,单光子发射计算机体层摄影（SPECT）能准确测定出肾小球滤过率水平及评估肾功能受损情况。

（4）MRI:有助于检查囊肿伴出血及感染的鉴别。

（5）血生化:评估患者是否存在贫血及肾功能受损情况。

（6）基因分析技术:通过基因技术诊断是否携带致病基因。

辅助检查结果

（1）血、尿常规:隐血（+）,红细胞计数 325 个/HP,尿蛋白（+）,尿白细胞（-）;血肌酐 220 μmol/L,血尿素氮 11.5 mmol/L。

（2）彩超:肾体积增大,形态失常,双肾可见数十枚大小不等囊性低回声,考虑多囊肾。

（3）CT:双侧肾体积明显增大,内见多发大小不等的囊性低密度影,肾皮质受压变薄,部分囊内密度稍增高（图 1-3）。

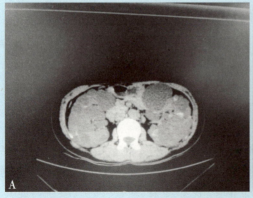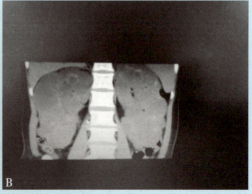

A. 多囊肾 CT 横断面图像;B. 多囊肾 CT 冠状位图像

图 1-3　泌尿系统 CT

---

2. 思维引导　尿红细胞(+)、尿白细胞(-)不支持泌尿系统感染;血肌酐及血尿素氮升高提示肾功能受损。彩超可以初步诊断多囊肾,泌尿系统 CT 明确肾病变及病变程度,是否合并周围脏器受累。

(四)初步诊断

多囊肾。

二、诊疗经过

1. 诊疗过程

(1)完善血常规、尿常规、肝功能、肾功能、凝血功能、传染病化验,完善心电图、胸部及泌尿系统 CT、心脏彩超检查:评估手术及麻醉风险。

(2)手术方式:腹腔镜下肾囊肿去顶术。

(3)术前告知患者多囊肾为遗传性疾病,手术目的只是为了缓解症状,减轻囊肿对肾实质及周围器官及组织压迫,改善肾缺血情况,恢复部分肾功能。术前半小时应用抗生素预防。

(4)出院后建议 1 个月后复查肾功能,复查肾彩超。

2. 治疗方案的选择依据　多囊肾目前尚无有效的治疗方式,目前最主要治疗措施是控制并发症,提倡个体化治疗,早期发现,延缓疾病进展。目前研究证实多囊肾的症状与肾囊肿体积密切相关,主要有对症支持治疗、药物治疗、外科治疗和基因治疗。

(1)对症支持治疗:对症支持治疗多囊肾并发症如感染、疼痛、血压升高,同时避免使用肾毒性药物,部分多囊肾患者还合并有心脑血管疾病,需要有效控制血压,控制血压首选药物为血管紧张素转换酶抑制剂(ACEI)、血管紧张素Ⅱ受体阻滞剂(ARB)和钙通道阻滞剂,同时需要预防外伤导致囊肿破裂。

(2)药物治疗:托伐普坦、奥曲肽、西罗莫司。

(3)外科治疗:可以有效控制症状如出现严重疼痛、反复严重出血、难以控制的感染。手术方式包括:①腹腔镜下肾囊肿去顶减压术,但是不推荐双侧同期施行开放性减压手术。肾囊肿穿刺引流适用于身体情况差不能进行全身麻醉手术患者。②肾切除术,应尽可能避免,但严重疼痛、反复严重出血、合并肾细胞癌、难以控制的感染尤其是体积特别大的多囊肾,手术切除可能是首选。肾切除与肾移植可同时进行,给移植肾创造空间,并缓解多囊肾的相关症状。③连续性肾脏替代治疗,终末肾衰竭期需要行连续性肾脏替代治疗透析和肾移植。多囊肾患者明显增大的肾,使腹腔内的大部分空间被占据,腹膜透析的效果会受到较大影响。

(4)基因治疗:胚胎植入前遗传学诊断(PGD)是在人类辅助生殖技术的基础上发展起来的一种无创产前诊断方法,PGD 通过分子生物学技术在种植前对胚胎进行遗传学分析,并筛选不携带致病基因的胚胎进行移植,从而阻断遗传病向子代传递。

3. 预后　与病程延长、血压增高、蛋白尿、脂质代谢紊乱、血尿、肾体积大小密切相关。肾长径>15 cm 时,易发生血尿和高血压。肾的代偿功能被耗竭后,会在很短的几年里进展至终末期肾病(ESRD),为了延缓疾病的自然病程,应行肾移植或透析治疗。积极控制高血压对延缓病程进展具有重要意义。

三、思考与讨论

手术时机的把握对于常染体显性遗传多囊肾病(ADPKD)患者来说非常关键,Ⅱ期 ADPKD 患者(肾体积在 500~1 500 mL)肾体积明显增大,表现为肾综合清除能力明显受损,肾小球滤过率处于快速下降时期,此时为最佳行肾囊肿去顶手术时期。

四、练习题

1. 多囊肾应该与哪些疾病进行鉴别?
2. 多囊肾手术时期应该如何选择?

五、推荐阅读

[1]黄健,张旭.中国泌尿外科疾病和男科疾病诊断治疗指南[M].北京:科学出版社,2022.
[2]赵玉沛,陈孝平.外科学[M].3 版.北京:人民卫生出版社,2015.

案例 4 肾下垂

一、病历资料

(一)门诊接诊

1. 主诉 间断右腰部疼痛 10 年,加重 1 个月。

2. 问诊要点

(1)发病时间:外伤或肾结石、炎症所致腰痛患者可准确指出疼痛时间,慢性疾病仅能说出大致时间。

(2)发病缓急:腰部疼痛出现的缓急因疾病不同而有所区别,腰背部外伤、泌尿系统结石多发病较急;腰肌劳损、肾下垂所致腰痛多起病缓慢。

(3)疼痛部位:脊椎及其周围软组织病变所致疼痛多在病变部位;泌尿系统疾病所致腰痛多在中腰背部。

(4)疼痛的性质及程度:肾结石所致腰痛多为较为剧烈的绞痛;肾下垂患者所致腰痛多为钝痛或牵扯痛,但当出现肾蒂血管或输尿管扭转时,可出现肾绞痛;腰肌劳损疼痛一般轻微模糊。

(5)疼痛的诱因及加重缓解因素:肾下垂患者所致腰痛多在站立位时加剧,平卧位后减轻或消失。腰肌劳损多在活动较多、劳累时加重,休息后缓解;腰椎间盘突出在咳嗽、打喷嚏及用力大、小便时加重。

(6)伴随症状:除腰部疼痛外,是否具有其他相应脏器的症状,当肾下垂患者肾静脉受到机械牵拉和受压时可发生血尿,当对腹腔神经丛牵拉时可出现恶心、呕吐、腹胀、嗳气等消化道症状。部分患者还可伴有心悸、乏力等症状。

3. 问诊内容

(1)诱发因素:有无外伤、体位改变、长时间劳动等。

(2)主要症状:腰痛的时间、发病缓急、腰痛的部位(肾下垂右侧明显多于左侧)、腰痛的性质、腰痛诱因、腰痛加重或缓解因素、腰痛的演变过程。

(3)伴随症状:当肾下垂患者肾静脉受到机械牵拉和受压时可发生血尿,当对腹腔神经丛牵拉时可出现恶心、呕吐、腹胀、嗳气等消化道症状。当肾下垂患者出现输尿管扭转时,可出现肾积水或上尿路感染症状。部分患者还可伴有心悸、乏力等症状。腰痛伴尿频、尿急、尿不尽,见于尿路感染、前列腺炎、前列腺增生等。腰背部剧痛伴有肉眼血尿,见于肾或输尿管结石。腰痛伴月经异常、白带增多见于宫颈炎、盆腔炎、附件炎症或肿瘤等。腰痛伴长期低热可见于肾结核或脊柱结核。腰痛伴高热可见于肾积脓或化脓性脊柱炎等。

(4)诊治经过:是否就诊过,如有,做过何种检查及治疗。

(5)一般情况:睡眠情况,部分肾下垂患者可伴有失眠情况。平时饮食情况及体重变化情况,肾下垂多发生于瘦高体型者。

(6)既往史:是否有外伤、腰部手术史,排除因外伤及腰部手术所致的腰痛症状。

问诊结果

现病史:患者,男性,43岁,农民,因"间断右腰部疼痛10年,加重1个月"就诊。10年前患者无明显诱因出现右侧腰腹部疼痛,呈间歇性酸痛,患者于站立位时加重,平卧位休息后减轻,无尿频、尿急、尿痛,无发热、恶心、呕吐等,未予特殊处理。1个月前患者右侧腰部疼痛加重且发作较前频繁,于站立位及活动后加重,伴有腹胀不适,患者于门诊就诊,行彩超提示右肾随体位改变。现为进一步诊治入院。自发病来,患者精神、食欲尚可,大便正常,夜间睡眠欠佳。

既往史:既往体健,吸烟15年,约15支/d。

---

4. 思维引导 泌尿系统疾病所致的腰痛通常是泌尿系统梗阻或者感染所致。当患肾使得肾包膜扩张、炎症或集合系统扩张时会发生腰痛。疼痛多为钝痛,疼痛部位主要在肋脊角;也可以为锐痛,通常在胁腹部,有时会向腹股沟及同侧睾丸或阴囊放射。输尿管痛一般为急性发作,多由尿结石或血块阻塞上尿路引起。由肾盂输尿管连接部或输尿管急性梗阻、扩张引起的疼痛为肾绞痛。其特点是绞痛,呈阵发性,剧烈难忍,辗转不安,大汗,伴恶心、呕吐。因肾及其包膜受脊髓的胸10~腰1的感觉神经支配,上段输尿管的神经支配和肾的神经支配相类似,所以,上段输尿管疾病与肾疾病引起的疼痛发生部位类似。中段输尿管梗阻引起的疼痛,右侧放射到右下腹区,表现类似阑尾炎,左侧则放射到左下腹区,表现如憩室炎。而下段输尿管疾病引起的疼痛通常表现为膀胱刺激症状如尿频、尿急,及耻骨上区不适。疼痛有时向阴囊(阴唇)或阴茎头部放射。

肾下垂所致迪特尔(Dietl)危象:肾下垂时,肾蒂血管或输尿管扭转时,可发生Dietl危象,表现为肾绞痛、恶心、呕吐、脉搏增快等症状。

所以针对腰痛的问诊,要注意掌握要点:腰痛的部位、性质、程度、是否与体位改变有关,加重、缓解因素等。

肾下垂的病因:正常肾位于腹膜后,脊柱两旁的浅窝中。肾依靠脂肪囊、肾筋膜、肾蒂、肝肾韧带、脾肾韧带和腹内压力维持其正常位置。肾下垂的发生可能与肾窝浅,肾周围脂肪减少,肾蒂长,分娩后腹壁松弛使腹内压降低等多种因素相关。

此外,肾下垂多发生于20~40岁瘦高体型的女性,男:女约为3:100,这与青中年女性体力负荷较重,又值生育年龄,生育后腹壁肌肉松弛,产后腹压突然减低有关。右侧明显多于左侧。因解剖上右侧肾位置较低,肾窝较浅,且易受到肝的冲击,故右侧肾下垂也较左侧多。患者症状的轻重与肾移动的幅度不完全一致。

(二)体格检查

1. 重点检查的内容及目的 重点检查泌尿系统,查体双肾是否触及,以及随体位改变双肾位置的变化幅度,有无双肾区叩压痛、叩击痛,是否合并输尿管走行区压痛,判断是否合并上尿路的梗阻或感染。膀胱区是否膨隆,有无包块等。

2. 思维引导　在46%的病例有肾区叩击痛。右侧肾可扪及的有64%,左侧扪及的为22%。因解剖上右侧肾位置较低,肾窝较浅,且易受到肝的冲击,故右侧肾下垂也较左侧多。此外,症状与肾下垂的程度不一定成正比。有时虽然下垂程度不重,但可以引起较明显的症状。

(三)辅助检查

1. 主要内容及目的

(1)血常规、尿常规、肝功能、肾功能、电解质等:了解是否有泌尿系统感染及一般身体情况。

(2)X线检查:静脉肾盂造影(IVP)必须在最后加摄立位片以了解其活动程度。但必须在站立即刻摄立位片,否则造影剂排尽后就不能显示肾,因此,有时肾尚未下垂到平时的位置。另外有一部分病例虽然在静脉肾盂造影中未能见到下垂,但从症状、体检与超声检查中仍可作出肾下垂的诊断。肾下垂分为4度:下降到第3腰椎水平为Ⅰ度,降至第4腰椎水平为Ⅱ度,降至第5腰椎水平为Ⅲ度,降至第5腰椎以下者为Ⅳ度。同时,静脉肾盂造影可显示有无肾盂、输尿管积水。

(3)超声检查:在头低足高位半小时后,用超声检查定好的肾位置与活动后肾的位置,两者之间的距离就是肾的活动度。

(4)低头卧位实验:嘱患者头低足高卧位3 d(可在床脚抬高一块砖头长径的高度),在睡前、中和后分别测定尿常规或每小时尿红细胞排出率,并观察症状有无缓解。如睡后尿中红细胞明显减少甚至消失、症状缓解者,则支持肾下垂之诊断,如未缓解则可排除肾下垂之因素。

(5)泌尿系统CT或MRI:了解肾位置、有无肾积水等。

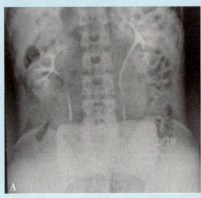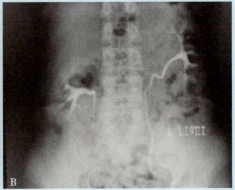

A.静脉肾盂造影,平卧位影像;B.静脉肾盂造影,站立位影像。

图1-4　静脉肾盂造影

2. 思维引导　根据病史、临床表现和影像学检查,诊断并不困难。体检依次在平卧、侧卧及直立位时触诊肾,确定肾的位置及移动度。超声在平卧位、立位时测量肾的位置,并作对比。静脉尿路造影先后在平卧位和立位摄片,如肾盂较正常下降超过一个椎体可诊断为肾下垂。

(四)初步诊断

右肾下垂(Ⅱ度)。

(五)鉴别诊断

(1)先天性异位肾:多位于下腹部或盆腔,位置固定,平卧后肾不能复位。

(2)肾上极或肾外肿瘤压迫推移使肾位置下降:超声、静脉尿路造影、CT 或 MRI 检查均可鉴别。

二、诊疗经过 ▶▶▶

1. 诊疗过程

(1)完善手术相关准备,心电图、心脏彩超、胸部及上腹部 CT、血常规、肝功能、肾功能、凝血试验、传染病,排除手术禁忌证。

(2)手术方式:腹腔镜下右肾固定术。

(3)术后复查。

2. 治疗方案的选择依据　包括以下内容:①偶然被发现肾下垂,症状不明显者,一般无须进行治疗。②有腰痛、血尿者,应加强腹肌锻炼,增加营养,强壮身体,使用紧束弹性宽腰带或肾托。③如症状较重,平卧或托肾后症状无明显好转,并有肾积水或伴发感染者,可施行开放或腹腔镜下肾固定术(nephropexy),其远期疗效:约71% 的患者生活质量明显改善,80%～91% 的患者疼痛减轻。

三、思考与讨论 ▶▶▶

1. IVP 检查中结合数字 X 线摄影(DR)透视诊断肾下垂的应用价值　超声、CT 和 MRI 由于对肾形态、肾实质和集合系统病变观察有明显优势,在肾、输尿管检查中的应用越来越广泛。但由于上述检查均系采用卧位扫描,所以不能发现由于体位变化导致的肾位置的异常。对具有肾下垂常见临床表现,IVP 见肾盂肾盏饱满和/或输尿管迂曲的患者,DR 常规 IVP 检查结束后,同时选择性加摄立位片,与卧位检查对比,可以动态观察肾盂、输尿管的整体形态变化,发现肾位置异常并作出分度,有效地避免肾下垂的漏诊。文献报道,79 例肾下垂患者首次传统 IVP 检查全部漏诊,后采用加摄注射造影剂 30 min 后立位 X 线平片才得以明确诊断。因此,提示临床上具有反复尿路感染、血尿的患者,在行 IVP 检查时,应加摄松压后立位片,以观察排除肾下垂。

2. 肾下垂患者手术适应证　肾下垂患者如有持续或间歇性腰痛且平卧可缓解的主观症状,检查时确定肾下降超过 5 cm;伴有反复泌尿系统感染或血尿;或有上尿路梗阻;合并高血压或同侧肾功能受损中至少 1 项客观指征,可考虑行手术治疗。经过长期的临床观察,认为具有明确由于肾下垂引起的腰痛,且严重影响正常生活和工作;或伴有患侧肾结石、反复尿路感染、反复肉眼血尿、患侧肾积水且肾功能受损,经保守治疗无效的患者具有确切的手术适应证。

四、练习题 ▶▶▶

1. 腰痛是肾下垂常见的临床表现,如何对腰痛的特点进行鉴别诊断?

2. 肾下垂所致的病理生理学改变有哪些?

五、推荐阅读 ▶▶▶

[1]赵玉沛,陈孝平. 外科学[M]. 3 版. 北京:人民卫生出版社,2015.

案例5　尿道下裂

一、病历资料

(一)门诊接诊

1. **代主诉**　发现尿道外口位置异常2年6个月。

2. **问诊要点**　了解母亲妊娠史情况,如妊娠期间激素水平是否异常,有无口服黄体酮类激素药物等;询问家族史了解是否存在遗传情况。询问患儿排尿情况,如尿线细且偏向后方,是否伴随排尿困难、尿频、尿急、尿痛等症状。

3. **问诊内容**

(1)诱发因素:患儿有无早产病史、母亲孕期有无口服特殊药物、有无家族遗传病史。

(2)主要症状:尿道外口位置异常常见于尿道下裂、尿道上裂、两性畸形等疾病。典型的尿道下裂有3个体征:①异位尿道口。尿道口可异位开口于从正常尿道口近端至会阴部尿道的任何部位。部分尿道口有轻度狭窄,其远端有一黏膜样浅沟。②阴茎下弯,即阴茎向腹侧弯曲。③包皮的异常分布。阴茎头腹侧包皮呈"V型"缺损,包皮系带缺如,全部包皮转至阴茎头背侧呈"帽状"堆积。同时询问患儿排尿特点,包括排尿时尿线的粗细、尿线的方向,是否伴随排尿困难、尿频、尿急、尿痛等临床症状。尿线偏向后方提示尿道下裂或先天性阴茎下弯,尿线偏向前方提示尿道上裂,尿线偏向后方同时合并双侧隐睾不排除两性畸形可能。根据临床症状及典型的体征,尿道下裂的诊断容易明确。

(3)伴随症状:有无排尿困难、尿频、尿急、尿痛、尿失禁等下尿路排尿功能障碍表现。需要注意的是大多数尿道下裂出生后即可被确诊,除排尿异常外一般不伴随其他临床症状。

(4)诊治经过:做过何种检查,用过何种药物,便于快速作出初步诊断。

(5)既往史:有无外伤史、脑血管疾病史、神经系统疾病史、遗传代谢疾病史及预防接种史等。

(6)生长发育史:患儿为第几胎、第几产,出生是否足月,出生是否为低体重儿,自然分娩或剖腹分娩,出生后是否进行抢救,出生后是否母乳喂养,现患儿智力、运动发育是否正常等。

(7)家族史:患儿父母是否为近亲结婚,患儿其他兄弟是否存在尿道下裂。尿道下裂发病有明显的家族遗传倾向,本病为多种基因遗传所致,但具体因素尚不清楚。

问诊结果

现病史:患儿,男孩,2岁6个月,以"发现尿道外口位置异常2年6个月"为代主诉就诊。2年6个月前,即患儿出生后不久家长发现其排尿异常于正常男婴,尿线偏向后方,尿道外口位于阴茎腹侧,无尿频、尿急、尿痛、排尿困难等,患儿因年幼未曾治疗,今为求进一步治疗入院。

既往史:既往体健,无手术外伤史、其他系统病变病史。

---

4. **思维引导**　尿道下裂是由前尿道发育不全,在胚胎发育过程中尿生殖沟没自后向前在中线完全闭合,造成尿道口达不到正常位置的阴茎畸形,是小儿泌尿生殖系统疾病中常见的先天畸形。此疾病的临床特点主要包括尿道口近端移位(尿道可开口于正常尿道口近端至会阴部尿道的任何部位)、阴茎弯曲(主要为阴茎下弯,即向腹侧弯曲,此畸形严重影响外观及生理功能;按阴茎头

与阴茎体纵轴的夹角,将阴茎下弯分为轻度,小于15°;中度,15°~35°;重度,大于35°),及腹侧包皮缺损,背侧包皮呈"帽状"堆积等。传统的尿道下裂分型是根据尿道外口位置将尿道下裂分为4型:Ⅰ型,阴茎头、冠状沟型;Ⅱ型,阴茎体型;Ⅲ型,阴茎阴囊型;Ⅳ型,会阴型。目前临床上多根据尿道外口位置将其分为3型。①远端型,包括阴茎头、冠状沟、冠状沟下型;②中间型,即阴茎体型;③近端型,包括阴茎阴囊型、阴囊型和会阴型。其中远端型是最常见的类型,约占50%,中间型约占20%,近端型占30%,在我国主要以中、近端型为主,而国外主要以远端型为主。另外临床发现单纯尿道外口位置常不能准确反映尿道下裂严重程度及病理复杂性,还应考虑阴茎下弯程度、阴茎长度、阴茎头大小及形状、尿道板发育情况、异位尿道口附近尿道海绵体分叉位置等。由于阴茎下弯的弯曲程度与尿道口位置不成比例,有些开口阴茎体远端的尿道下裂却合并重度阴茎下弯,因此有专家认为更合理的分型应以阴茎下弯矫正后尿道口的位置为依据。

(二)体格检查

1. 重点检查的内容及目的 患儿考虑尿道下裂,重点检查尿道外口的位置,阴茎是否弯曲,以及弯曲的程度,包皮的分布、发育情况,双侧睾丸的位置、发育情况,以及是否伴发其他畸形。

体格检查结果

T 36.3 ℃,R 22 次/min,P 88 次/min,BP 90/65 mmHg

患儿一般状况可,发育正常,皮肤巩膜未见明显黄染,双肺听诊呼吸音清,心音有力,律齐,腹部平软,无压痛,肝、脾肋下未触及,无移动性浊音,肠鸣音正常,双侧肾区无压痛、叩击痛,双侧输尿管走行区无压痛。阴茎发育稍差,阴茎下弯约45°,包皮呈"帽状"堆积于龟头背侧,尿道外口位于阴茎腹侧中部,远端无正常尿道,包皮系带阙如,双侧睾丸位于阴囊内,大小发育正常。

---

2. 思维引导 体格检查是尿道下裂诊断的主要依据,根据病史以及查体,可以明确诊断为尿道下裂(Ⅱ型)。

(三)辅助检查

1. 主要内容及目的

(1)性染色体、*SRY*基因及性激素检查:排除性别发育异常(女性假两性畸形、真两性畸形及混合性腺发育不全等)。

(2)超声:了解性腺位置、结构和成分,了解盆腔内有无子宫、附件,了解有无腹股沟斜疝、睾丸下降不全及前列腺囊等伴发畸形。

(3)常规检查:血常规、尿常规、生化、传染病、凝血功能、胸片、心电图等,评估一般情况,为手术做准备。

辅助检查结果

(1)性染色体:46XY。*SRY*基因:阳性。性激素正常。

(2)超声:性腺位置、形态无异常,盆腔无子宫、附件及前列腺囊。

(3)常规检查:胸片、心电图均未见明显异常;血常规、尿常规、生化、凝血功能、传染病等均正常。

---

2. 思维引导 性染色体XY、*SRY*基因阳性及正常性激素检查可排除性发育异常(disorder of sex development,DSD）。DSD 是一种染色体、性腺及解剖学性别发育不典型的先天异常，而先天性肾上腺皮质增生症（congenital adrenal hyperplasia,CAH）和混合性腺发育不全是外生殖器畸形最常见的两种病因。最常见的尿道下裂合并 DSD 为混合性腺发育不全、卵睾 DSD 等。对于尿道下裂，性染色体、*SRY* 基因及性激素是重度尿道下裂与 DSD 鉴别的重要依据。术前彩超检查可用来排除尿道下裂伴发畸形，最常见的伴发畸形为腹股沟斜疝或鞘膜积液及睾丸下降不全，各占约 9%。盆腔彩超对于排除前列腺囊伴发畸形具有重要意义。前列腺囊常开口于前列腺部尿道的后方并向膀胱后方延伸，形成一个大的囊腔，可并发感染、结石以及插导尿管困难，若伴发感染，以反复附睾炎为最常见。术前排除前列腺囊畸形，可降低术后感染的发生率。

（四）初步诊断

尿道下裂（Ⅱ型）。

二、诊疗经过

1. 诊疗过程

（1）完善相关检查，心电图、胸片、血常规、肝功能、肾功能、凝血功能、传染病、性染色体、*SRY* 基因及性激素，排除手术禁忌证。

（2）手术方式：尿道成形术（Snodgrass 法或 TIP 法）。

（3）术前告知患儿及家属尿道下裂术后可能出现尿道瘘、尿道裂开、尿道狭窄、尿道憩室及皮瓣坏死等可能并发症，需长期留置导尿管，注意术后护理，并定期复查。术后阴茎局部包扎，术后第 5 天打开阴茎包扎敷料，予以定期换药，术后第 12～14 天留置导尿管出院。

（4）出院后 1 个月更换导尿管；2 个月后根据拔除导尿管后根据尿线粗细及尿流率测定结果决定是否继续留置导尿管；术后若出现尿道瘘，1 年后再次行尿道修补术。

2. 治疗方案的选择依据
手术矫治是尿道下裂治疗的唯一手段。由于尿道下裂复杂的畸形，局部的解剖生理特点，目前仍没有一种手术能够解决所有的病情，至今已有近 300 种手术方式介绍。目前常用术式有 30 多种，如 MAGPI 术、Onlay 术、Snodgrass 术、Duckett 术等。然而无论选用哪种手术方式均应该达到目前公认的治愈标准，包括阴茎下弯完全矫直，尿道口位于阴茎头正位，阴茎外观满意，可与正常人一样站立排尿，且成人后能够完成性生活。

三、思考与讨论

手术是尿道下裂治疗的唯一方法，手术年龄一般选在 1 岁后至入幼儿园前完成，可以减轻患儿的心理负担。尿道下裂治疗困难，家长要求也高，那么如何判断尿道下裂手术是否成功呢？尿道下裂的治愈标准主要为：①阴茎下弯矫正；②尿道口位于阴茎头正位；③阴茎外观满意，与正常人一样站立排尿，成年后能进行正常性生活。以上治愈标准不是严格不变的。如果不影响性生活，可以残留轻度尿道下弯。对于冠状沟处皮肤少，多次手术、尿道成形材料少的病例，尿道口可以只做到冠状沟。阴茎外观满意是相对的，只能近似正常人，不会和正常人没有区别。尿道下裂的修复是一个难度大、技术要求高的复杂手术，因此应该让家长和医生明白尿道下裂的治愈标准。

四、练习题

尿道外口位置异常是尿道下裂最典型的体征，但重度尿道下裂阴茎发育差，尿道外口位置位于会阴部，此型尿道下裂如何与 DSD 进行鉴别诊断？

五、推荐阅读

[1]中华医学会小儿外科学分会泌尿学组. 尿道下裂专家共识[J]. 中华小儿外科杂志,2018,39

（12）:883−888.

[2]韩文文,张潍平,孙宁,等.小儿泌尿外科医师尿道下裂学习曲线探讨[J].继续医学教育,2016,30(3):51−52.

[3]孙宁,郑珊.小儿外科学[M].北京:人民卫生出版社,2015.

案例6　隐睾症

一、病历资料

（一）门诊接诊

1.代主诉　发现左阴囊空虚8年。

2.问诊要点　阴囊空虚发现时间,是单侧或是双侧,是否在阴囊内或腹股沟处触到过肿物,暖和及寒冷天气对其是否有影响。

3.问诊内容

（1）主要症状:阴囊空虚很易诊断出隐睾,要判断是双侧或单侧,腹股沟处是否可触及肿物。

（2）伴随症状:有无下腹部肿块或其他相关疾病。

（3）诊治经过:做过何种检查,是否用过激素药物治疗,扪诊腹股沟处是否有肿物很易做出诊断。

（4）既往史:既往有无激素治疗史。

（5）个人史:是否足月顺产。

（6）家族史:家族是否有无遗传病史。

问诊结果

现病史:患儿,男性,8岁,以"发现左阴囊空虚8年"为代主诉入院,8年前患儿父母无意间发现患儿左阴囊空虚,曾在外院就诊,建议手术治疗。今为彻底治疗入院。既往史:既往健康,否认结核、肝炎病史。

个人史:足月顺产。

家族史:否认家族中有遗传病史。

4.思维引导　隐睾的诊断并不是很难,可分为单侧或双侧。睾丸可位于腹腔内、腹股沟管或阴囊上及滑行睾丸。所谓滑行睾丸是指睾丸可推入阴囊上部,但又立刻回到原位。隐睾中2/3为单侧,1/3为双侧。右侧隐睾占70%,左侧隐睾占30%;按位置分,腹内睾丸占8%,腹股沟管占72%,阴囊上方占20%。无论是单侧隐睾或双侧隐睾都应早期治疗(10月龄),因为对日后的生育,发生恶变、扭转机会及精神状态都有影响。

隐睾在小儿诊断中应仔细检查,检查前应消除小儿的紧张情绪,诊室和检查者的手应是暖和的,以免寒冷刺激引起提睾肌收缩使睾丸回缩。除平卧检查外还可让小儿坐着检查,约80%的隐睾可在体表扪及。对不能扪及的隐睾可通过一些特殊检查进行诊断,无损伤的检查如超声检查、CT及磁共振检查等都可进一步确诊。

（二）体格检查

1. 重点检查的内容及目的　重点检查双侧阴囊是否空虚,腹股沟区是否可扪及肿物,即可判断出隐睾是单侧、双侧或是腹腔内的隐睾。

体格检查结果

T 36.9 ℃,R 22 次/min,P 89 次/min,BP 100/62 mmHg

发育正常,营养中等,神清语利,全身皮肤黏膜未见明显黄染,浅表淋巴结未扪及肿大,心肺未见明显异常,双侧肾区无压痛、叩击痛,肝、脾肋下未触及肿大,腹部平软,无压痛,肠鸣音正常。阴茎发育正常,包皮过长,尿道外口无红肿、狭窄及分泌物。左阴囊空虚未触及睾丸、附睾及精索,左腹股沟区亦未触及肿物,右侧阴囊内可触及睾丸、附睾及精索。

---

2. 思维引导　体格检查一般很容易作出诊断,对腹沟区不能扪及睾丸者需要做进一步辅助检查。

（三）辅助检查

1. 主要内容及目的

（1）血常规:排除感染性病变。

（2）生化检查、凝血功能、传染病检查:评估一般状况,为手术做准备。

（3）彩超、CT 检查:进一步明确诊断。

辅助检查结果

（1）血常规:白细胞计数(WBC)8.03×10^9/L;中性粒细胞百分比(N%)70%;血红蛋白(Hb)78 g/L;肝功能、肾功能、凝血功能、传染病检查均正常。

（2）彩超检查:左阴囊空虚,于左侧腹腔内可见一约 1.5 cm×1.0 cm 等回声光团,似睾丸实质回声(图 1-5)。

（3）CT 检查:盆腔内膀胱左上方可见类圆形软组织密度影,最大横断面约 1.5 cm×1.0 cm,边缘清楚,考虑为左侧隐睾。

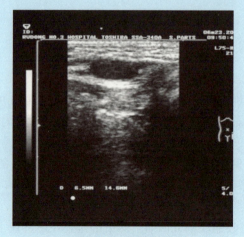

图 1-5　彩超检查

2. 思维引导　左阴囊空虚,左腹股沟区未触及肿物,右侧睾丸、附睾及精索正常,彩超及 CT 检查腹腔内可见睾丸组织影,可确诊为左侧腹腔内隐睾。

(四)初步诊断

左侧隐睾。

二、诊疗经过

1. 诊疗过程

(1)完善相关检查,血常规、肝功能、肾功能、凝血试验、传染病、心电图、胸部 X 线、彩超、CT 检查,评估手术,排除手术禁忌证。

(2)手术方式:左侧隐睾下降固定术。

(3)术前告知患者及家属本例为左侧腹腔内隐睾,位置高,如能充分游离精索后睾丸能拉入阴囊,则把睾丸固定在阴囊肉膜内。若精索游离后仍不能把睾丸拉入阴囊内,则应先将睾丸固定在尽可能低的位置,6～12 个月后行第 2 次手术。

2. 治疗方案的选择依据　包括:①传统睾丸下降固定术。②随着腹腔镜技术和器械的进步,对不能扪及的腹腔内隐睾可行腹腔镜下睾丸下降固定术。

三、思考与讨论

传统的睾丸下降固定术和腹腔镜睾丸下降固定术哪种方式更优? 隐睾的位置有腹股沟内、腹腔内及阴囊上。对腹股沟内及阴囊上的隐睾,传统的睾丸下降固定术很易解决问题,但对于腹内的隐睾,虽然传统手术也能解决问题,但对有腹腔镜技术及器械的医院,腹腔镜下睾丸下降固定术也不失为一个较好的治疗方法。

四、练习题

1. 隐睾的诊断和诊断依据是什么?

2. 本例患儿的治疗方法是什么?

五、推荐阅读

[1]吴阶平. 泌尿外科[M]. 济南:山东科学技术出版社,1997.

第二章　泌尿系统外伤

案例 7　肾外伤

知识拓展

一、病历资料

（一）门诊接诊

1. 主诉　外伤后左侧腰部疼痛 3 h。

2. 问诊要点　受伤的原因，是钝器伤还是锐器伤，开放性损伤还是闭合性损伤，受伤着力部位。注意伴随症状是否有血尿，血尿的具体表现（全程血尿、初始血尿、终末血尿），是否伴血凝块、血凝块的形态。是否有意识障碍、消化道症状等。问诊时要注意主要症状、伴随症状、疾病演变过程、诊疗经过、疗效等。

3. 问诊内容

（1）诱因：有无受伤及受伤原因（开放性、闭合性、医源性）、受伤部位等。

（2）主要症状：腰疼是泌尿外科常见症状，肾损伤、上尿路结石导致梗阻或者感染会导致腰痛，上尿路结石阻塞上尿路时常会产生剧烈的疼痛，肾损伤、泌尿系统感染使组织水肿，器官被膜被牵张引起疼痛，泌尿系统肿瘤若导致上尿路梗阻或者侵犯神经时也会产生疼痛。疼痛的性质（钝痛、锐痛）、持续时间（间断、持续）、是否伴放射痛等。血尿常见于泌尿系统感染、结石、肿瘤、损伤等疾病。询问血尿有何特点，全程血尿、初始血尿、终末血尿，是否有血凝块，以及血凝块形态。血尿是否伴随排尿困难、尿痛、发热、腰疼表现。初始血尿提示病变在尿道，终末血尿提示血尿位于膀胱颈部、三角区或后尿道的前列腺和精囊，全程血尿提示血尿来自膀胱体或上尿路。

（3）伴随症状：是否伴排尿困难、排尿疼痛、发热，是否伴下腹部及会阴部放射痛等，是否有意识障碍，是否有消化道症状等。开放性损伤，伤口是否有出血、异物等。

（4）诊治经过：做过何种检查、用过何种药物及剂量、效果如何。

（5）既往史：是否合并高血压、心脏病、糖尿病，以及治疗用药情况，是否合并泌尿系统结石、肿瘤病史，如血管平滑肌脂肪瘤可以发生自发性破裂出现血尿及疼痛。

（6）个人史：患者是否从事职业如建筑工人、司机等容易发生外伤的高风险职业。

（7）家族史：了解家族中是否有遗传疾病史。

问诊结果

现病史：患者，男性，52 岁。以"外伤后左侧腰部疼痛 3 h"为主诉就诊。患者 3 h 前被车撞击左侧腰部后出现疼痛不适，伴全程肉眼血尿，有长条形血凝块，伴排尿费力，无尿急、尿痛，无发热，无恶心、呕吐，无逆行性遗忘，无下腹部、会阴部、大腿内侧放射痛，未治疗，由 120 急诊送医院。

既往史：既往体健。

4. 思维引导　闭合性肾损伤常由高能减速撞击引起,如交通伤、坠落伤、暴力袭击等。肾贯通伤(开放性)致伤原因多为火器、刀刺伤,开放性损伤更为复杂、损伤程度更重,往往合并有临近脏器等损伤,了解致伤的原因及受伤时的情况,对于早期评估有重要意义。医源性损伤多见于肾组织活检、经皮肾镜碎石术或继发肾、腹膜后其他外科手术。本病例是车祸后出现左侧腰部疼痛不适,并伴肉眼血尿,对于外伤要考虑是否合并贯通伤、患者意识状态、生命体征等。本患者身体表面未发现有伤口,考虑外伤导致闭合性肾损伤。肾损伤患者有血尿的表现,但血尿的严重程度与肾损伤程度不成正比,严重的肾蒂断裂,可能患者没有血尿表现。体格检查是重点要注意受伤部位、腹部情况,以及患者意识情况。

(二)体格检查

1. 重点检查内容及目的　患者外伤后出现腰部疼痛及肉眼血尿,泌尿系统损伤可能性大,但不排除合并其他系统损伤的可能。注意患者是否合并开放性损伤。患者意识状态,有无合并颅脑损伤的可能。注意腹部体征情况,如合并胃肠道损伤,会有腹膜炎体征(腹部移动性浊音阳性、腹部穿刺阳性),有实质性脏器破裂出血的可能。若腹部触及包块,注意包块位置、大小、活动度、与周围组织关系,并做好标记,便于动态观察包块大小情况。双肾区是否有压痛,叩击痛。必要时膀胱注水实验,排除膀胱破裂的可能。

体格检查结果

T 36.1 ℃,R 18 次/min,P 82 次/min,BP 102/62 mmHg

患者神志清晰,精神差。腹部饱满,无静脉曲张、未见伤口及活动性出血。腹部软,左上腹压痛,无反跳痛,可触及包块,与周围分界不清,腹部移动性浊音阴性,左肾区压痛、叩击痛阳性,右肾区无压痛、叩击痛,双侧睾丸、附睾触及无异常。肛诊:肛门括约肌紧张度可,前列腺Ⅱ度大,质韧,中央沟变浅,无结节及压痛,退出指套无红染。

---

2. 思维引导　经上述体格检查,患者左上腹压痛,无反跳痛,可触及包块,与周围分界不清,腹部移动性浊音阴性,左肾区压痛、叩击痛阳性,右肾区无压痛、叩击痛,结合病史,考虑肾损伤可能,不排除胃肠道等损伤,须进一步进行实验室检查、影像学检查,明确诊断。

(三)辅助检查

1. 主要内容及目的

(1)血常规、血型、尿常规、肝功能、肾功能、电解质、传染病检查:如血红蛋白和红细胞压积持续下降提示有活动性出血;是否合并肝肾功能损伤、电解质紊乱,完善输血前检查。

(2)影像学检查:了解除了泌尿系统损伤以外,是否合并其他损伤,以及损伤部位、肾损伤程度。影像学检查可以发现肾损伤部位、肾损伤程度、有无尿外渗及对侧肾脏情况。①彩超,方便、经济,可早期发现肾损伤部位、程度,腹部情况及肾周情况,包括有无包膜下血肿、尿外渗,还可以了解肾动静脉情况,但彩超检查对于肾损伤的敏感性和准确性不够,适合对伤情的初步评估,以及连续监测腹膜后血肿及尿外渗情况。②CT可清晰显示肾实质损伤部位、程度,尿外伤和肾周血肿范围,并可了解其他脏器情况,计算机体层成像尿路造影及计算机层血管成像可显示造影剂排泄情况、血管显影情况,可评估肾损伤范围、程度、动脉损伤,以及肾功能情况。③传统的静脉尿路造影(intravenous urography,IVU)、动脉造影也可发现有无肾损伤及损伤范围、程度,但一般不做首选。

辅助检查结果

(1)血常规：WBC $8.21×10^9/L$，中性粒细胞(N) $6.41×10^9/L$，红细胞计数(RBC)$2.83×10^{12}/L$，Hb 88 g/L，红细胞压积(HCT)28.5%，血小板(PLT)$226×10^{12}/L$。

(2)尿常规：RBC 满视野/HP，WBC 2 个/HP。

(3)CT 平扫+增强：左肾体积增大，内见大片高密度影，增强后强化较均匀，肾周间隙模糊且可见多发条片状高密度影。

2.思维引导　血常规检查，动态血常规检查可提示是否有持续性出血；尿红细胞(+)，白细胞(-)，细菌计数无异常，可排除泌尿系统感染导致血尿；超声检查，可以提示肾损伤部位、程度，包括有无包膜下血肿、肾周血肿、尿外渗、对侧肾情况，以及腹腔脏器情况，如腹水、肝脾情况。还可以了解肾动脉、静脉情况，了解是否合并肾蒂血管损伤。CT 平扫+增强可显示肾实质裂伤程度、尿外渗及血肿范围，肾组织功能情况，以及其他脏器情况，肾动脉血管成像可显示肾血管、肾实质损伤情况。

(四)初步诊断

左肾损伤。

二、诊疗经过

1.诊疗过程

(1)完善相关检查，如血常规、尿常规、血凝常规、传染病检查、肝功能、肾功能、电解质、泌尿系统 CT 平扫+增强，评估肾损伤部位、程度，是否合并其他脏器损伤。

(2)经评估考虑患者病情较稳定，肾周血肿、尿外伤量少，考虑保守治疗，与患者家属沟通，动态观察病情，病情发生变化有输血及手术治疗的可能。

(3)患者绝对卧床休息 2 周，留置导尿管，监测生命体征情况和导尿管引流情况，定期复查血常规，泌尿系统彩超，了解肾、肾周血肿情况。

(4)给予抗感染药物、止血药物应用，2 周后复查 CT 平扫+增强，肾周血肿无明显增大，血常规正常，尿常规仍可见少量红细胞，可考虑出院。

2.治疗方案选择依据

(1)紧急处理：对于有大出血、休克的患者需要给予抢救，给予输血、补液，密切观察生命体征，做好手术探查的准备。

(2)非手术治疗：①绝对卧床休息 2~4 周，待病情稳定、血尿消失后可以允许患者下床活动，过早下床活动有再次出血的可能，必要时复查彩超或者 CT，了解血肿、尿外渗情况，恢复后 2~3 个月内不宜参与体力劳动或剧烈运动。②密切观察患者生命体征，监测患者血压、脉搏、呼吸、体温，注意腰部、腹部肿块范围有无扩大，观察尿液颜色变化情况，定期检查血常规。③必要时输血，积极维持水、电解质平衡，保持足够尿量，维持循环稳定。④合理应用抗菌药物，预防感染发生。

(3)手术治疗：开放性肾损伤患者几乎都要实行手术探查，特别是枪伤、锐器伤患者，需要进行探查腹部、腹膜后是否存在脏器损伤，不能有遗漏，并行清创、缝合、引流。闭合性肾损伤：一旦确诊为严重的肾部分裂伤、全层裂伤、肾血管损伤，或者合并腹腔脏器损伤，及早行手术治疗。如果患者在非手术治疗期间发生以下情况，则须施行手术治疗：①经积极抗休克治疗后生命体征仍未见改善,提示存在活动性出血;②血尿逐渐加重,血红蛋白、红细胞压积持续降低;③腰腹部包块明显增大;④怀疑合并腹部脏器损伤。医源性肾损伤:临床多见于经皮肾镜、肾穿刺,根据损伤程度、出血情况,改变穿刺位置或及时终止手术或改用开放手术等。

(4)急诊手术探查目标:控制出血、尽可能修复伤肾、建立肾周引流,如无法控制出血或者修补患肾,在明确对侧肾功能的前提下,可考虑切除患肾。

三、思考与讨论

手术治疗方法具体内容如下。

(1)急诊肾损伤探查手术最好采用经腹腔途径,以便对临近腹腔脏器和肠道一并探查,在探查肾之前应常规对大血管、肝、脾、胰腺和肠管进行探查和处理。

(2)术前如未进行影像学检查或者影像学检查后诊断仍不明确损伤分级的患者可术中进行单次大剂量静脉尿路造影检查以便进一步了解损伤严重程度及对侧肾功能情况。

(3)在清除肾周血肿和打开肾周筋膜之前应该进行肾血流控制,避免难以控制的出血而导致的手术风险,探查时肾缺血时间一般不应超过 30 min,如需要长时间操作建议应用碎冰保持术区低温并用肾保液灌注以防止肾缺血时间过长后坏死。

(4)探查术中应完整暴露肾、肾蒂、肾盂、输尿管并仔细检查各部位损伤情况及完整性,彻底清除坏死组织、肾周血肿和异物。

(5)探查术中发现肾损伤局限时可行肾修补术或肾部分切除术,手术原则是尽量清除缺血坏死的肾组织、确切缝扎血管断面、彻底关闭集合系统并尽可能多保留肾包膜以利关闭肾残留创面和防止缝线切割,如肾包膜不足以覆盖创面时可利用大网膜或者人工合成材料覆盖在肾实质创面上。

(6)肾主干血管损伤需要及时处理,超过 8 h 以后很难保留肾。单纯撕裂或破裂可在阻断血流后进行修补,长段血管坏死或者缺损可用替代血管(髂内动脉、人工血管)。肾静脉有广泛的侧支循环,节段性肾静脉损伤可直接结扎该静脉。

(7)术后留置引流管,引流外渗的尿液、血液、坏死组织,防止术后出现继发性尿性囊肿和严重的肾周感染。

四、练习题

1.对于肾损伤患者,急诊处理时主要关注哪些问题?

2.肾损伤需要手术治疗时,术中处理要点有哪些?

3.肾损伤患者在诊治过程中,应该关注哪些问题?

五、推荐阅读

[1]黄健,张旭.中国泌尿外科疾病和男科疾病诊断治疗指南[M].北京:科学出版社,2022.

[2]陈孝平,汪建平,赵继宗.外科学[M].9 版.北京:人民卫生出版社,2018.

[3]叶章群,周利群.住院医师规范化培训教材:外科学-泌尿外科分册[M].北京:人民卫生出版社,2016.

案例 8   尿道外伤

一、病历资料

（一）门诊接诊

1. 主诉   外伤后排尿困难、尿道滴血10 h。

2. 问诊要点   外伤的类型和机制：交通事故、工业事故所致的碾压伤，高空坠落导致的骑跨伤，医源性损伤，性交时损伤，弹片、锐器所致的开放性损伤。排尿情况：排尿困难的程度，是否完全不能排尿；伴不伴随阴茎、阴囊的肿胀，是否伴有疼痛，疼痛的部位，尿道出血的严重程度，是否伴有其他部位的出血，患者受伤以后的一般情况如何等。

3. 问诊内容

（1）诱发因素：尿道损伤多为暴力性损伤，有明确的外伤或者其他诱发因素。

（2）主要症状：尿道外伤的主要临床表现为受伤部位的疼痛，排尿困难或尿潴留，尿道外口出血及局部血肿，尿外渗，严重损伤者可导致休克。问诊过程中应观察患者的一般情况，是否存在休克，仔细询问受伤的情况及部位，询问排尿情况如何，排尿困难的程度，是否存在尿潴留，询问尿道出血的情况，是尿道滴血还是排尿时出现血尿，出血量。

（3）伴随症状：有无局部的血肿（会阴部、阴囊部血肿、皮下瘀斑、肿胀等），有无尿外渗（严重的尿道损伤会导致尿液外渗，可表现为阴茎、阴囊、会阴及下腹部肿胀，膀胱周围尿外渗至腹膜外及腹膜后间隙导致腹膜刺激征等），有无合并骨盆骨折，阴道、直肠等脏器的损伤。

（4）诊治经过：做过何种检查，便于快速作出初步诊断。

（5）既往史：评估患者的既往疾病情况，老年患者往往合并多种基础疾病，既往史也是评估患者手术耐受性，制订手术方案的重要依据。

> **问诊结果**
>
> 　　现病史：患者，男性，38岁，建筑工人，因"外伤后排尿困难、尿道滴血10 h"就诊。10 h前患者高空作业时不慎坠落至钢管上，当即出现会阴部的剧烈疼痛，尿道滴血，无意识丧失、自主行走可，9 h前出现排尿困难、尿潴留，表现为排尿时尿道外口无尿液排出，仍间断有尿道滴血，阴囊开始出现肿胀，无发热、腹痛、恶心呕吐等不适，急诊至医院，以"尿道外伤"收治，自发病来，患者精神、食欲尚可，未排大便。
>
> 　　既往史：既往体健，无特殊病史，吸烟是5年余，约10支/d，无嗜酒嗜好。

4. 思维引导   尿道损伤是泌尿系统最常见的损伤，多发生于男性青壮年，分为开放性、闭合性和医源性3类。开放性损伤多因为弹片、锐器伤所致，常伴有阴囊、阴道、直肠或会阴部的贯通伤。闭合性损伤多为挫伤、撕裂伤。医源性损伤是指尿道腔内器械操作不当所致的尿道内暴力伤。外来暴力引起的闭合伤最常见。

由于解剖学差异，尿道损伤多见于男性，约占97%，女性尿道损伤仅约3%。在解剖结构上，男性尿道以尿生殖膈为界分为前后两段。前尿道包括球部和阴茎部，后尿道包括前列腺部和膜部。球部和膜部的损伤较多见。男性后尿道同时固定于尿生殖膈及耻骨前列腺韧带之上，球膜交界部尿道在骨盆骨折时更易损伤，因此男性后尿道损伤多见于骨盆骨折引起的膜部尿道损伤；男性前尿道损伤较后尿道损伤常见,多发生于高处坠落引起的球部尿道损伤,另外包括医源性、开放性、性交时损伤及缺血性损伤。

　　大多数尿道损伤患者有生殖器损伤、会阴部外伤、骨盆骨折或医源性损伤等病史,当出现会阴疼痛、尿道外口出血、尿潴留、尿外渗等临床体征及表现时,应首先考虑尿道损伤。

(二)体格检查

　　1.重点检查的内容及目的　患者考虑尿道损伤,重点检查膀胱区、外生殖器及会阴部,查看膀胱区有无膨隆、压痛,行膀胱区叩诊检查;查看阴茎有无损伤、肿胀,尿道外口有无出血,阴囊有无肿胀,会阴部有无肿胀、血肿,必要时行直肠指诊,了解直肠有无合并伤,前列腺指诊情况;对可疑尿外渗至腹膜后的患者,须行腹部触诊检查。

体格检查结果

T 36.0 ℃ ,R 18 次/min,P 76 次/min,BP 123/78 mmHg

　　患者一般状况可,发育正常,皮肤巩膜未见明显黄染,浅表淋巴结未扪及,腹部平软,无压痛,未触及包块,无移动性浊音,肠鸣音正常,双侧肾区无压痛、叩击痛,双侧输尿管走行区无压痛,耻骨上膀胱区膨隆,有轻压痛,叩诊呈浊音,阴茎发育可,尿道外口间断可见滴血,阴茎、阴囊及会阴部均肿胀,有触痛,睾丸、附睾及精索未触及,直肠指诊前列腺大小正常,质韧,无触痛,退出指套无血迹。

　　2.思维引导　尿道损伤患者的临床表现包括以下几种:①疼痛,受伤局部可有疼痛及压痛,前尿道损伤者,排尿时疼痛加重并向阴茎头及会阴部放射。后尿道损伤疼痛可放射至肛门周围、耻骨后及下腹部。②排尿困难或尿潴留,排尿困难程度与尿道损伤程度有关,尿道轻度挫伤患者可不表现为排尿困难,仅仅表现为尿痛,尿道严重挫伤或破裂的患者由于局部水肿、疼痛、尿道括约肌痉挛及尿外渗等则可表现为排尿困难、尿潴留,尿道完全断裂的患者由于尿道的连续性被破坏,而膀胱颈部又保持完整时亦可表现为尿潴留,尿潴留时患者膀胱区充盈,有压痛。③出血及血肿,37%~93%后尿道损伤和至少75%的前尿道损伤患者会有尿道外口出血,出血程度与尿道损伤程度不一定一致,超过80%的女性患者因骨盆骨折造成尿道损伤可出现阴道口出血,骑跨伤时常在会阴部、阴囊处出现血肿及皮下瘀斑、肿胀等。④尿外渗,尿道破裂或断裂后可发生尿外渗,尿外渗的范围因损伤的部位不同而异。阴茎部尿道损伤常局限于巴克(Buck)筋膜内,表现为阴茎肿胀,合并出血时呈紫褐色,Buck筋膜破裂时尿外渗可进入会阴浅筋膜与尿生殖膈形成的会阴浅袋,并可向下腹部蔓延,表现为阴茎、阴囊、会阴及下腹部肿胀。球部尿道损伤时尿外渗进入会阴浅袋,同样引起阴茎、阴囊、会阴及下腹部肿胀。膜部尿道损伤时尿外渗积聚于尿生殖膈上、下筋膜之间,膜部尿道损伤同时合并尿生殖膈下筋膜破裂,尿外渗至会阴浅袋,引起阴茎、阴囊、会阴及下腹部肿胀;膜部尿道损伤同时合并尿生殖膈上筋膜破裂,尿外渗至膀胱周围,向上蔓延至腹膜外、腹膜后间隙,表现为腹膜刺激征,合并感染时可出现全身中毒症状。前列腺部尿道损伤,尿液外渗至膀胱周围,向上沿腹膜外及腹膜后间隙蔓延。

　　结合该病例,患者有骑跨伤病史,表现为尿潴留、尿道滴血,查体膀胱区膨隆,尿道口滴血,会阴部疼痛,阴茎、阴囊及会阴部肿胀,高度提示尿道损伤(球部尿道损伤可能性较大)。

(三)辅助检查

　　1.主要内容及目的

　　(1)血常规:了解出血程度,必要时须连续监测。

（2）尿常规及尿培养：确定是否存在感染及指导术后抗感染药物的应用。

（3）逆行尿道造影：评估尿道损伤程度。

（4）超声：在尿道损伤的初期评估中作为常规方案。

（5）CT 和 MRI：用于尿道损伤的初期评估，对观察严重损伤后骨盆变形的解剖情况及相关脏器的损伤程度有重要意义。

（6）心脏彩超、生化、传染病等：评估一般状况，为手术做准备。

辅助检查结果

（1）尿常规：红细胞计数 2 531 个/HP，尿白细胞(−)；肝功能、肾功能、凝血功能均正常。

（2）血常规：RBC 4.5×10^{12}/L，Hb 140 g/L。

（3）CT 检查：双肾无积水，输尿管无扩张，膀胱充盈，尿道局部结构紊乱。

（4）尿道造影：尿道球部可见造影剂外渗，尿道尚连续，考虑前尿道损伤。

（5）泌尿系超声：双肾、输尿管未见异常，膀胱充盈。

（6）心脏彩超、血生化、传染病未见异常。

---

2. 思维引导　后尿道损伤常因骨盆骨折引起，易伴有盆腔静脉破裂引起严重出血，导致出血性休克，应行全血细胞计数、血红蛋白检查，如连续检查发现指标进行性下降，常提示连续性出血，需要及时手术，该患者血常规红细胞及血红蛋白水平在正常范围，说明出血量不大。尿常规可见较多红细胞，白细胞阴性，说明目前无泌尿系统感染。

逆行尿道造影可见前尿道显影，尿道球部可见造影剂外渗，尚能进入膀胱，提示球部尿道断裂，但尿道尚有连续性。超声及 CT 可见膀胱充盈可，膀胱周围未见尿液外渗，说明后尿道无损伤，会阴部及阴囊、阴茎可见尿液外渗，提示尿道球部断裂后尿液外渗至会阴浅袋。

（四）初步诊断

尿道损伤（考虑球部尿道断裂）。

二、诊疗经过 ▶▶▶

1. 诊疗过程

（1）完善相关检查，心电图、胸部及腹部 CT、血常规、肝功能、肾功能、凝血试验、传染病、尿道造影，评价尿道损伤程度及部位，排除手术禁忌证。

（2）手术方式：膀胱镜下导尿管置入术。

（3）术后留置导尿管 2 周，2 周后拔出导尿管，观察排尿情况，必要时再次手术治疗。

2. 治疗方案的选择依据　男性前尿道损伤的处理如下。

（1）闭合性前尿道损伤：闭合性前尿道损伤常见于骑跨伤和阴茎勃起时受到意外的冲击（如性交、跌倒）。①钝性不完全性前尿道损伤。膀胱镜下留置导尿管：钝性不完全性尿道损伤患者可采用膀胱镜下留置导尿管，部分患者留置导尿管后尿道内腔得到了自行修复而无须进一步处理。早期尿道吻合术：患者和医疗条件许可下也可急诊行一期尿道端端吻合术。耻骨上膀胱造瘘：如膀胱镜下留置导尿管失败，患者和医疗条件不允许做尿道端端吻合术，可行耻骨上膀胱穿刺或开放手术造瘘来分流尿液；耻骨上膀胱造瘘的优点是不仅起到转流尿液的作用，而且避免了尿道操作可能对尿道造成的损伤；而且对于后期的诊断和治疗的开展都可起到一定的作用。如果患者的膀胱不充盈，在耻骨上不容易扪及的情况下，可以运用彩超引导下进行穿刺造瘘或者开放造瘘。造瘘或安置导尿管数周后待尿道损伤愈合后进行排尿性尿道造影，如果排尿正常且没有尿液外渗就可拔除造瘘管。②钝性完全性前尿道断裂:由于钝性完全性前尿道损伤往往伴有尿道海绵体较重的挫伤,局部血肿明显,急诊或早期尿道成形术也许并不优于延期手术治疗,该情况下进行简单的耻骨上膀胱造瘘也许更为适宜。其次,尿液外渗可能会形成感染,甚至脓肿,早期的尿液分流和合理的抗生素运用可以降低感染的发生率。处理原则:视患者和医疗条件采用膀胱造瘘或急诊一期手术修复的方法处理。

(2)开放性前尿道损伤:由于刀刺伤、枪伤和被犬咬伤导致的前尿道损伤在排除合并其他致命伤后需要进行急诊手术清创和探查。在手术中对尿道损伤情况进行评估并酌情进行修复,一般情况下修复后尿道狭窄发生率约15%。对于完全性的前尿道断裂,应对损伤的近、远端尿道稍做游离后将尿道腔剪成斜面后进行端端吻合。手术时应注意对尿道海绵体的严密缝合,以及皮下组织的多层覆盖以降低术后尿瘘的发生率。术后的2~3周行膀胱尿道造影,如果没有尿液外渗就可拔除导尿管。如有尿液外渗,应继续保留导尿管1周后再次复查造影。在一些严重开放性前尿道损伤的患者,急诊清创时有可能发现尿道缺损较长而无法实施一期的吻合术,此时不应在急诊手术时采用皮瓣或游离移植物行一期尿道成形,因为损伤导致的局部血供不良和手术部位的清洁度均不适合进行这类手术。在局部清创后行耻骨上膀胱造瘘以分流尿液,3个月后行二期尿道修复重建。

三、思考与讨论

尿道损伤无论经哪一种方法修复,术后均有瘢痕收缩而导致尿道狭窄的可能,因此介绍尿道损伤的并发症。尿道损伤的并发症及其治疗如下。

(1)尿道狭窄:尿道狭窄是尿道损伤后最常见的并发症,其修复重建以尿道损伤后3~6个月为宜,手术方法的选择应根据患者自身的条件、意愿和医疗技术条件而决定。

1)男性前尿道狭窄的处理:具体内容如下。①阴茎段尿道狭窄:尿道狭窄较短者(<0.5 cm)可尝试运用尿道端端吻合术;>0.5 cm的尿道狭窄,采用阴茎带蒂皮瓣尿道成形,如阴茎垂直皮瓣(Orandi术式)或环形包皮瓣。若阴茎皮肤不富裕,可采用口腔颊黏膜或舌黏膜。②球部尿道狭窄:尿道狭窄段较短(<0.5 cm)累及尿道海绵体较浅的,可尝试运用经尿道内切开或尿道扩张治疗。累及尿道海绵体较深或者已经过尿道内切开或尿道扩张治疗无效的患者应采用开放性尿道成形手术治疗。因为反复地采取这2种治疗的有效性很低,反复的内切开还有可能使患者的病情发展为更复杂,如伴有假道。球部尿道狭窄<2 cm者,切除狭窄段尿道后端端吻合是较为适合的治疗术式,该治疗方式的成功率可高达95%。而对于较长的球部尿道狭窄(>2 cm)不推荐采用简单的尿道端端吻合术,因为这样会导致患者阴茎下弯和勃起疼痛。对于该类患者建议采用颊黏膜或舌黏膜替代尿道成形术,也可选用脱细胞真皮基质,如小肠脱细胞基质(SIS)。不建议对于损伤性尿道狭窄患者使用尿道内支架治疗。③次全尿道狭窄:对尿道狭窄或闭锁段较长,病变从阴茎段到球部尿道狭窄者,首先需明确尿道狭窄的性质,是单纯性狭窄,还是伴有生殖器硬化性苔藓样变所致的狭窄。如是单纯性狭窄,可应用阴茎带蒂皮瓣和/或口腔内黏膜拼接修复狭窄的尿道;如是伴有生殖器硬化性苔藓样变的患者,禁用阴茎皮瓣,可用颊黏膜与舌黏膜拼接替代尿道成形术;对几乎闭锁及特别长段尿道狭窄的患者(>15 cm)也可用结肠黏膜重建尿道。

2)男性后尿道狭窄的处理:后尿道狭窄由于其所在部位较深,尿道受伤时严重程度不一,受伤初期各地区诊治水平参差不齐,导致后期尿道狭窄的复杂性不一。因此,后尿道狭窄的处理应根据狭窄段的长短、严重程度,是否伴有尿道直肠瘘而选用不同的手术方式。①尿道内切开术:在尿道镜下用尿道手术刀(冷刀)在3、9、12点切开狭窄处瘢痕,扩大尿道内径。此术式适用于狭窄段较短(<1.0 cm),瘢痕不严重的患者。如果2次内切开效果不佳,应改用其他的治疗方法。②尿道吻合术:常选会阴部切口,切除狭窄段及瘢痕,尿道的近、远两端用4-0或5-0的可吸收缝线作6~8针的端端吻合。此术式适用于狭窄段<3~4 cm的球膜部尿道狭窄,采用分离阴茎海绵体中隔、切除耻骨下缘或切除部分耻骨等方法可较容易地进行尿道吻合术。操作时应尽量切除吻合口周围的瘢痕

并使尿道两断端能无张力对合缝合。③尿道拖入术:对切除狭窄端尿道后,无法进行尿道端端吻合的患者,可将远端尿道游离,使其适度拖入近端尿道,并固定于或用牵引线将其通过膀胱固定于腹壁。缺点为可以引起阴茎短缩和勃起时阴茎下曲。④尿道替代成形术和阴茎转位尿道成形:对球膜部段尿道缺损较长者,常用阴囊或会阴部皮肤重建尿道。皮瓣有良好的血液供应,但阴囊、会阴皮肤尿道成形术后毛发、结石、憩室形成是其并发症。近年来多种自体黏膜、皮肤、组织工程材料(去细胞基质)亦被报道适合进行长段狭窄的尿道成形重建,皮肤尿道成形术后近期尿道再狭窄发生率较高,这种方法仅作为反复手术失败,中段尿道缺损严重患者的补救性术式,对局部条件极差者,也可采用分期阴茎转位尿道成形,作为补救性术式。⑤尿道狭窄合并尿道直肠瘘的治疗:复杂性后尿道狭窄合并尿道直肠瘘的病例,临床较少见。由于此类患者具有病情复杂,手术修复难度大、失败率高的特点,是泌尿外科最棘手和最具有挑战性的手术,目前尚无公认的治疗方案。因此,对不同病情的患者选用合适的术式显得尤其重要。经会阴途径切除耻骨下缘:通过会阴途径分离出耻骨下缘,用骨凿凿去耻骨的部分下缘,形成倒"V形"缺口,使远端尿道通过此缺口与近端尿道能进行无张力吻合,同时由于操作区域的扩大,也有利于直肠瘘修补,绝大多数患者可通过此径路完成手术。经会阴加经耻骨联合途径:对尿道缺损段较长,尿道直肠瘘瘘口较大或位置较高者可采用此径路。下腹正中切口,分离出耻骨联合,用线锯切除部分耻骨后即可显露后尿道病变部位。远端尿道可穿过阴茎海绵体中隔直接与近端尿道进行无张力吻合,同时也较易从上向下在直视下进行尿道直肠瘘修补。手术要点:后尿道狭窄合并尿道直肠瘘修复时的要点如下。首先,行直肠瘘的修补,切除瘘口周围的瘢痕,用3-0或4-0的可吸收缝线连续缝合瘘口,再间断折叠缝合第2层;其次,随后行尿道的端端吻合,3~9点处缝合应较10~14点处严密;再次,最后视经路和创伤及局部瘢痕严重程度选择带蒂的腹直肌瓣、球海绵体肌和股薄肌瓣转移至尿道与直肠瘘修补之间,填塞无效腔,增强尿道与直肠间已修补瘘孔间的屏障作用,有利于提高手术成功率;最后,如果尿道没有狭窄,仅表现为尿道直肠瘘,尤其是低位者,可选择经直肠修补。

(2)尿失禁:尿道外伤后尿失禁常见于某些严重的后尿道损伤病例,如多发性骨盆骨折时骨折片直接损伤膀胱颈部(男性和女性)或在行尿道会师术时拉力过度(男性)均可直接或者间接损害控尿结构导致尿道关闭功能受损,在尿道重建成功后出现尿失禁症状。此外,医源性尿道损伤或尿道括约肌损伤导致的尿失禁也较常见:①前列腺癌根治术后、开放性或者经尿道前列腺切除术后。②女性近端尿道旁囊肿手术导致的尿道阴道瘘伴尿失禁;分娩难产导致的膀胱颈及尿道因缺血坏死而缺损。③冰冻尿道,多次手术后或后尿道广泛损伤后,尿道纤维化[放射治疗(简称放疗)后]等,使尿道关闭功能障碍。

尿失禁在男性单纯性后尿道损伤后发生的概率较低,球部以远尿道损伤未损伤膀胱颈及尿道括约肌,因此不会发生尿失禁。尿道外伤后尿失禁发生机制在于外伤破坏了控尿机制而引起尿失禁,长期尿失禁又使膀胱容量缩小。因此,尿失禁治疗以增加尿道阻力为主,扩大膀胱容量为辅。

1)非手术治疗方法:对尿失禁较轻者以内科治疗、体疗及理疗为主,如盆底肌训练、电刺激及药物治疗可获得改善。但绝大多数外伤后尿失禁患者此法治疗效果不佳,对这些患者或尿失禁较重者应采用外科手术治疗。

2)阴茎夹:适用于男性完全性尿道关闭功能不全。利用具有弹性的夹子或用自制弹力带+尼龙搭扣将阴茎完全夹住,控制尿液流出,定时开放。长期使用可压迫阴茎产生水肿,严重者可诱发尿道溃疡甚至尿瘘。

3)手术治疗方法:①黏膜下移植物注射治疗,将移植物(胶原蛋白或泰福龙)注入膀胱颈及近端尿道的黏膜下及肌层中,使尿道张力增加,尿道长度延长,从而达到控制排尿的目的(24.0%治愈,62.0%改善,14.0%无效)。②球部尿道悬吊术,近几年来,采用球部尿道悬吊术治疗男性获得性尿失禁较为流行,各种新技术层出不穷,如经耻骨后球部尿道悬吊术,可调节的耻骨后尿道悬吊术,在术中或术后可以将吊带张力调至适中,避免出现吊带张力过大或过小,有效率达80%;经闭孔途径悬吊术,此术式操作简单,效果较好,临床上主要用于前列腺术后尿失禁,尤其是适合轻中度的尿失禁。③人工尿道括约肌置入术,对完全性尿失禁,这是一种有效方法,有效率达84%以上。人工尿道括约肌男女均可用,但尿道必须完整、无尿瘘、无感染,肾功能减退及无张力膀胱是禁忌。但远期并发症也多,比较常见的为尿道套使尿道缺血纤维化、侵蚀穿破尿道、局部炎症感染、机械故障等。④尿流改道,在上述治疗措施完全失败后可采用。可根据情况采用膀胱造瘘、回肠膀胱术或者可控肠代膀胱。

四、练习题 ▶▶▶

1.尿道损伤是泌尿系统最常见的损伤,问诊时如何根据病史初步鉴别损伤的部位?

2.尿道损伤的常见并发症有哪些? 需要如何处理?

五、推荐阅读 ▶▶▶

[1]黄健,张旭.中国泌尿外科疾病和男科疾病诊断治疗指南[M].北京:科学出版社,2022.

[2]魏恩.坎贝尔-沃尔什泌尿外科学[M].北京:北京大学医学出版社,2009.

案例 9　膀胱外伤

一、病历资料 ▶▶▶

(一)门诊接诊

1. 主诉　外伤后腹痛 2 h。

2. 问诊要点　外伤的类型,是钝器伤还是锐器伤,开放性损伤还是闭合性损伤,受伤着力部位。腹部疼痛时间、疼痛性质、规律,有无放射、恶心、呕吐。注意伴随症状:是否有血尿,是全程血尿、初始血尿,还是终末血尿;是否伴血凝块、血凝块的形态。是否有意识障碍、消化道症状等。问诊时要注意主要症状、伴随症状、疾病演变过程、诊疗经过、疗效等。

3. 问诊内容

(1)诱因:有无外伤及受伤类型(开放性、闭合性、医源性)、外伤部位等。

(2)主要症状:腹部疼痛是泌尿外科常见症状,尿路结石常会产生剧烈的腰腹部疼痛,肾损伤、泌尿系统感染使组织水肿,器官被膜被牵张引起疼痛,泌尿系统肿瘤若导致上尿路梗阻或者侵犯神经时也会产生疼痛。疼痛的性质(钝痛、锐痛)、持续时间(间断、持续)、是否伴放射痛等。

(3)伴随症状:是否伴血尿、排尿困难、排尿疼痛、发热,是否伴会阴部放射痛等,是否有意识障碍、消化道症状等。若开放性损伤的伤口是否有出血、异物等。

(4)诊治经过:做过何种检查、用过何种药物及剂量、效果如何。

(5)既往史:是否合并高血压、心脏病、糖尿病,以及治疗用药情况,是否合并泌尿系统结石、肿瘤病史。

(6)个人史:患者是否从事如建筑工人、司机等容易发生外伤的高风险职业。

(7)家族史:了解家族中是否有遗传疾病史。

问诊结果

现病史：患者，男性，43岁。因"外伤后腹痛2 h"就诊。2 h前饮酒后自行摔倒，出现腹痛，疼痛呈持续性弥漫性胀痛，无阵发性加重，无放射性疼痛，疼痛部位不随体位改变，小便未排，无晕厥及意识丧失，无恶心、呕吐，无咯血、呼吸困难，无四肢活动障碍，无交流障碍，遂自行至急诊科就诊，行CT检查提示考虑膀胱破裂，盆腔积液，急诊科以"膀胱破裂？盆腔积液"为诊断急诊入院。本次发病以来，患者神志清，精神稍差，未进食，大小便未排，体重无明显变化。

既往史：否认高血压史，否认糖尿病病史；无肾病、冠心病、脑血管意外疾病史。否认手术、输血史，否认肝炎、结核及其他传染病病史，预防接种史不详，无食物过敏史，未发现药物过敏史。

4. 思维引导　膀胱损伤患者常有明确的外伤史，如骨盆部或下腹部的暴力或刺伤史，伤后出现腹痛，有尿意，但不能排尿或仅能排出少量血尿。严重时患者可出现休克。自发性膀胱破裂常有膀胱结核、肿瘤等原发疾病史或下尿路梗阻史，且多在用力排尿、排便等使腹压急剧升高的情况下发生。医源性膀胱损伤有经尿道的手术操作、腹腔镜检查、妇产科手术史及难产等病史。

（二）体格检查

1. 重点检查的内容及目的　腹部外伤类型，有无皮肤瘀斑，是否有压痛、反跳痛及肌紧张，耻骨上膀胱区是否充盈，患者意识是否清楚，生命体征等情况。

体格检查结果

T 36.7 ℃，R 21 次/min，P 76 次/min，BP 122/74 mmHg

发育正常，营养良好，痛苦面容，神志清楚，精神淡漠，自主体位，言语流利，对答切题，查体合作。全身黏膜及皮肤色泽正常，巩膜无黄染，无发绀，皮肤弹性良好，无水肿，无皮疹、皮下结节、色素沉着、溃疡、瘢痕、肿块，无蜘蛛痣及肝掌，皮肤无湿冷。头颅无畸形，眼睑无水肿，巩膜无黄染，双侧瞳孔等大等圆，直径3.0 mm，对光反射灵敏。鼻腔及外耳道无异常分泌物。颈部无畸形，颈静脉无怒张，颈部无抵抗，气管居中，甲状腺无肿大，以腹式呼吸为主，频率21 次/min，双肺呼吸运动对称，呼吸节律规整，未见肋间隙增宽、变窄。未闻及胸膜摩擦音，心前区无隆起，心尖搏动不能明视，未触及震颤及心包摩擦感，心率76 次/min，心律齐，各瓣膜听诊区未闻及病理性杂音，未闻及心包摩擦音。腹部稍膨隆，未见胃肠型及腹壁静脉曲张，下腹部压痛及反跳痛阳性，肝、脾肋缘下未触及，腹部叩诊呈鼓音，移动性浊音阳性，肠鸣音活跃，6 次/min，未闻及血管杂音。四肢脊柱无畸形。专科检查：双侧肾区无隆起，无压痛及叩击痛，双侧输尿管走行区无压痛，耻骨上膀胱区稍隆起，压痛阳性，叩诊呈浊音，阴茎正常，阴囊无红肿，双侧睾丸、附睾触诊未见异常。直肠指诊：肛门括约肌紧张度正常，前列腺无明显肿大，直肠陷窝无明显浮动感，指套无染血。

2. 思维引导　腹膜外型膀胱破裂时，体检可发现膀胱空虚，局部可能有瘀斑，触诊耻骨上区压痛及肌紧张，直肠指检有触痛及前壁饱满感。腹膜内型膀胱破裂则有全腹疼痛及肌紧张，伴压痛及反跳痛，并有移动性浊音。发现尿液自伤口处流出，则提示开放性膀胱损伤。

（三）辅助检查

1. 主要内容及目的

（1）血常规、尿常规、肝功能、肾功能、电解质：如血红蛋白和红细胞压积持续下降提示有活动性出血;是否合并肝肾功能损伤、电解质紊乱,完善输血前检查。

(2)影像学检查:了解除泌尿系统损伤以外,是否合并其他损伤,以及损伤部位、程度。影像学检查可以发现损伤部位、程度、有无尿外渗。①彩超,方便、经济,可早期发现损伤部位、程度,腹部情况及膀胱周围情况。②CT 可清晰膀胱损伤部位、程度、尿外渗和膀胱周围情况,并可了解其他脏器情况。③IVU 检查有时也可用来诊断膀胱破裂。

辅助检查结果

(1)血常规:WBC 12.06×10^9/L,RBC 3.77×10^{12}/L,N% 80.4%,Hb 109 g/L,PLT 127×10^9/L。

(2)尿常规:隐血(+++),红细胞计数 4 463 个/HP,白细胞(+),白细胞计数 146 个/HP,亚硝酸盐(−)。

(3)肝功能:总蛋白 59.1 g/L,白蛋白 36.3 g/L,总胆红素 8.0 μmol/L,结合胆红素 2.3 μmol/L,非结合胆红素 5.7 μmol/L。

(4)肾功能、电解质:肌酐 82 μmol/L,尿素 5.02 mmol/L,钾 3.75 mmol/L,钠 136.7 mmol/L,氯 105.9 mmol/L。

(5)CT 检查:原膀胱形态失常,膀胱前方可见大量积液及血块,考虑膀胱破裂可能。盆腔积液(图 2-1)。

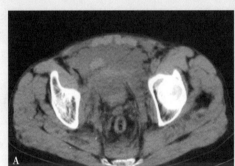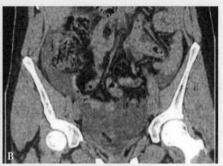

A. CT 横断面影像;B. CT 冠状位影像。

图 2-1 膀胱破裂及血肿 CT 表现

(6)IVU 检查:火焰样尿外渗(图 2-2)。

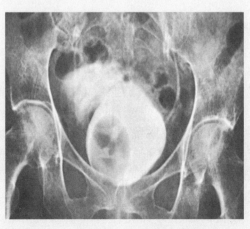

图 2-2 IVU 检查

2. 思维引导　膀胱破裂时导尿仅流出少量血尿或无尿流出。经尿管注入 300 mL 无菌生理盐水,5 min 后回抽,若出入量相差悬殊,提示膀胱破裂。此法简便易行,但会出现一定的假阳性或假阴性,可作为膀胱损伤的辅助诊断方法。诊断性导尿结果:导尿管插入顺利,可见少量血性尿液流出,伴血凝块,经尿管注入 300 mL 无菌生理盐水,5 min 后回抽约 50 mL。

(四)初步诊断

膀胱破裂伴出血。

二、诊疗经过

1. 诊疗过程

(1)建立静脉通道,抗感染、补液等对症药物应用。

(2)心电监护,监测生命体征。

(3)积极与患者家属沟通,告知患者目前行术前准备及药物治疗,急诊行手术治疗。

2. 治疗方案的选择依据
膀胱损伤常合并其他合并伤,治疗应首先针对危及生命的合并伤进行。处理方式应根据外伤机制(钝性暴力伤和穿通伤)和膀胱破裂类型(腹膜外膀胱破裂和腹膜内膀胱破裂)选择。

(1)腹膜外膀胱破裂:多数无其他严重合并伤的腹膜外膀胱破裂,即使存在广泛腹膜后或阴囊尿渗出,仅给予留置导尿管 2 周处理即可。但是累及膀胱颈部,膀胱壁中有骨碎片,伴随直肠损伤的患者,必须手术治疗。对于非手术治疗时膀胱周围血肿可以不必手术引流以免造成感染。近年来由于更多地采用开放固定和内固定的方法治疗骨盆骨折,腹膜外膀胱破裂也常同时手术修补,以预防固定材料造成的感染。如果患者需手术探查其他损伤,建议同时缝合腹膜外膀胱破裂以减少感染并发症(特别是膀胱周围脓肿)的发生。

(2)腹膜内膀胱破裂:多数情况下,腹膜内膀胱破裂均需要手术治疗。其理论依据在于腹腔内尿渗可导致腹膜炎、腹腔内脓毒症甚至死亡。手术时对其他腹腔脏器进行探查,并注意是否合并腹膜外膀胱破裂。术中如果发现尿性囊肿存在,必须彻底引流。如果无其他腹腔脏器损伤,可行腹腔镜下腹膜内膀胱破裂缝合修补。修补膀胱后,根据情况可单纯留置导尿管,也可做耻骨上膀胱造瘘。膀胱镜检查是诊断术中发生膀胱损伤的首选方法。

(3)膀胱穿通伤:所有由枪弹、利器或骨片造成的膀胱穿通伤均须行急诊手术探查。开腹探查的原因是可能合并腹膜内脏器损伤。膀胱周围的血肿应予以清除以防止脓肿形成。近 30% 的膀胱穿通伤可能合并输尿管损伤,术中注意检查输尿管。由于穿通伤并非无菌,所以抗生素是推荐使用的。

(4)膀胱损伤伴下腹壁撕脱或伴会阴和/或膀胱组织缺损:若出现上述类型严重的创伤,直接缝合膀胱常会导致缝合处张力过大,继而引发膀胱壁缺血,最终导致修补处膀胱壁坏死。因此,在修补较大的膀胱缺损时,必要时可应用膀胱补片。同样的,在修补下腹壁和会阴时,也可应用相应的补片。有文献报道将带蒂的股外侧肌皮瓣应用于创伤后膀胱重建和下腹壁或会阴的软组织覆盖。

(5)医源性损伤:外科手术中如果发现膀胱穿孔应予以修补。对术中没有发现的膀胱损伤,必须鉴别是腹膜内还是腹膜外膀胱破裂。对于腹膜内膀胱破裂,标准的治疗方法是手术探查并修补。在一些特定情况下(没有腹膜炎和肠梗阻的情况下),也可采用持续膀胱引流和预防性应用抗生素等非手术治疗。同时建议留置腹腔引流。对于腹膜外损伤,建议行膀胱引流和预防性应用抗生素等非手术治疗。较大的腹膜外穿孔伴有严重膀胱外积液的患者须放置膀胱周围引流。

如果穿孔发生在经尿道膀胱肿瘤电切术(TURBt)中,术后不可行即刻膀胱灌注化疗。TURBt术后如怀疑膀胱破裂行手术探查,需同时仔细排除有无肠道损伤。如果行中段尿道悬吊术或经阴道网片植入术时出现膀胱穿孔,需要重新调整吊带位置并且留置导尿管(2~7 d)。

(6)膀胱内异物:若治疗用的网片导致膀胱穿孔,必须通过开放手术或者由内镜操作医师的经验水平和网片的位置来决定,可先尝试使用膀胱镜取异物,如果失败可行膀胱切开术。

(7)并发症及其治疗:膀胱破裂引起的严重并发症多是由于漏诊或尿外渗早期未得到及时处理,从而导致广泛的盆腔和腹腔脓肿形成。较轻的并发症有膀胱造瘘管脱出、伤口漏尿及膀胱痉挛等。术后预防并发症的关键是保持通畅的膀胱引流。盆腔积液或脓肿可以通过超声定位穿刺引流。膀胱造影或膀胱镜检查可帮助调整膀胱造瘘管的位置。膀胱痉挛常可通过口服抗胆碱能药物控制。

(8)预后及随访:若膀胱损伤得到及时诊断和治疗,没有严重并发症,患者通常预后较好。对外伤性和医源性损伤行非手术治疗的病例,随访时需要进行膀胱造影检查,以排除有无尿外渗,并确定膀胱伤口是否愈合。第一次膀胱造影大约在伤后7~10 d,了解有无尿外渗,外伤性膀胱损伤的患者必须进行膀胱镜检查以排除膀胱内是否有碎裂的骨片。如第一次膀胱造影提示尿外渗,第二次膀胱造影可以间隔1周进行。对单纯膀胱损伤的病例,术后7~14 d可直接拔出导尿管而无须行膀胱造影。对于复杂性膀胱损伤(三角区损伤或行输尿管膀胱再植术)或伴有伤口愈合不良风险因素的病例,拔出导尿管前推荐进行膀胱造影检查。

三、思考与讨论

膀胱损伤是各种暴力引起的膀胱组织结构的挫伤、裂创及挫裂创。膀胱空虚时不易受伤,充盈时伸展至下腹部,壁薄而紧贴于腹前壁,易受损伤。因此讨论膀胱损伤的病因及诊断。

1. 膀胱损伤的病因及诊断

(1)病因由于膀胱位于骨盆深部,一般难以损伤。大多数膀胱钝伤由机动车碰撞的急促减速导致,但也可由摔伤、撞伤、袭击或下腹撞击引起。骨盆骨折可能导致膀胱破裂,骨折端也可直接刺破膀胱。膀胱破裂也可由于穿刺伤或医源性手术并发症引起,或自发破裂于神经源性病变、存在膀胱疾病病史或者经历过泌尿系统手术的患者。

由于外部钝伤引起的膀胱损伤多为复合伤,80%~94%的患者出现明显的非泌尿外科损伤,这类复合损伤患者的死亡率在8%~44%。主要与非泌尿外科损伤相关,最常见的复合伤为骨盆骨折,与83%~95%的膀胱损伤有关。与之相反,骨盆骨折的患者中只有5%~10%发生膀胱损伤。充盈的膀胱受到突然的外力打击时,内部压力会骤然升高,导致无骨折的膀胱破裂。

膀胱穿刺伤多伴随明显的非泌尿外科损伤和较高的死亡率。几乎一半的膀胱损伤为医源性;医源性膀胱损伤最常见于妇产科开放手术的并发症。

(2)诊断腹膜外损伤常与骨盆骨折有关。腹膜内损伤也可由骨盆骨折引起,但更常见的是穿刺性损伤或充盈膀胱受到下腹部直接撞击引起压力突然上升而致的膀胱顶破裂损伤。正确的诊断和分类、分级、分期对治疗的影响非常大。

2. 膀胱损伤的影像学检查

应该在怀疑膀胱损伤、血尿或骨盆骨折等情况下选择进行膀胱影像学检查。膀胱受到外部钝伤后,进行造影的绝对适应证是骨盆骨折伴肉眼血尿;约29%的患者发生膀胱破裂。钝性损伤后膀胱造影的相对适应证包括非骨盆骨折导致的肉眼血尿、骨盆骨折伴镜下血尿。这类不典型患者的膀胱破裂发生率极低(如骨盆骨折伴镜下血尿患者膀胱破裂的发生率为0.6%)。但是在膀胱损伤临床指征出现的时候,应提高警惕。与之相反,当臀部、盆腔或下腹部穿刺伤伴任何程度的血尿时,均应进行膀胱造影。

逆行或压力性膀胱造影如果进行恰当,能确诊膀胱损伤。对于清醒而且合作的患者,膀胱灌注至不适感觉出现为止,或者至 350 mL。推荐 3 张摄片法:即一张灌注造影剂之前摄片,一张充盈膀胱的前后位摄片,一张排尿期摄片。排尿期摄片能发现造影剂向后方外渗的情况。膀胱的充分扩张有助于发现小的破裂处,有研究报道当灌注液只有 250 mL 时会出现假阴性。虽然血尿的出现和受伤的机制使得医师不得不考虑上尿路影像学检查,但上、下尿路损伤几乎不会同时发生(0.4%)。盆腔内造影剂火焰样浓集是腹膜外渗出的特征性改变。各部分筋膜的完整性决定外渗的位置,造影剂可突破骨盆的限制,外渗至腹膜后、阴囊、阴茎、大腿及前腹壁。外渗的造影剂量与膀胱损伤的程度有时并不相符。腹膜内外渗时可见造影剂显示肠襻的轮廓。

由于 CT 目前已经作为外伤患者的常规检查,CT 膀胱造影现在经常被选作评估膀胱损伤的手段,对于怀疑发生膀胱损伤的患者,只要膀胱内逆行灌注浓度为 2%~4%(按 6∶1 盐水稀释)造影剂达 350 mL 时,CT 膀胱造影与平片膀胱造影一样准确而可靠。CT 造影时,并不需要进行排尿期摄片,因为膀胱后间隙已经能显示得很好。造影剂的稀释非常有必要,因为浓度过大会影响 CT 造影质量。夹闭导尿管后的顺行膀胱造影对于膀胱破裂的诊断不充分。常规腹部 CT 检查有可能提示膀胱损伤,但单独作为膀胱的评估依据并不充分,CT 或超声检查时可发现游离腹水。

四、练习题

1. 膀胱破裂主要有哪些临床表现,如何诊断膀胱破裂?
2. 膀胱破裂分哪些类型,如何鉴别,如何治疗?

五、推荐阅读

[1] 黄健,张旭. 中国泌尿外科疾病和男科疾病诊断治疗指南[M]. 北京:科学出版社,2022.
[2] 赵玉沛,陈孝平. 外科学[M]. 3 版. 北京:人民卫生出版社,2015.
[3] 沈柏用,邓侠兴. 住院医师规范化培训外科示范案例[M]. 上海:上海交通大学出版社,2016.
[4] 魏恩. 坎贝尔-沃尔什泌尿外科学[M]. 北京:北京大学医学出版社,2009.

案例 10　膀胱阴道瘘

一、病历资料

(一)门诊接诊

1. 主诉　经腹子宫切除术术后阴道持续性流液 4 月余。

2. 问诊要点　盆腔手术时间,术后多久出现阴道流液,估计每天流液量(可以根据每天使用卫生巾数量大约估计),有无尿痛、发热、腰疼表现,与体位有无关系,有无外伤史、放射治疗史、结核病史。

3. 问诊内容
(1)诱发因素:盆腔手术史、外伤史、放射治疗史、结核病史。
(2)主要症状:阴道持续性无痛性流液,应同时询问有无尿痛、发热、腰痛等表现,与体位是否有关。
(3)伴随症状:有无尿痛、发热、腰疼等表现,下腹部有无肿块。
(4)诊治经过:做过何种检查,并根据病史可作出初步诊断。

（5）既往史：有无生产史、手术史、结核病史、放射治疗史，这些情况均可引起阴道漏液，须进一步鉴别并仔细询问。

（6）个人史：有无不良嗜好。

（7）家族史：家族中有无遗传病史。

问诊结果

现病史：患者，女性，46岁，以"经腹子宫全切除术术后阴道持续流液4月余"为主诉入院，4个月前因"子宫肌瘤"在外院行"子宫全切术"，术后3 d拔除尿管后出现尿频、尿急伴稍许漏尿，1周后漏尿加重，出现阴道持续性无痛性流液，站立或平卧症状无明显变化。当地医院就诊行亚甲蓝试验，提示膀胱阴道瘘，建议行膀胱阴道瘘修补术，今为彻底治疗入院。发病来，患者无腹痛、腰痛、发热、恶心呕吐，饮食、大便正常，否认结核、肝炎、高血压及糖尿病病史。

既往史：既往体健，4个月前曾行"子宫全切术"，无不良嗜好。

4. 思维引导　产后或盆腔手术后出现阴道无痛性持续性流液是膀胱阴道瘘最常见、最典型的临床表现。能引起阴道漏液的原因很多，如尿道阴道瘘、膀胱尿道阴道瘘、膀胱宫颈瘘、膀胱宫颈阴道瘘、输尿管阴道瘘及膀胱子宫瘘等，须甄别。瘘口位置不同，表现不同，如持续性漏液、体位性漏液、压力性尿失禁或膀胱充盈性漏尿等。高位膀胱瘘孔站立时可无漏尿，平卧时则漏尿不止，瘘孔极小者在膀胱充盈时方漏尿。一侧输尿管阴道瘘则仍能自行排尿。漏尿发生的时间也因病因不同而有区别，坏死性尿瘘多在手术后3～7 d出现。手术直接损伤者术后即漏尿。腹腔镜下子宫切除术发生的漏尿多在术后1～2周发生。根治性子宫切除术后10～21 d发生漏尿多为输尿管阴道瘘，放射治疗所致漏尿发生时间晚多合并粪瘘。

所以对漏尿的问诊要注意以下几点：手术时间、漏尿发生的时间、与体位的关系、是否做过放射治疗等。

（二）体格检查

1. 重点检查的内容及目的　患者考虑膀胱阴道瘘，重点检查每天阴道漏尿量（可以根据每天使用卫生巾数量大约估计），与体位及膀胱充盈度有无关系，有无会阴湿疹、腰痛，下腹部有无肿块。

体格检查结果

T 36.7 ℃，R 12 次/min，P 73 次/min，BP 110/70 mmHg

发育正常，营养中等，神志清，全身皮肤黏膜未见明显黄染，浅表淋巴结未扪及肿大，双肺呼吸音清，无干、湿啰音，心律齐，无杂音，腹部平软，肝脾肋下未触及，肠鸣音正常，双侧肾区无压痛、叩击痛，下腹部可见一约12 cm的横切口瘢痕。外阴发育正常，可见局部湿疹样变，阴毛女性分布，可见阴道流液。

2. 思维引导　体格检查见下腹部无肿块，可见手术瘢痕，外阴局部湿疹样变，阴道可见流液，可初步诊断为尿瘘，然后再进一步检查尿瘘类型。

（三）辅助检查

1. 主要内容及目的

（1）血、尿常规：排除感染性病变。

（2）泌尿系统CTU检查：鉴别输尿管阴道瘘。

（3）亚甲蓝试验：用一敷料塞入阴道内,然后用稀释的亚甲蓝溶液 300 mL 充盈膀胱,观察阴道内敷料是否变蓝色。

（4）膀胱镜检查：最重要的检查手段,可以明确瘘孔的数量、位置及大小,膀胱容积、黏膜情况,有无炎症、结石、憩室等。

（5）生化、传染病等：评估一般状况,为手术做准备。

辅助检查结果

（1）血常规：WBC 5.79×10^9/L,N% 68%,Hb 137 g/L。

（2）尿常规、肝功能、肾功能、凝血功能、传染病：均正常。

（3）亚甲蓝试验：阴道内敷料可见蓝色。

（4）泌尿系统 CTU 检查：上尿部未见明显异常。

（5）膀胱镜检查：与膀胱三角区稍上可见一约 2.0 cm 的瘘孔,双侧输尿管口喷尿正常（图 2-3）。

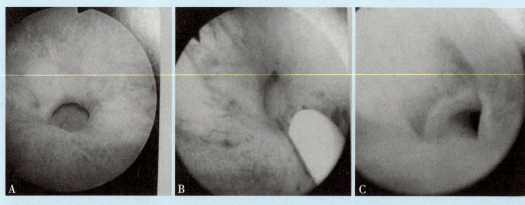

A.膀胱镜下膀胱可见一处陷凹;B.输尿管导管探测陷凹,导管通过陷凹进入膀胱后方;C.退出导管,可见瘘口。

图 2-3　膀胱镜

2.思维引导　泌尿系统 CTU 检查可以显示全尿路情况,对鉴别输尿管阴道瘘有帮助,亚甲蓝试验可以初步诊断膀胱阴道瘘的存在。膀胱镜检查为确诊检查,可以了解瘘孔的大小、数目、位置及瘘孔与输尿管口、尿道口的关系。

（四）初步诊断

膀胱阴道瘘。

二、诊疗经过　▶▶▶

1.完善相关检查　血常规、尿常规、心电图、肝功能、肾功能、凝血试验、传染病及胸部 X 线,排除手术禁忌证。

2.手术方式　经腹膀胱阴道瘘修补术。

3.健康教育　术前告知患者及家属瘘孔较大,需要经腹进行膀胱阴道瘘修补,但不排除术后再漏情况。

三、思考与讨论　▶▶▶

手术修补是膀胱阴道瘘的主要治疗方式。非手术治疗仅限于瘘孔较小者,留置导尿管 4 周至 3 个月有愈合的可能,对于瘘孔较大、数目较多者必须手术修补治疗,手术修补可经阴道手术、经腹手术或经腹-阴道联合手术。经阴道手术是首选术式,不能经阴道或复杂瘘者应选择经腹或经腹-阴道联合手术。手术治疗时间的选择也至关重要,直接损伤的尿瘘应尽早手术治疗,其他原因所致的尿瘘应至少等待 3 个月以后,待组织水肿消退,局部血液供应恢复后方可再行手术。瘘修补失败后至少应等待 3 个月后再次进行手术。

四、练习题

　　持续无痛性阴道流液是膀胱阴道瘘最典型的临床表现,哪些病变也可出现阴道漏液? 如何进行鉴别诊断?

五、推荐阅读

[1]黄健,张旭. 中国泌尿外科疾病和男科疾病诊断治疗指南[M]. 北京:科学出版社,2022.

第三章 泌尿、男生殖系统感染

案例 11 肾积脓

知识拓展

一、病历资料

(一)门诊接诊

1. 主诉 左侧腰痛 1 个月,加重伴发热 5 d。

2. 问诊要点 患者左侧腰痛伴发热,应首先考虑泌尿系统感染,故需要询问发热的起因及热型;发热及腰痛是否存在相关性,腰痛的具体位置,肾区痛、腰椎痛、腰腹痛;腰痛的具体表现,包括绞痛、钝痛、刺痛。相关伴随症状,咳嗽、咳痰、腹痛、尿频、尿急、尿痛。

3. 问诊内容

(1)诱发因素:泌尿系统梗阻、泌尿系统结石、全身炎症反应,糖尿病、腹部肿瘤压迫,外伤、妊娠等。

(2)主要症状:该患者主诉腰痛合并发热,首先考虑上尿路感染。上尿路梗阻作为上尿路感染最常见的因素,常见于结石、狭窄、肿瘤、先天畸形等,其中结石最为常见。存在梗阻性因素通过影像学资料往往可发现梗阻侧肾积水,如不积极解除病因或治疗不当,可导致症状进行性加重,长此以往可导致肾积脓、脓肿,严重者可导致脓毒血症、感染性休克。此外,肾结核、腰部外伤亦可导致腰痛病发热,肾结核多继发于肺结核,多表现为午后低热,常规抗生素治疗效果差。腰部外伤多伴有外伤史。问诊时应仔细询问是否存在梗阻性因素,是否承受外伤及相关诊治过程,抗生素应用过程,有无相关伴随症状。

(3)伴随症状:有无脓尿、血尿、尿频、尿急、尿痛、咳嗽、咳痰、腹痛。多种疾病均可表现发热症状,发热亦可由独立疾病或多种疾病导致,上尿路感染多合并腰痛、发热,如合并咳嗽、咳痰等症状,则需要排除呼吸系统原因。此外,各个部位的泌尿系统感染均可表现为发热、尿频、尿急、尿痛,上尿路感染可合并肾区叩痛。部分泌尿系统感染可合并血尿,此类血尿多伴有尿路刺激征,而泌尿系统肿瘤性血尿多为无痛性肉眼血尿。部分输尿管梗阻较重的上尿路感染患者,炎性尿液无法通过梗阻段输尿管,可单纯表现为腰痛、发热,无尿路刺激征,在问诊时应注意鉴别。

(4)诊治经过:做过何种检查,用过何种药物,症状愈合、转归情况,便于快速作出初步诊断。

(5)既往史:首先需要了解既往泌尿系统狭窄、梗阻、结石相关病史,泌尿系统狭窄、梗阻、结石作为泌尿系统感染的重要因素,部分患者术后或保守治疗后可再出现狭窄、梗阻的可能性;了解有无结核病史;痛风患者尿酸升高,导致尿酸结石发病率升高,痛风急性期可导致发热急性炎症反应。另一方面为其他基础疾病,糖尿病患者多免疫功能下降,血糖控制不佳患者感染往往也难以控制。此外,既往史也是评估患者手术耐受性及制订手术方案的重要依据。

（6）个人史：泌尿系统结石是泌尿系统梗阻、感染最常见的诱发因素。另外，高温环境职业，铅、镉化工行业人员罹患结石的风险较高。饮食习惯同样是泌尿系统结石的诱发因素，摄入高嘌呤食物多导致尿酸结石、胱氨酸结石，草酸钙结石和进食菠菜、番茄、坚果等食物相关。另外，部分患者应用茚地那韦、头孢曲松、磺胺类药物后可形成药物结石。大多结石患者症状隐匿，待机体免疫功能下降时，可出现泌尿系感染。泌尿系统肿瘤亦存在遗传及环境相关因素。

（7）家族史：泌尿系统结石、肿瘤均存在家族遗传倾向。

> **问诊结果**
>
> 　　现病史：患者，女性，51岁，因"左侧腰痛1个月，加重伴发热5 d。"就诊。1个月前患者无明显诱因出现左侧腰痛，腰部钝痛，弯腰后疼痛加重。无发热、腹痛、尿频、尿痛、恶心等，遂去当地诊所就诊，予以"止痛贴"外敷治疗，治疗效果不佳。5 d前患者腰痛症状加重，并出现发热症状，体温最高达39.5℃，并出现尿频、尿急、尿痛，无咳嗽、咳痰，于当地医院就诊，泌尿系统超声检查结果回示左肾肾盂连接部结石并左肾积脓。行泌尿系统CT检查结果回示左肾肾盂连接部结石，并左肾肾盂肾盏扩张，考虑并左肾积脓。行抗感染治疗后缓解，但发热症状反复发作。自发病来，患者精神、食欲尚可，无明显消瘦，大便正常，小便如上诉，夜间睡眠好。
>
> 　　既往史：2年前患者患输尿管结石，于当地医院行输尿管镜钬激光碎石治疗。既往无结核、糖尿病等特殊病史，无肿瘤病史，无手术、外伤史。
>
> 　　个人史：生于原籍，久居本地，20年饮茶史，无吸烟、饮酒等嗜好。

4.思维引导　腰痛合并发热首先要考虑上尿路感染。上尿路感染多继发于泌尿系统梗阻、创伤性操作、泌尿系统结构异常，其中，泌尿系统梗阻作为其最常见的因素，如梗阻因素不解除，会导致症状反复发作，故应仔细排查。任何部位的泌尿系统感染均可导致发热、尿路刺激征。上尿路感染患者除了排尿症状外，多以全身症状就诊，包括腰痛、发热、寒战、恶心、呕吐等，部分上尿路梗阻并感染患者，可表现单纯的腰痛、发热，甚至既往尿常规检查提示白细胞阴性。长期梗阻未能及时解除，出现反复高热时，应考虑肾积脓可能。

输尿管具有3个生理性狭窄，从上到下依次为肾盂输尿管连接部、输尿管跨髂血管处、输尿管膀胱壁内段，肾结石脱落多嵌顿于以上3处，造成输尿管梗阻。反之，各种原因导致输尿管梗阻亦是肾结石好发因素，二者互为因果，不同病因治疗存在差异，因此，病例询问时须仔细询问，从而指导进一步诊治，避免治疗期间过于被动。

泌尿系统结核后期会出现发热，泌尿系统CT可发现肾盂内钙化，极易与泌尿系统感染、结石混淆，造成治疗效果不佳。泌尿系统结核发热通常表现为午后低热，大多泌尿系统结核是由肺结核播散而来，肾结核通常伴有脓尿、尿路刺激征，但晚期患者出现肾自截时，可无下尿路症状。结核患者一般抗生素治疗效果不佳，另外，肾结核导致肾盂钙化通常伴有肾盂肾盏结构重度破坏。如常规抗生素治疗有效，结核菌素试验、T-SOPT,TB-DNA阴性者，通常可排除泌尿系统结核。

最后，针对腰痛、发热合并结石的患者，要掌握以下要点：第一，结石的位置，肾盏结石多无症状，肾盂连接部结石是上尿路梗阻、积水、感染的常见因素，此外，还应关注发热及腰痛的起病过程，相关检查检验结果、病情进展、治疗过程及预后，此类患者须同时行病因治疗，梗阻因素如不解除，容易导致病情反复。长期抗感染治疗可造成复杂泌尿系统感染，增加多重耐药菌出现概率，治疗难度大大增加。

（二）体格检查

1.重点检查的内容及目的　患者考虑左肾输尿管连接部结石并积脓，重点检查泌尿系统。有无双肾肾区压痛、叩击痛,是否合并输尿管走行区压痛,有无腹部肿块,排除腹部肿物压迫。检查尿道外口有无红肿。此外,上尿路感染患者发热时应关注患者血压,当感染严重出现感染中毒性休克时,可出现严重的低血压。

体格检查结果

T 39.5 ℃,R 26 次/min,P 92 次/min,BP 123/78 mmHg

一般查体:发育正常,营养良好,体型匀称,神志清楚,自主体位,正常面容,表情自如,查体合作,全身皮肤黏膜无黄染,无皮下出血,肺部听诊呼吸音清,无干、湿啰音,脊柱活动度正常,无侧突,无压痛、叩击痛。其余一般查体均未见明显异常。

专科查体:双肾区无隆起,左肾区压痛(+),叩击痛(+),右肾区无压痛、叩击痛,双侧输尿管走行区无压痛、叩击痛,耻骨上膀胱区无膨隆、压痛。阴毛呈女性分布,尿道外口无红肿及异常分泌物,无狭窄及赘生物。双侧腹股沟淋巴结未触及明显肿大。

2.思维引导　体格检查是上尿路感染的重要诊断依据,大多上尿路感染可出现单侧或双侧肾盂叩击痛(+),部分患者在肋季点、上输尿管点和中输尿管点常有深压痛。如肾结石脱落梗阻输尿管,导致的肾积水、感染常常合并输尿管走行区压痛、反跳痛。

(三)辅助检查

1.主要内容及目的

(1)尿常规、尿液培养:明确泌尿系统感染,其中亚硝酸盐阳性者提示大肠埃希菌等革兰氏阴性杆菌感染,并作为治疗用药依据。

(2)血常规、降钙素原(PCT)、白细胞介素-6、C反应蛋白(CRP):相关炎症指标,判断感染性疾病严重程度。

(3)泌尿系统超声、CT:泌尿系统超声作为无创性影像学检查,可以发现尿路梗阻、结石、积脓等病变,在超声检查结果有阳性发现时,可选择CT进一步明确病变。

(4)肾动态显像:重要的检查手段,明确肾滤过、排泄功能,作为评价手术的重要指标。

(5)膀胱镜检、输尿管镜:侵入性检查,必要时选择,是探查梗阻的重要手段,同样作为手术解除梗阻因素的工具。

(6)生化:评估一般状况,为手术做准备。

辅助检查结果

(1)尿常规:尿白细胞(+++),尿白细胞计数531个/HP,尿红细胞(+),亚硝酸盐(+)。

(2)血常规及炎症指标:WBC $18.33×10^9$/L,PCT 1.56 ng/mL,CRP 95 mg/L。

(3)血生化检测:肝功能、肾功能、凝血功能均正常。

(4)彩超:左肾盂连接部结石并左肾积脓。CT:肾盂连接部结石,并左肾肾盂肾盏扩张,考虑并左肾积脓。

(5)肾动态显像:左肾血流灌注差,功能严重受损,肾小球滤过率7.2 mL/min。右肾血流灌注及功能正常。

2.思维引导　实验室检查支持泌尿系统感染,泌尿系统感染大多是内源性感染,最常见的致病菌是来源于肠道的大肠埃希菌,亚硝酸盐(+)提示大肠埃希菌等革兰氏阴性杆菌感染。尿培养:治

疗前的中段尿标本培养是诊断泌尿系统感染最可靠的指标,同期行药敏试验,可指导治疗期间的抗菌药物选择。血常规及 PCT、CRP 检测作为评估感染严重程度及预后的常用指标,往往能准确反映疾病进程,在细菌感染状态下,PCT 在各组织、器官内会大量形成并释放进入血液循环,感染后 6～8 h 浓度快速升高,12～24 h 浓度达到峰值。半衰期约为 24 h,肾功能不全时 PCT 半衰期可不同程度延长,此外,PCT 可用于区分不同病原菌感染,革兰氏阴性杆菌感染时 PCT 水平明显高于革兰氏阳性球菌感染。部分双侧病变患者肾功能检验时可出现肌酐水平升高,甚至肾衰竭,此类患者,提示需尽快解除病因,改善肾功能。

影像学检查:彩超作为首选影像学检查,往往能发现合并的尿路梗阻、积脓、结石等病变,在超声检测有阳性发现时,CT 检查是最有效的进一步检查,其效果优于 MRI 检查;存在泌尿系统梗阻因素时,CTU 可得到尿路的三维图像,可清楚地了解尿路的畸形、扩张、受压等;肾动态显像能够清准确地反映出患者肾滤过功能及排泄功能,对进一步明确治疗方案具有重要指导意义。

(四)初步诊断

①左肾积脓;②左肾结石。

二、诊疗经过

1. 诊疗过程

(1)完善相关检查检验,心电图、泌尿系统超声、CT、血常规、尿常规、尿液培养+药敏试验、感染标志物、肝功能、肾功能、凝血试验、传染病,排除手术禁忌证。

(2)待感染控制后,行手术治疗。手术方式:腹腔镜下左侧脓肾切除术。

(3)术前告知患者及家属左肾脓肿,左肾结构破坏严重,近乎无功能,右肾代偿功能良好,目前肌酐水平正常,左肾已无保留必要,根据病情,须行腹腔镜下左侧脓肾切除术。

(4)术后病理结果:左肾慢性化脓性炎伴出血、坏死及炎性肉芽组织增生,周围肾小球玻璃样变,兼慢性炎症伴重度纤维化,淋巴组织增生。分子病理结果:结核(TB)-DNA(−)。特殊染色结果:过碘酸希夫染色(PAS)(−),六胺银(−),抗酸(−)。

2. 治疗方案的选择依据

泌尿系统梗阻合并感染的治疗方案包括一般治疗、抗菌药物治疗和手术治疗几个方面。

(1)一般治疗:包括多饮水,对症治疗,调节生活方式等,此外,应去除感染诱因,比如对症治疗、控制血糖、提高免疫力等。

(2)抗菌药物治疗:是泌尿系统感染的重要治疗手段,其杀菌机制主要包括以下几种。

1)经验性用药:首先,在检验结果回示之前,可以对有泌尿系统感染的患者首先施行经验性抗菌药物治疗,此后根据细菌培养及药敏试验结果更改敏感型抗菌药。

2)常规抗菌药物作用机制:根据药效动力学特性可将抗菌药物分为两大类,①时间依赖型药物,包括 β-内酰胺类、部分大环内酯类,疗效和血药浓度大于最低抑菌浓度(MIC)的时间长短相关,血药浓度大于 MIC 的持续时间长短是决定药物效能的重要因素。②浓度依赖型药物,主要包括氨基糖苷类、氟喹诺酮类抗菌药物,此类药物呈现浓度依赖性杀菌的特点,提高药物浓度,其杀菌范围和杀菌率也随之提高。

(3)尿路梗阻性肾积脓的手术治疗:肾积脓一旦诊断明确必须及时处理,挽救肾功能,由于肾积脓绝大部分存在梗阻因素,其中以肾、输尿管结石多见。梗阻引起尿流不畅,加重肾积水感染,不解除梗阻,感染就很难控制。外科手术能有效地解除梗阻,大多数积脓的患肾还有一定厚度的肾皮质,仍然有分泌尿液的功能,因此对肾积脓的治疗应根据不同的病情做相应的处理。对病情危急者,应先做简单的肾造瘘(部分患者可行经膀胱输尿管逆行置管引流术),待病情稳定后再解除梗阻。对肾皮质菲薄的肾积脓,肾单位全部破坏而失去泌尿功能,没有保肾的价值,应作肾切除;肾皮质仍有一定厚度者(>0.5 cm),应尽量保留肾,解除梗阻。

三、思考与讨论 ▶▶▶

1. 肾积脓的常见致病菌   根据研究表明,肾积脓致病菌主要以革兰氏阴性菌(74.3%)为主,其中又以大肠埃希菌(40.5%)为主,其他还包括肺炎克雷伯菌、铜绿假单胞菌、奇异变形杆菌、阴沟肠杆菌等;革兰氏阳性菌约占9.5%,其中以粪肠球菌(5.4%)及屎肠球菌(2.7%)为主;部分患者可为真菌感染,主要包括白念珠菌、热带念珠菌、光滑念珠菌等;另有少数患者为结核分枝杆菌感染。

2. 肾盂减压方式的选择   多项研究证明,肾盂内高压是导致细菌和内毒素反流入血及造成肾破坏、损伤的主要原因。在合并感染的情况下,及早进行肾盂减压是挽救肾功能、治疗梗阻性脓肾的关键。目前肾盂减压的主要方式有 2 种:经尿道逆行输尿管支架置入术和经皮肾穿刺造瘘术(PCN)。前者创伤小,操作技术较简单,手术风险小,但有因梗阻过重置管失败的可能性;后者为有创及有感染扩散的风险,但创伤小、成功率更高,而且 PCN 还有独特的优势,如经此通道注入敏感抗生素,加强局部抗感染治疗,为 II 期取石建立通道,并可由患侧 24 h 引流尿量和尿比重结果判断患肾功能,为患肾是否有保留价值提供依据。

四、练习题 ▶▶▶

1. 如何做到对"肾积脓"早期发现、早期治疗?
2. 泌尿系统梗阻合并急性肾积脓患者解除梗阻病因的时机选择?

五、推荐阅读 ▶▶▶

[1]黄健,张旭.中国泌尿外科疾病和男科疾病诊断治疗指南[M].北京:科学出版社,2022.
[2]赵玉沛,陈孝平.外科学[M].3 版.北京:人民卫生出版社,2015.
[3]沈柏用,邓侠兴.住院医师规范化培训外科示范案例[M].上海:上海交通大学出版社,2016.

案例 12　急性细菌性膀胱炎

一、病历资料 ▶▶▶

(一)门诊接诊

1. 主诉   尿频、尿急、尿痛 3 d。

2. 问诊要点   症状出现的诱因,有无高危性接触史、外伤、放射治疗史、糖尿病等。伴随症状,有无发热、血尿、腰痛等症状,尿液是否混浊。

3. 问诊内容

(1)诱发因素:有无高危性接触史、外伤、放射治疗史、糖尿病等。

(2)主要症状:尿频、尿急、尿痛常见于下尿路感染,症状常见于泌尿系统感染。症状可同时出现,或只出现一种或两种。

(3)伴随症状:有无排尿困难、血尿、发热、腰痛等表现。泌尿系统梗阻是泌尿系统感染的一大原因,往往容易被忽视。排尿困难、尿潴留是泌尿系统感染的重要原因,梗阻不解除,感染往往难以控制。泌尿系统感染可出现血尿,但一般较为轻微。下尿路感染一般以局部症状为主,一般体温正常或仅有低热,当并发急性肾盂肾炎或前列腺炎、附睾炎时才有高热。晚期膀胱癌患者也会出现尿路刺激症状,常因肿瘤坏死、溃疡并发感染,少数广泛原位癌及肌层浸润性膀胱癌早期也会有膀胱刺激症状,预后较差,但膀胱肿瘤往往以血尿为主要症状,需要仔细鉴别。

(4)诊治经过:做过何种检查,用过何种药物,便于快速作出初步诊断。

(5)既往史:一方面是继续寻找泌尿系统感染原因,有无排尿困难、尿不净;有无糖尿病、妊娠、贫血、慢性肝病、慢性肾病、营养不良及后天免疫缺陷或长期使用免疫抑制剂病史;有无留置导尿管、造瘘管、尿道扩张等病史。

(6)个人史:性生活史、不洁性接触史等。

(7)家族史:合并肿瘤病史的患者须警惕膀胱癌可能。

问诊结果

现病史:患者,女性,25 岁,教师,因"尿频、尿急、尿痛 3 d"就诊。3 d 前患者无明显诱因出现尿急、尿频、尿痛,排尿时尿道口有烧灼感,偶有肉眼血尿,无血块,无排尿困难,无腰痛、发热等,无腹痛、恶心、呕吐,未予以特殊治疗。

既往史:既往体健,无特殊病史,无烟酒史。

---

4. 思维引导 尿路刺激症状是泌尿外科最常见的临床症状之一,常见于下尿路感染。但正是因为尿路刺激症状是泌尿系统感染的典型症状才更容易导致思维定式造成误诊和漏诊。首先是泌尿系统梗阻,是泌尿系统感染的重要诱因。如老年男性前列腺增生导致的排尿困难、残余尿量增多,尿液是细菌的良好培养基,这种患者往往会出现反复泌尿系统感染,须解除梗阻才能取得良好疗效。

晚期膀胱肿瘤患者也会出现尿路刺激症状,少数原位癌或浸润性膀胱癌患者起始即有膀胱刺激症状,需要结合影像学检查,避免误诊。

间质性膀胱炎也可表现为尿路刺激症状,患者往往以憋尿时耻骨上区疼痛,排尿后症状缓解为主要临床特点。患者尿液清亮,一般尿常规检查无阳性发现。抗感染治疗无效,症状迁延不愈。

结核性膀胱炎病程缓慢,对抗菌药物反应不佳,尿频症状往往非常严重,尿常规中白细胞升高明显,而细菌培养(-),尿液中可找到抗酸杆菌,尿路造影显示患侧肾有结核改变。

嗜酸性膀胱炎的临床表现与一般膀胱炎相似,区别在于嗜酸性膀胱炎尿液中有大量的嗜酸性细胞,并浸润膀胱黏膜。

腺性膀胱炎病变位于膀胱三角区,可表现为尿频、尿急,滤泡增生明显堵塞膀胱出口时可出现排尿困难。

其中嗜酸性膀胱炎、腺性膀胱炎、膀胱肿瘤与急性细菌性膀胱炎的鉴别除影像学检查以外,主要依靠膀胱镜检和活检病理鉴别。

(二)体格检查

1. 重点检查的内容及目的 患者考虑泌尿系统感染,重点检查泌尿系统,有无双肾区压痛、叩击痛,是否合并输尿管走行区压痛,判断是否合并上尿路的梗阻或感染。膀胱区是否膨隆,有无包块。

> **体格检查结果**
>
> T 36.0 ℃,R 18 次/min,P 76 次/min,BP 123/78 mmHg
>
> 　　患者一般状况可,发育正常,皮肤巩膜未见明显黄染,浅表淋巴结未扪及,腹部平软,无压痛,未触及包块,无移动性浊音,肠鸣音正常,双侧肾区无压痛、叩击痛,双侧输尿管走行区无压痛,尿道外口无明显异常。

　　2.思维引导　体格检查无太多阳性发现,双肾区及双侧输尿管走行区无压痛、叩击痛,膀胱区无膨隆,不支持上尿路感染及泌尿系统梗阻诊断。

　　(三)辅助检查

　　1.主要内容及目的

　　(1)血、尿常规:明确感染。

　　(2)泌尿系统 B 超:排除泌尿系统结石、尿潴留、泌尿系统肿瘤等疾病。

　　(3)尿细菌培养:明确病原菌,为选用敏感抗生素提供依据。

> **辅助检查结果**
>
> (1)尿常规:红细胞计数 20 个/uL,尿白细胞 2 000 个/uL。
>
> (2)血常规:血白细胞 8×10^9/L。
>
> (3)彩超:双肾及输尿管未见明显异常,膀胱壁毛糙,残余尿 0 mL。
>
> (4)尿细菌培养:大肠埃希菌。

　　2.思维引导　尿红细胞(+),尿白细胞(+),检查需要结合患者病史及症状。患者尿路刺激症状明显,结合尿红细胞及白细胞升高,诊断首先考虑泌尿系统感染。需要注意的是泌尿系统感染和肿瘤同样会出现尿红细胞升高或肉眼血尿,一般泌尿系统感染中以白细胞升高为主,泌尿系统肿瘤以红细胞升高为主。下尿路感染多数以膀胱局部症状为主,血白细胞往往正常,急性感染期部分患者血白细胞升高。患者泌尿系统超声上尿路未见明显异常,双肾区无叩痛,排除上尿路感染。急性感染期膀胱黏膜水肿,B 超表现膀胱黏膜光滑或毛糙,部分患者因尿路上皮坏死脱落或细菌脓苔超声可发现絮状沉积物。B 超未见膀胱新生物,考虑泌尿系统肿瘤可能性小。下尿路感染急性期不需要也不宜行膀胱镜检查,若怀疑肿瘤等其他情况需要控制感染后行膀胱镜检。大肠埃希菌培养阳性,确诊泌尿系统感染。

　　(四)初步诊断

　　急性细菌性膀胱炎。

二、诊疗经过

　　1.诊疗过程

　　(1)给予口服左氧氟沙星 3 d。

　　(2)生活指导:多饮水,避免刺激性食物(辛辣刺激食物、咖啡、碳酸饮料、酒精等)摄入;注意个人卫生,建议性生活后次日清晨大量饮水、排尿。

　　(3)患者治疗 3 d 后症状缓解,1 周后复查尿白细胞(-)、尿红细胞(-)。

　　2.治疗方案的选择依据　急性细菌性膀胱炎,根据致病菌属选用合适的抗菌药物,氟喹诺酮类药物是首选药物,氟喹诺酮类药物为广谱抗生素,对革兰氏阴性、阳性菌均有效,耐药菌株低。目前单纯性膀胱炎提倡单次剂量或 3 d 疗程,避免不必要的长期服药而产生耐药细菌和不良反应,但要加强预防复发的措施。若症状不消失,尿脓细胞继续存在,培养仍为阳性应考虑细菌耐药或有感染诱因,要及时调整更换更合适的抗菌药物,延长应用时间以期达到彻底治愈。

三、思考与讨论

1. 急性细菌性膀胱炎、膀胱癌、结核性膀胱炎血尿特点　细菌性膀胱炎、膀胱癌、结核性膀胱炎均可出现尿路刺激症状及血尿,其中膀胱癌血尿出现较早,一般早期为无痛肉眼血尿,进展至肿瘤坏死、溃疡或并发感染,或肌层浸润、广泛原位癌患者可出现尿路刺激症状,因此血尿出现于尿路刺激症状之前。结核性膀胱炎血尿一般发生于尿频、尿急、尿痛之后,主要是由于结核破坏膀胱黏膜,膀胱收缩后引起黏膜溃疡出血。急性细菌性膀胱炎起病较急,血尿与尿路刺激症状往往同时出现。

2. 急性细菌性膀胱炎患者是否需要尿细菌培养　急性细菌性膀胱炎患者目前多推荐单剂量或 3 d 疗法的短程治疗方案。尿细菌培养 3~5 d 才能出结果,因此一般经验性选用抗生素治疗。多数患者不需要尿培养结果指导治疗,但是经验性的抗感染治疗方案主要是针对大肠埃希菌,如若出现其他细菌或耐药菌感染可能效果不佳,尿细菌培养结果可为调整治疗方案提供依据。

四、练习题

1. 细菌性膀胱和泌尿系统肿瘤都会出现血尿,如何鉴别?
2. 尿路刺激症状为泌尿系统感染的常见症状,上尿路和下尿路感染时均可能出现,如何区分?
3. 急性细菌性膀胱炎常见病因及预防措施有哪些?

五、推荐阅读

[1]黄健,张旭.中国泌尿外科疾病和男科疾病诊断治疗指南[M].北京:科学出版社,2022.
[2]赵玉沛,陈孝平.外科学[M].3 版.北京:人民卫生出版社,2015.
[3]沈柏用,邓侠兴.住院医师规范化培训外科示范案例[M].上海:上海交通大学出版社,2016.

案例 13　慢性前列腺炎

一、病历资料

(一)门诊接诊

1. 主诉　尿频、尿急伴会阴部不适 3 个月。

2. 问诊要点　①了解尿频程度,单位时间内排尿频率,如每小时或每天的排尿次数,每次排尿的间隔时间或者排尿量。②尿频是否伴有尿急、尿痛,三者都有,多考虑炎症所致,单纯尿频应逐一分析其原因。③会阴部不适的部位及持续时间。④是否伴有全身症状,如发热、畏寒、腹痛、腰痛、乏力、盗汗,精神抑郁等,若有应做相应检查,排除相关疾病。⑤出现尿频、尿急前是否有明确原因。⑥有无慢性病史,如结核病、糖尿病、肾炎及尿路结石,这些疾病本身也可引起尿路刺激症状,也是尿路感染易发及难以治愈的因素。⑦有无尿路感染反复发作,发作间隔时间,是否做过尿常规、尿培养、前列腺液化验,有无药物使用情况等。

3. 问诊内容

（1）诱发因素：性生活不规律、勃起但不射精，性交中断或长时间骑车、久坐等。

（2）主要症状：尿频程度、排尿次数、排尿时间间隔等，会阴部疼痛不适的时间、严重程度、发作频率。

（3）伴随症状：尿频伴有尿急和尿痛常见于膀胱炎和尿道炎，膀胱刺激征存在但不剧烈；而伴有双侧腰痛见于肾盂肾炎；伴有会阴部、腹股沟和睾丸胀痛、射精痛等见于前列腺炎；尿频、尿急伴有血尿，午后低热，乏力，盗汗见于膀胱结核；尿频伴有多饮、多尿和口渴但不伴尿急和尿痛见于精神性多饮、糖尿病和尿崩症。尿频、尿急伴无痛性血尿见于膀胱癌；老年男性尿频伴有尿线细、进行性排尿困难见于前列腺增生；尿频、尿急、尿痛伴尿流突然中断见于膀胱结石堵住出口或后尿道结石嵌顿。

（4）诊治经过：是否就诊过，如有，做过何种检查及治疗。

（5）一般情况：是否出现焦虑、抑郁、失记忆力下降等精神障碍及情绪障碍，随着泌尿系统症状及疼痛症状持续，患者常出现不同程度的精神障碍及情绪障碍。

（6）既往史：是否有外伤、会阴部手术史，排除因外伤及会阴部手术所致的会阴部不适症状。

（7）个人史及性生活情况。

问诊结果

现病史：患者，男性，33 岁，计算机相关行业，因"尿频、尿急伴会阴部不适 3 个月"就诊。3 个月前患者无明显诱因出现尿频、尿急，排尿次数约半小时 1 次，伴有会阴部疼痛不适，为胀痛，伴阴囊潮湿，偶有乏力、射精痛，无发热、腰痛、血尿。现为进一步诊治入院。

既往史：既往体健，饮酒史 5 年，偶有饮酒。

---

4. 思维引导

诊断前列腺炎时，应详细询问病史，了解发病原因或诱因；询问疼痛性质、特点、部位、程度和排尿异常等症状；了解治疗经过和复发情况；评价疾病对生活质量的影响；了解既往史、个人史和性生活情况。

对于慢性细菌性前列腺炎的临床表现：①排尿改变及尿道分泌物，尿频、尿急、尿痛，排尿时尿道不适或灼热。排尿后和便后常有白色分泌物自尿道口流出，俗称尿道口"滴白"。合并精囊炎时，可有血精。②会阴部疼痛、下腹隐痛不适，有时腰腹部、耻骨上、腹股沟区等也有酸胀感。③性功能减退，可有勃起功能障碍、早泄、遗精或射精痛。④精神神经症状，出现头晕、头胀、乏力、疲惫、失眠、情绪低落、疑虑焦急等。⑤并发症，可表现变态反应如虹膜炎、关节炎、神经炎、肌炎、不育等。而对于慢性非细菌性前列腺的临床表现：类似慢性细菌性前列腺炎，主要表现为长期、反复的会阴、下腹部等区域疼痛或不适，或表现为尿频、尿不尽，可伴有不同程度的性功能障碍、生育能力下降、精神、心理症状等一系列综合征，所不同的是没有反复尿路感染发作。体检与临床表现不一定相符。由于诊断慢性前列腺炎的客观指标相对缺乏并存在诸多争议，因此推荐应用美国国立卫生研究院慢性前列腺炎症状评分表（NIH-CPSI）进行症状评估。

（二）体格检查

1. 重点检查的内容及目的 诊断前列腺炎，应进行全面体格检查，重点是泌尿生殖系统。检查患者下腹部、腰骶部、会阴部、阴茎、尿道外口、睾丸、附睾、精索等有无异常，有助于进行鉴别诊断。直肠指检（DRE）对前列腺炎的诊断非常重要，且有助于鉴别会阴、直肠、神经病变或前列腺其他疾病，同时通过前列腺按摩获得前列腺液（EPS）。

正常前列腺如栗子大小、较平、质地韧、有弹性，后面能触及中央沟，表面光滑。注意前列腺的大小、质地、有无结节、有无压痛,中央沟是否变浅或消失。不仅要对前列腺进行详细的检查,而且应该仔细触诊整个直肠以发现是否有其他异常。最后还应检查肛门括约肌张力。急性前列腺炎时禁忌按摩。

体格检查结果

T 36.7 ℃,R 18 次/min,P 84 次/min,BP 128/80 mmHg

患者一般状况可,发育正常,皮肤巩膜未见明显黄染,浅表淋巴结未扪及,腹部平软,无压痛,未触及包块,无移动性浊音,肠鸣音正常,双侧肾区无压痛、叩击痛,双侧输尿管走行区无压痛,耻骨上膀胱区无充盈,双侧睾丸、附睾无肿大,直肠指诊:前列腺体积稍大,质软,无压痛及硬结,中央沟存在,指套无血迹,并留取前列腺液化验。

---

2. 思维引导 对于急性细菌性前列腺炎:体检时可发现耻骨上压痛、不适感,有尿潴留者可触及耻骨上膨隆的膀胱。直肠指检可发现前列腺肿大、触痛、局部温度升高和外形不规则等。禁忌进行前列腺按摩。对于慢性前列腺炎:直肠指检可了解前列腺大小、质地、有无结节、有无压痛及其范围与程度,盆底肌肉的紧张度、盆壁有无压痛,按摩前列腺获得 EPS。直肠指检前,建议留取尿液进行常规分析和尿液细菌培养。

(三)辅助检查

1. 主要内容及目的

(1)血常规、肝功能、肾功能、电解质等:了解患者一般身体情况。

(2)尿常规及尿沉渣检查:尿常规分析及尿沉渣检查是排除尿路感染、诊断前列腺炎的辅助方法。

(3)前列腺液检查:EPS 检查通常采用湿涂片法和血细胞计数板法镜检,后者具有更好的精确度。正常的 EPS 中白细胞<10 个/HP,卵磷脂小体均匀分布于整个视野,pH 6.3~6.5,红细胞和上皮细胞不存在或偶见。当白细胞>10 个/HP,卵磷脂小体数量减少,有诊断意义。胞质内含有吞噬的卵磷脂小体或细胞碎片等成分的巨噬细胞,也是前列腺炎的特有表现。当前列腺有细菌、霉菌及滴虫等病原体感染时,可在 EPS 中检测出这些病原体。此外,为了明确区分 EPS 中白细胞等成分,可对 EPS 采用革兰氏染色等方法进行鉴别。如前列腺按摩后收集不到 EPS,不宜多次重复按摩,可让患者留取前列腺按摩后尿液进行分析。

(4)影像学检查:①B 超,尽管前列腺炎患者 B 超检查可以发现前列腺回声不均,前列腺结石或钙化,前列腺周围静脉丛扩张等表现,但目前 B 超无法显示的前列腺炎的特异性表现,也无法利用 B 超对前列腺炎进行分型。但 B 超可以较准确地了解前列腺炎患者肾、膀胱,以及残余尿等情况,对于排除尿路器质性病变有一定帮助。经直肠 B 超对于鉴别前列腺、精囊和射精管病变以及诊断和引流前列腺脓肿有价值。②CT 与 MRI,对鉴别精囊、射精管等盆腔器官病变有潜在应用价值,但对于前列腺炎本身的诊断价值仍不清楚。

辅助检查结果

(1)尿常规:红细胞(−),尿蛋白(−),尿白细胞(−),亚硝酸盐(−),细菌未见;血常规、电解质、肝功能、肾功能、凝血功能均正常。

(2)前列腺液化验:白细胞(+++),卵磷脂小体(+)。

(3)彩超:前列腺回声不均。

2. 思维引导　推荐按照美国国立卫生院 NIH 分型诊断前列腺炎。NIH 分型：Ⅰ 型，相当于传统分类方法中的急性细菌性前列腺炎（ABP）。起病急，可表现为突发的发热性疾病，伴有持续和明显的下尿路感染症状，尿液中白细胞数量升高，血液和/或尿液中的细菌培养阳性。Ⅱ 型，相当于传统分类方法中的慢性细菌性前列腺炎（CBP），约占慢性前列腺炎的 5% ~ 8%。有反复发作的下尿路感染症状，持续时间超过 3 个月，EPS/精液/前列腺按摩后尿液（VB3）中白细胞数量升高，细菌培养结果阳性。Ⅲ 型，慢性前列腺炎/慢性盆腔疼痛综合征（chronic prostatitis/chronic pelvic pain syndrome，CP/CPPS），相当于传统分类方法中的慢性非细菌性前列腺炎（CNP）和前列腺痛（PD），是前列腺炎中最常见的类型，约占慢性前列腺炎的 90% 以上。主要表现为长期、反复的骨盆区域疼痛或不适，持续时间超过 3 个月，可伴有不同程度的排尿症状和性功能障碍，严重影响患者的生活质量；EPS/精液/VB3 细菌培养结果阴性。根据 EPS/精液/VB3 常规显微镜检结果，该型又可再分为ⅢA（炎症性 CPPS）和ⅢB（非炎症性 CPPS）两种亚型：ⅢA 型患者的 EPS/精液/VB3 中白细胞数量升高；ⅢB 型患者的 EPS/精液/VB3 中白细胞在正常范围。ⅢA 和ⅢB 两种亚型各占 50% 左右。Ⅳ 型：无症状前列腺炎（asymptomatory inflammatory prostatitis，AIP）。无主观症状，仅在有关前列腺方面的检查（EPS、精液、前列腺组织活检及前列腺切除标本的病理检查等）时发现炎症证据。

以患者临床表现为诊断的起点，Ⅰ 型为急性病程，多具有典型临床表现；Ⅱ 型和Ⅲ 型为慢性病程，临床表现类似。Ⅱ 型和Ⅲ 型（慢性前列腺炎）：须详细询问病史（尤其是反复下泌尿道感染史）、全面体格检查（包括直肠指检）、尿液和前列腺液检查。推荐应用 NIH 慢性前列腺炎症状指数（NIH chronic prostatitis symptom index，NIH-CPSI）进行症状评分。临床表现的 UPOIINT（S）分型有助于进行以症状为导向的个体化综合治疗。推荐"两杯法"或"四杯法"进行病原体定位试验。为明确诊断需要对类似症状的疾病进行鉴别。

（四）初步诊断

慢性前列腺炎（ⅢA 型）。

二、诊疗经过

1. 诊疗过程　治疗原则：对于Ⅲ 型前列腺炎的治疗目标主要是缓解疼痛、改善排尿症状和提高生活质量。ⅢA 型：可先口服抗生素 2 ~ 4 周，然后根据其疗效反馈决定是否继续抗生素治疗。该型前列腺炎推荐使用 α 受体阻滞剂改善排尿症状和疼痛，也可选择非甾体抗炎药、植物制剂和 M 受体阻滞剂等。

2. 治疗方案　慢性前列腺炎的治疗方案如下。

（1）一般治疗：慢性前列腺炎患者应戒酒，忌辛辣刺激食物；避免憋尿、久坐，注意保暖，加强体育锻炼。热水坐浴有助于缓解疼痛症状。

（2）药物治疗：治疗Ⅱ 型和Ⅲ 型前列腺炎最常用的 3 种药物是抗生素、α 受体阻滞剂和非甾体抗炎药，其他药物对缓解前列腺炎的症状也有不同程度的疗效。

1）抗生素：目前，在治疗前列腺炎的临床实践中，最常用的一线药物是抗生素，但是只有约 5% 的慢性前列腺炎患者有明确的细菌感染。Ⅱ 型：根据细菌培养结果和药物穿透前列腺包膜的能力来选择抗生素。药物穿透前列腺包膜的能力取决于其离子化程度、脂溶性、蛋白结合率、相对分子质量及分子结构等。前列腺炎确诊后，抗生素治疗至少维持 4 ~ 6 周，其间应对患者进行阶段性的疗效评价。疗效不满意者，可改用其他敏感抗生素。不推荐前列腺内注射抗生素的治疗方法。ⅢA 型：抗生素治疗大多为经验性治疗，对其应用抗生素治疗的理论基础是推测某些常规培养阴性的病原体导致了该型炎症的发生。因此，推荐先口服抗生素 2 ~ 4 周，然后根据其疗效反馈决定是否继续抗生素治疗。只有当患者的临床症状确有减轻时，才建议继续应用抗生素。推荐的总疗程为

4~6 周。部分此型患者可能存在沙眼衣原体、溶脲脲原体或人型支原体等细胞内病原体感染,可以口服大环内酯类抗生素治疗。ⅢB 型:不推荐使用抗生素治疗。

2)α 受体阻滞剂:α 受体阻滞剂能松弛前列腺和膀胱等部位的平滑肌而改善下尿路症状和疼痛,因而成为治疗Ⅱ型/Ⅲ型前列腺炎的基本药物。可根据患者的个体差异选择不同的 α 受体阻滞剂治疗。对照研究结果显示其对患者的排尿症状、疼痛及生活质量指数等有不同程度的改善。α 受体阻滞剂的疗程至少应在 12 周以上。ⅢA 型前列腺炎单一使用抗生素或 α 受体阻滞剂疗效不佳时,可二者联合使用。

3)非甾体抗炎药:非甾体抗炎药是治疗Ⅲ型前列腺炎相关症状的经验性用药。其主要目的是缓解疼痛和不适。迄今为止,只有数项随机、安慰剂对照研究评价此类药物的疗效。临床对照研究证实塞来昔布对改善ⅢA 型前列腺炎患者的疼痛等症状有效。

4)植物制剂:植物制剂在Ⅱ型和Ⅲ型前列腺炎中的治疗作用日益受到重视,为可选择性的辅助治疗方法。植物制剂主要指花粉类制剂与植物提取物,其药理作用较为广泛,如非特异性抗感染、抗水肿、促进膀胱逼尿肌收缩与尿道平滑肌松弛等作用。常用的植物制剂由于品种较多,其用法用量需依据患者具体的病情而定,疗程通常以月为单位。不良反应较小。最近完成的一项多中心对照研究结果显示,普适泰与左氧氟沙星合用治疗ⅢB 型前列腺炎效果显著优于左氧氟沙星单一治疗。另一项随机、双盲、安慰剂对照研究结果显示,普适泰长期(6 个月)治疗Ⅲ型前列腺炎患者,在缓解症状方面优于安慰剂。

5)M 受体阻滞剂:对伴有膀胱过度活动症表现如尿急、尿频和夜尿但无尿路梗阻的前列腺炎患者,可以使用非选择性 M 受体阻滞剂治疗。

6)抗抑郁药及抗焦虑药:对合并抑郁、焦虑的慢性前列腺炎患者,根据病情,在治疗前列腺炎的同时,可选择使用抗抑郁药及抗焦虑药。这些药物既可以明显改善患者情绪障碍症状,还可明显改善身体的不适与疼痛。临床应用时必须重视这些药物的不良反应。可选择的抗抑郁药及抗焦虑药主要有三环类抗抑郁剂、选择性 5-羟色胺再摄取抑制药和苯二氮䓬类药物等。

7)别嘌呤醇:小规模的随机对照临床试验证实,别嘌呤醇对慢性非细菌性前列腺炎有一定的疗效。别嘌呤醇为可选择的治疗慢性非细菌性前列腺炎药物。

8)中医中药:前列腺炎的中医中药治疗,推荐按照中华中医药学会或中国中西医结合学会有关规范进行,采取辨证论治,予以清热利湿、活血化瘀和排尿通淋等方法。根据患者的辨证分型选择汤剂或中成药等。

(3)其他治疗:①前列腺按摩,是传统的治疗方法之一,有研究显示适当的前列腺按摩可促进前列腺腺管排空并增加局部的药物浓度,进而缓解慢性前列腺炎患者的症状,故推荐为Ⅲ型前列腺炎的辅助疗法。联合其他治疗可有效缩短病程。推荐疗程为 4~6 周,每周 2~3 次。急性前列腺炎患者禁用。②生物反馈治疗,研究表明慢性前列腺炎患者存在盆底肌的协同失调,或尿道外括约肌的紧张。生物反馈合并电刺激治疗可以使盆底肌疲劳性松弛,并使之趋于协调,同时松弛外括约肌,从而缓解慢性前列腺炎的会阴部不适及排尿症状。生物反馈治疗要求患者通过生物反馈治疗仪主动参与治疗。该疗法无创伤性,为可选择性治疗方法。③热疗,主要是利用多种物理手段所产生的热力作用,增加慢性前列腺炎组织血液循环,加速新陈代谢,有利于消炎和消除组织水肿、缓解盆底肌肉痉挛等。有经尿道、经直肠及会阴途径应用微波、射频、激光等物理手段进行热疗的报道。短期内虽有一定的缓解症状作用,但尚缺乏长期的随访资料。④前列腺注射治疗/经尿道前列腺灌注治疗尚缺乏循证医学证据。⑤手术治疗经尿道膀胱颈切开术、经尿道前列腺切除术或根治性前列腺切除术对于慢性前列腺炎很难起到治疗作用,只在合并前列腺相关疾病有手术适应证时选择上述手术。

三、思考与讨论 »»

慢性前列腺炎与勃起功能障碍的解剖因素:由于前列腺紧邻与勃起相关的神经血管束,病理学检查显示患慢性前列腺炎时,前列腺实质及其周围神经、血管也会发生充血与炎症细胞渗出,炎症通过影响平滑肌舒张及前列腺微血管改变,可能影响阴茎海绵体窦组织的充血勃起及硬度的维持。另有研究报道,慢性前列腺炎患者前列腺局部微血管更容易发生动脉粥样硬化,使动脉血流充盈不足而导致勃起功能障碍。

四、练习题 »»

1. 慢性前列腺炎常见临床表现及鉴别诊断是什么?
2. 前列腺炎的分类方法是什么?
3. 慢性前列腺炎的治疗原则是什么?

五、推荐阅读 »»

[1] 赵玉沛,陈孝平.外科学[M].3 版.北京:人民卫生出版社,2015.

第四章 泌尿、男生殖系统结核

案例 14 泌尿系统结核

一、病历资料

（一）门诊接诊

1. 主诉 尿频伴腰部酸困 18 月余。

2. 问诊要点 尿频的程度，是否伴有尿急、尿痛，是否伴有全身症状，症状出现是否有明确的诱因，有无慢性病史，有无尿路感染的反复发作病史。

3. 问诊内容

（1）诱发因素：有无饮水过多、精神紧张、气候变化、劳累、受凉，是否为月经期，是否接受导尿、尿量器械检查、流产等。

（2）主要症状：尿频分为生理性尿频和病理性尿频，其中病理性尿频常见于以下情况。①多尿性尿频：排尿次数增加而每次尿量不少，全日总量增加。②炎症性尿频：尿频而每次尿量少，多伴有尿急和尿痛，尿检可见白细胞。③神经性尿频：尿频而每次尿量少，不伴有尿急、尿痛，尿检无白细胞。④膀胱容量减少性尿频：持续性尿频，药物治疗难以缓解，每次尿量少。⑤尿道口周围病变引起的尿频：尿道口息肉、囊肿等刺激引起。应同时询问尿频的程度、每天的排尿次数、每次排尿间隔、每次排尿量。

（3）伴随症状：有无尿急、尿痛、血尿、排尿费力，以及全身症状。尿频伴有尿急、尿痛常见于膀胱炎和尿道炎；伴有血尿，常见于膀胱肿瘤；伴有尿线细、排尿费力常见于前列腺增生；伴有尿流突然中断，常见于膀胱或尿道结石。对于伴有特殊症状的患者，应进一步详细询问，比如发热畏寒、腰腹部疼痛、乏力盗汗、精神抑郁、肢体麻木等。其中伴有腰部疼痛、发热常见于肾盂肾炎；伴有会阴、腹股沟、阴囊胀痛等常见于急性前列腺炎；伴有血尿、午后低热、乏力盗汗常见于泌尿系统结核。

（4）诊治经过：做过何种检查，用过何种药物，便于快速做出初步诊断。

（5）既往史：一方面是继续寻找尿频原因，有无导尿、尿量器械检查、流产等既往操作病史，有无慢性病史，如结核、糖尿病、肾炎和尿路结石，有无尿路感染的反复发作病史；如有，既往用药情况包括用药时间、种类及效果。对于这些常见的容易引起尿频的既往病史，在病史采集时容易忽略，有时一个遗漏的小细节就会造成疾病错误的诊治方向。另一方面，既往病史的采集，可以对患者的全身情况进行大概了解，对于外科手术的患者，尤其是合并症较多的，既往史也是评估患者手术耐受性及制订手术方案的重要依据。

（6）个人史：长期或既往生活在农村，生活条件差、营养不良等引起自身免疫力下降的外部条件，容易导致结核菌的感染。同时婴幼儿细胞免疫系统不完善，老年人、HIV 感染者、免疫抑制剂使用者、慢性疾病患者等都是结核病的易感人群。

（7）家族史：飞沫传播是肺结核的最重要的传播途径，家族中有结核病史的患者，应提高警惕。

问诊结果

现病史:患者,女性,51 岁,农民,因"尿频伴腰部酸困 18 月余"就诊。18 个月前无明显诱因出现尿频症状,20 次余/24 h,伴尿急、尿痛、腰痛、乏力;无排尿费力、发热;于某医院就诊,行超声回示双肾积水、输尿管扩张,膀胱壁增厚。给予左氧氟沙星输液治疗,症状有所缓解,停药后症状反复。

既往史:既往体健,无特殊病史,无烟酒嗜好。

4. 思维引导   尿频是泌尿外科最常见的临床症状之一,泌尿系统大多数部位的病变均可出现,存在生理性尿频和病理性尿频,病理性尿频需要临床干预治疗。能引起尿频的原因也很多,如感染、结石、梗阻等,但不同的原因的尿频往往伴随症状不同,比如感染导致的尿频往往伴随膀胱刺激症状,尿急、尿痛、发热等,结石导致的尿频往往伴疼痛,梗阻引起的尿频往往见于老年患者,尤其是前列腺增生。

感染导致的尿频典型的临床表现为尿频、尿急、尿痛、血尿,对伴有腰部疼痛症状,应排查肾盂肾炎、结石、结核等可能,结合病史,患者无发热、疼痛症状,但伴有乏力、消瘦,同时病变部位是肾及膀胱,首先考虑泌尿系统结核可能。

所以针对尿频的问诊,要注意掌握要点:尿频的程度,每小时或每天排尿次数,每次排尿间隔时间和每次排尿量。是否伴有尿急、尿痛,是否伴有全身症状,尿频的程度能帮助判断结核累及膀胱的严重程度,以及后续治疗方案的制订。

泌尿系统结核的病因:泌尿、男生殖系统结核是全身结核病的一部分,其中最主要是肾结核。肾结核绝大多数起源于肺结核,少数继发于骨关节结核或消化道结核。肾结核是由结核分枝杆菌引起的慢性、进行性、破坏性病变。结核分枝杆菌自原发感染灶经血行播散引起肾结核,如未及时治疗,结核分枝杆菌随尿流下行可播散到输尿管、膀胱、尿道致病。结核分枝杆菌还可以通过前列腺导管、射精管进入男生殖系统,引起前列腺、精囊、输精管、附睾和睾丸结核,男生殖系统结核也可以经血行直接播散引起。泌尿、男生殖系统结核病往往在肺结核发生或愈合后 3 ~ 10 年或更长时间才出现症状。也常常在一些消耗性疾病、创伤、使用皮质激素、免疫抑制性疾病、糖尿病、艾滋病患者中出现。

(二)体格检查

1. 重点检查的内容及目的   患者考虑泌尿系统结核,重点检查泌尿系统,有无双肾区叩压痛、叩击痛,是否合并输尿管走行区压痛,判断是否合并上尿路的梗阻或感染。膀胱区是否膨隆,有无压痛,尿道外口有无息肉、囊肿等情况。

体格检查结果

T 36.3 ℃,R 19 次/min,P 78 次/min,BP 132/79 mmHg

患者一般状况可,发育正常,皮肤巩膜未见明显黄染,浅表淋巴结未扪及,腹部平软,无压痛,未触及包块,无移动性浊音,肠鸣音正常,左肾区无压痛、有叩击痛,双侧输尿管走行区无压痛,耻骨上膀胱区无充盈,尿道外口未见息肉、囊肿、赘生物等异常。

2. 思维引导   体格检查:左肾区叩击痛阳性。考虑病变位于左肾,因当地超声检查未见结、肿瘤等异常,接下来需要排查感染性疾病的可能。因患者合并乏力、消瘦,首先排查结核性感染。

(三)辅助检查

1. 主要内容及目的

(1)尿常规:辅助排查感染性病变。

(2)普通尿细菌培养:结核分枝杆菌需要特殊的培养方式才能发现,普通细菌培养能辅助鉴别普通细菌感染和特殊细菌感染。

(3)尿、痰结核菌涂片及 DNA 检查、T-SPOT、结明三项:寻找结核证据。

(4)炎症指标:协助判断结核是否处于活动期。

(5)泌尿系统 CT 造影:寻找影像学证据,明确病变部位。

(6)膀胱镜检查:证实结核的检查手段,可活检明确病理。

辅助检查结果

(1)尿常规:尿红细胞(+),尿白细胞(+++),尿细菌(-)。

(2)普通尿液培养、尿结核菌涂片、尿 TB-DNA 检测:常规尿培养未见细菌生长。尿涂片可见抗酸杆菌。尿 TB-DNA 为阳性。

(3)痰液结核检测:阴性。

(4)结明三项、T-SPOT:结核特异分泌抗原抗体(TB-CHECK)阳性,结核特异外膜抗原抗体(TB-DOT)阴性,结核分枝杆菌抗体 IgG 弱阳性。T-SPOT 检测结果为阳性。

(5)泌尿系统 CT 造影:左肾盂、肾盏形态失常(图 4-1)。可见左肾盂、肾盏及输尿管上段均被病变累及;重建图像可见病变主要累及肾盏,肾盏边缘不齐、毛糙,呈虫噬样改变。

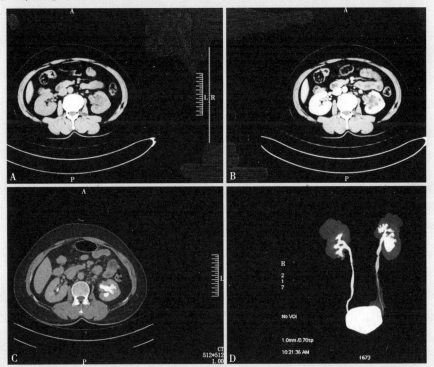

A.结核肾 CT 平扫影像;B.结核肾 CT 增强影像;C.结核肾 CT 排泄期横断面影像;D.结核肾泌尿系 CTU 重建影像。

图 4-1　泌尿系统 CTU 检查

(6)膀胱镜检查及病理:膀胱黏膜发红,质脆,呈慢性炎症性改变,左侧输尿管口向外上方牵拉改变,右侧管口正常,异常黏膜处给予活检示肉芽肿性炎,抗酸阳性。

2. 思维引导 尿红细胞(+),尿白细胞(+++)支持泌尿系统感染,尿细菌及普通尿培养(-),排除普通细菌感染,考虑特殊细菌感染。尿液涂片发现抗酸杆菌,初步考虑结核分枝杆菌感染;进一步的尿 TB-DNA 检查提示尿结核分枝杆菌 DNA 高度复制,进一步支持结核诊断;同时检查结明三项、T-SPOT 均为阳性结果。膀胱镜给予膀胱黏膜活检:肉芽肿性炎,抗酸阳性。至此泌尿系统结核诊断基本明确。结合泌尿系统 CT 造影检查:左肾盂及肾盏形态失常,膀胱壁增厚。考虑左肾结核、膀胱结核诊断。

肾结核的早期病变主要是肾皮质内炎症细胞浸润后形成的多发性结核结节,随着病变发展,病灶浸润逐渐扩大,侵入肾髓质后病变不能自愈,进行性发展,结核结节彼此融合,形成干酪样脓肿,从肾乳头处破入肾盏肾盂形成空洞性溃疡,逐渐扩大蔓延累及全肾。肾盏颈或肾盂出口因纤维化发生狭窄,可形成局限的闭合脓肿或结核性脓肾。结核钙化也是肾结核常见的病理改变,可为散在的钙化斑块,也可为弥漫的全肾钙化。少数患者全肾广泛钙化时,其内混有干酪样物质,肾功能完全丧失,输尿管常完全闭塞,含有结核分枝杆菌的尿液不能流入膀胱,膀胱继发性结核病变逐渐好转和愈合,膀胱刺激症状也逐渐缓解甚至消失,尿液检查趋于正常,这种情况称之为肾自截(autonephrectomy)。但病灶内仍存有大量活的结核分枝杆菌,仍可作为病源复发,不能因症状不明显而予以忽视。

膀胱结核起初为黏膜充血、水肿,散在结核结节形成,病变常从病侧输尿管口周围开始,逐渐扩散至膀胱的其他处。结核结节可互相融合形成溃疡、肉芽肿,有时深达肌层。结核性溃疡较少见,病变愈合致使膀胱壁广泛纤维化和瘢痕收缩,使膀胱壁失去伸张能力,膀胱容量显著减少(不足 50 mL),称为挛缩膀胱。膀胱结核病变及挛缩膀胱常可致健侧输尿管口狭窄或闭合不全,形成洞穴样输尿管管口,膀胱内压高,导致肾盂尿液梗阻或膀胱尿液反流,引起对侧肾积水。挛缩膀胱和对侧肾积水都是肾结核常见的晚期并发症。膀胱壁结核溃疡向深层侵及,偶可穿透膀胱壁与邻近器官形成瘘,如结核性膀胱阴道瘘或膀胱直肠瘘。

(四)初步诊断

①左肾结核;②膀胱结核。

二、诊疗经过

1. 诊疗过程

(1)完善相关检查,心电图、胸部 CT、血常规、炎症指标、肝功能、肾功能、凝血试验、传染病,评价有无活动性肺结核,排除手术禁忌证;进行抗结核治疗 2 周。

(2)手术方式:后腹腔镜下左侧结核肾切除术。

(3)术前告知患者及家属存在结核播散、膀胱结核继续发展的可能,术后须规律进行抗结核治疗。

(4)术后病理:①(左肾)肉芽肿性炎伴坏死,倾向结核。②(左侧肾门)淋巴结 1 枚,呈反应性增生。③补充报告:特殊染色结果为抗酸(-),PAS(-),六胺银(-)。TB 基因检测为阳性。

(5)出院后规律抗结核治疗,治疗中应每月检查尿常规和尿抗酸杆菌,连续半年尿中未找见结核分枝杆菌为稳定转阴。随诊 10 年。

2. 治疗方案的选择依据 对于肾结核的治疗,肾结核是全身结核病的一部分,治疗时应注意全身治疗,包括营养、休息、环境、避免劳累等。肾结核的治疗应根据患者全身和病肾情况,选择药物治疗或手术治疗。药物治疗原则为早期、适量、联合、规律、全程。

(1)药物治疗适用于早期肾结核,如尿中有结核分枝杆菌而影像学上肾盏、肾盂无明显改变,或仅见一两个肾盏呈不规则虫蚀状,正确用抗结核药物治疗后多能治愈。目前 WHO 推荐应用的药物包括异烟肼(INH)、利福平(RIF)、吡嗪酰胺(PYR)、乙醇丁胺(ETH)。标准用药方案是联合用药至少6个月,其中初始/强化阶段四联用药2个月,持续/巩固阶段二联用药4个月,该阶段可根据疗效酌情延长3个月。初始/强化阶段(2个月):异烟肼300 mg,利福平600 mg,吡嗪酰胺1 200 mg,乙醇丁胺2 000 mg。维持/巩固阶段(4个月):异烟肼300 mg,利福平600 mg。药物治疗最好用3种药物联合服用的方法,降低治疗过程中耐药的发生可能性,并且药量要充分,疗程要足够长,早期病例用药6~9个月,有可能治愈。实践证明,药物治疗失败的主要原因是治疗不彻底。治疗中应每月检查尿常规及尿抗酸染色,必要时行静脉尿路造影,以观察治疗效果。连续半年尿中未找见结核分枝杆菌为稳定阴转,5年不复发即可认为治愈,但如果有明显膀胱结核或伴有其他器官结核,随诊时间要延长至10~20年或更长。

(2)凡药物治疗6~9个月无效,肾结核破坏严重者,应在药物治疗的配合下行手术治疗。肾切除术前抗结核治疗不应少于2周。

1)肾切除术:肾切除术的适应证如下。①无功能的结核肾,伴或不伴有钙化;②肾实质广泛破坏;③结核性脓肾或反复继发感染;④结核合并难以控制的高血压;⑤结核合并肾细胞癌者。选择肾切除术的手术原则:①一侧患肾破坏严重,对侧正常,则抗结核药物至少2周后切除患侧;②双侧肾功能破坏,对侧病变较轻时切除病变严重侧;一侧肾结核伴对侧肾积水,先引流肾积水,待肾功能好转后切除无功能患肾。

2)保留肾组织的肾结核手术:如肾部分切除术,适用病灶局限于肾的一极;结核病灶清除术,适用局限于肾实质表面闭合性的结核性脓肿,与肾集合系统不相通。上述结核病变经抗结核药物治疗4~6个月无好转,可考虑做此类手术。

3)解除输尿管狭窄的手术:①肾盂输尿管连接部梗阻,结核病变较轻,狭窄段较短者,可以采用内镜下扩张或内切开术,但术后复发率较高。开放、腹腔镜或机器人辅助肾盂离断成形术适用于肾盂输尿管连接部梗阻或上1/3段输尿管梗阻病变(狭窄段小于3 cm),术后留置双J管引流4~6周。②输尿管中、下段狭窄:结核病变较轻、狭窄段较短者,可以采用内镜下扩张或内切开术,存在较高的复发率。输尿管中段狭窄小于3 cm时,可以采用开放或腹腔镜输尿管狭窄段切除再吻合术。输尿管中段狭窄超过3 cm时,可选择手术将狭窄段纵行切开,内置双J管6~8周,也可以选择狭窄段切除、回肠代输尿管术。输尿管下段或末端病变可在切除病灶后,行开放、腹腔镜或机器人辅助输尿管膀胱再植术。若输尿管缺损过长,如超过5 cm时,可以采用膀胱腰大肌悬吊术或膀胱瓣输尿管吻合术或回肠代输尿管术,如果结核性膀胱炎患者出现膀胱挛缩时,则难以采用前两种术式。

三、思考与讨论

1. 肾结核患者手术前的抗结核准备 手术治疗仍然是治疗泌尿系统结核的重要方法,与药物治疗互为补充,手术治疗包括结核病变切除,以及重建手术。需要在药物治疗后,红细胞沉降率及病情稳定后方可手术治疗,术后继续抗结核药物治疗6~9个月。肾切除的患者,术前抗结核治疗2周;肾部分切除患者,术前抗结核治疗至少4周;解除输尿管狭窄的手术,术前抗结核药物至少6周。

2. 结核患者抗结核治疗的随访 由于肾丰富的血供,泌尿系统结核的药物治效果通常较好,一般用约2周内,尿中的结核分枝杆菌被清除。应每月评估临床症状、体格检查,此外还应复查血常规、血生化指标、红细胞沉降率、尿沉渣抗酸染色。若发现肾功能不全,应减少吡嗪酰胺、乙胺丁醇用量,而异烟肼和利福平用量无须减少。若强化治疗期第2个月末评估发现疾病改善不明显或进展,则延长1个月强化期并相应缩短1个月巩固期。若强化期第3个月末评估发现疾病改善不明显或进展,则行结核菌培养及药物敏感试验,依据结果调整治疗方案(牛结核分枝杆菌对吡嗪酰胺不敏感,应用氟诺酮类药物替代)。

　　据文献报道,泌尿系统结核者患尿路上皮癌的概率增加,因此在治疗的第 3、6、12 个月应行泌尿系统超声、尿细胞学和 IVU 检查(0~14 岁儿童影像学检查不应作为首选)。若怀疑合并肺结核,可行痰液涂片检查及痰菌显微镜检。耐多药结核分枝杆菌患者治疗较复杂,治疗时间可长达 2 年之久。

　　每月随访除上述内容外,还应加做结核分枝杆菌培养、药敏试验及专科影像学检查,直至证实病情明显改善(连续 2 次间隔 30 d 检测)。因二线药物具有更多药物不良反应,因此每月随访须评估药物不良反应(如肾毒性、耳毒性等),若出现明显不良反应可尝试减少用药剂量和/或次数,甚至更换药物来解决。严重不良反应者应停止问题药物的使用,并接受专科医院住院治疗。达到痊愈标准才可以考虑停止治疗。药物治疗期间,必须重视尿液检查和泌尿系统影像学检查的变化,若按照既定治疗方案治疗 6~9 个月,仍未能转为正常或达到停药标准,或结核病呈进行性发展而具有手术指征者,则应进行手术治疗,6% 的患者药物治疗后仍会复发,因此停药后,需要长期随访观察,期限为 10 年。每 6~12 个月行尿结核分枝杆菌培养和/或尿结核菌 DNA 测、泌尿系统超声检查。

四、练习题

　　1. 肾结核治疗手术与非手术治疗,如何选择?
　　2. 如何判断结核是活动期还是非活动期,术前抗结核治疗的方案如何制订?

五、推荐阅读

[1]黄健,张旭.中国泌尿外科疾病和男科疾病诊断治疗指南[M].北京:科学出版社,2022.
[2]赵玉沛,陈孝平.外科学[M].3 版.北京:人民卫生出版社,2015.
[3]沈柏用,邓侠兴.住院医师规范化培训外科示范案例[M].上海:上海交通大学出版社,2016.

第五章　泌尿系统梗阻

案例 15　良性前列腺增生症

知识拓展

一、病历资料

(一)门诊接诊

1. 主诉　尿频、尿急伴进行性排尿困难 3 年,加重 2 个月。

2. 问诊要点　下尿路症状(lower urinary tract symptoma,LUTS)是良性前列腺增生的主要临床表现,包括储尿期症状(尿频、尿急、尿失禁、夜尿增多等)、排尿期症状(排尿踌躇、排尿困难、排尿中断等),排尿后症状(尿不尽、尿滴沥等),问诊时应包括 LUTS 的特点、诱因、程度、持续时间及其他伴随症状,如尿频的程度、夜尿次数、能否憋尿、排尿是否迟缓或断续,有无外伤、手术史、口服利尿剂等药物,有无尿失禁、尿等待、尿滴沥、尿线细、尿无力、射程近、尿不尽感等。

3. 问诊内容

(1)诱发因素:有无外伤、手术史、用药史、饮酒史、性生活、辛辣饮食等。

(2)主要症状:尿频可见于泌尿系统感染、生殖道炎症、膀胱结石、肿瘤、良性前列腺增生等,良性前列腺增生最常见的早期症状是尿频,以夜尿更明显。同时还应明确是否有尿急、尿失禁及其尿失禁发生的诱因及程度。排尿困难包括排尿踌躇、费力、不尽感,尿线无力、分叉、变细、滴沥等。尿流中断大多是由于膀胱结石引起的,也可见于良性前列腺增生,因侧叶增大引起间歇性尿道梗阻。尿潴留分急性和慢性两类,急性尿潴留可见于腹部、会阴部手术后患者不敢用力排尿,此外,也可见于良性前列腺增生、前列腺肿瘤或者尿道狭窄引起的膀胱出口梗阻。慢性尿潴留见于膀胱颈部以下尿路不完全性梗阻或神经源性膀胱。

(3)伴随症状:有无腰痛、血尿、尿痛、小腹痛等表现。肾结石可引起肾区疼痛伴肋脊角叩击痛,肾盂内大结石及肾盏结石可无明显临床症状,活动后出现上腹或腰部钝痛,输尿管结石可引起肾绞痛或输尿管绞痛。腰痛还可见于肾细胞癌,多由于肿瘤生长牵扯肾包膜或侵犯腰肌、邻近器官所致。血尿是泌尿系统疾病重要的症状之一,血尿伴有或无疼痛是区别良、恶性泌尿系统疾病的重要因素。血尿伴排尿疼痛大多与膀胱炎或尿石症有关,而无痛性血尿除非另有其他证据,否则提示泌尿系统肿瘤,尤其在中老年人群中。尿痛可发生在排尿初、中、末或排尿后,疼痛呈烧灼感,与膀胱、尿道或前列腺感染有关。若患者尿潴留时,可出现小腹痛,叩诊可出现胀大的膀胱。

(4)诊治经过:做过何种检查,用过何种药物,进行哪些治疗,效果如何。

(5)既往史:有无做过手术、外伤史(尤其是盆腔手术史),有无糖尿病史、性传播疾病史、神经系统疾病(如帕金森病或脑卒中等),了解患者既往是否有经尿道手术或操作病史,以判断是否有尿道狭窄可能,了解患者既往良性前列腺增生治疗史。同时老年患者往往合并多种基础疾病,既往史也是评估患者手术耐受性及制订手术方案的重要依据。

(6)个人史:吸烟和肥胖可能会增加前列腺癌的风险因素。

(7)家族史:良性前列腺增生常需与前列腺癌鉴别。前列腺癌有明显的家族遗传倾向,若患者有前列腺癌家族史,则确诊前列腺癌的年龄比无家族史患者确诊年龄早6~7年。

问诊结果

现病史:患者,男性,75岁,退休人员,因"尿频、尿急伴进行性排尿困难3年,加重2个月"就诊。3年前患者出现尿频、尿急伴排尿困难,夜尿4~5次,尿线细,尿无力,无尿痛、腰痛、发热、血尿。外院就诊,国际前列腺症状评分(IPSS)为7分,予以非那雄胺、盐酸坦索罗辛口服,效果不佳。2个月前患者症状加重,排尿射程短,尿不尽感明显,尿线愈发变细,其间发生2次急性尿潴留,IPSS评分为18分,加服中药治疗,效果不佳。遂为进一步治疗入院。

既往史:既往体健,无手术史,无药物、食物过敏史,否认家族遗传病史。

4. 思维引导 良性前列腺增生(benign prostatic hyperplasia,BPH)是中老年男性常见的排尿障碍性疾病,发病率随着年龄的增长而升高。BPH患者的主要表现为LUTS,诊断BPH引起的LUTS需要根据症状、体格检查,尤其是直肠指检、影像学检查、尿动力学检查及内镜检查等综合判断。其中IPSS是国际公认的判断BPH患者症状严重程度的最佳手段(表5-1),是患者下尿路症严重程度的主观反应,其与最大尿流率、残余尿量及前列腺体积无明显相关性;生活质量(QOL)评分是了解患者对其目前LUTS水平的主观感受(表5-2),其主要关心的是BPH患者受LUTS困扰的程度及是否能够忍受,因此又称困扰评分。

表5-1 国际前列腺症状(IPSS)评分表

在最近的一个月,您是否有以下症状?	无	在5次中				
		少于1次	少于半数	大约半数	多于半数	几乎每次
1.是否经常有尿不尽感?	0	1	2	3	4	5
2.两次排尿间隔是否经常小于2 h?	0	1	2	3	4	5
3.是否曾经有间断性排尿?	0	1	2	3	4	5
4.是否有排尿不能等待现象?	0	1	2	3	4	5
5.是否有尿线变细现象?	0	1	2	3	4	5
6.是否需要用力及使劲才能开始排尿?	0	1	2	3	4	5
7.从入睡到早起一般需要起来排尿几次?	没有	1次	2次	3次	4次	≥5次
	0	1	2	3	4	5
症状评分=						

总分0~35分:轻度症状0~7分;中度症状8~19分;重度症状20~35分

表5-2　生活质量(QOL)评分表

排尿症状对生活质量的影响						
	非常好	好	多数满意	满意和不满意各半	多数不满意	不愉快	很满意
假如按现在排尿情况,你觉得今后生活质量如何?	0	1	2	3	4	5	6
生活质量指数 QOL=							

但是 BPH 引起的 LUTS 只是所有引起老年男性 LUTS 原因中的一部分,还应考虑其他疾病,如膀胱过度活动症、尿道狭窄、神经源性膀胱、前列腺癌。

膀胱过度活动症(OAB):是一种以尿急症状为特点的症候群,常伴有尿频和夜尿症状,伴或不伴有急迫性尿失禁。在老年男性伴有下尿路症状的患者中,如果以尿急、尿频为主要症状,梗阻症状不明显,或者 BPH 患者在诊断 BPH 治疗后尿频、尿急症状持续存在时应考虑 OAB。采集病史是 OAB 患者诊断的最关键的第一步,同时还可以选做泌尿系统超声、残余尿测定、CT/MRI、膀胱镜或尿流动力学检查进一步明确诊断。

尿道狭窄:是泌尿系统常见病,对于既往有尿道外伤、泌尿系统感染或经尿道手术及操作史的患者应考虑尿道狭窄的可能。特别是那些前列腺体积与其梗阻症状不相符的患者。

神经源性膀胱:神经源性膀胱是由于神经系统调控出现紊乱而导致的下尿路功能障碍,对于有明显神经系统障碍和糖尿病的患者应考虑神经源性膀胱的可能。详尽的病史采集是诊断神经源性膀胱的首要步骤,尿流动力学检查是揭示神经源性膀胱患者下尿路功能障碍的病理生理基础的最重要方法,为制订和调整治疗方案、评估随访治疗效果提供客观依据,也是主要的鉴别手段。

前列腺癌:前列腺癌在疾病初期与前列腺增生症状类似或无特殊临床表现,可通过直肠指检或前列腺特异性抗原(PSA)筛查异常时发现。这两项中任何一项异常则建议进行前列腺穿刺活检以明确是否存在前列腺癌。

(二)体格检查

1. 重点检查的内容及目的　重点体格检查包括肾区、下腹部检查、外生殖器检查、直肠指检、局部神经系统检查,了解有无肿大的肾、肾区叩击痛、充盈的膀胱,排除尿道外口狭窄或其他可能影响排尿的疾病,了解前列腺的大小、形态、质地、有无结节及压痛、中央沟是否变浅或消失,以及肛门括约肌张力情况,判断是否存在神经性疾病导致的神经源性膀胱功能障碍。

体格检查结果

T 36.7 ℃ ,R 20 次/min,P 82 次/min,BP 125/82 mmHg

患者一般状况可,发育正常,皮肤巩膜未见明显黄染,浅表淋巴结未扪及,腹部平软,双肾区无叩击痛,耻骨上膀胱区无充盈,外阴发育正常,无尿道外口狭窄、包茎、阴茎头部肿物及新生物。直肠指诊:前列腺体积增大,中央沟变浅,质韧光滑,无压痛及硬结,肛门括约肌张力正常。

2. 思维引导　体格检查阳性体征较少,直肠指诊:前列腺体积增大。直肠指诊还有利于与前列腺癌的鉴别诊断。大多数的前列腺癌起源于前列腺的外周带,直肠指诊是诊断前列腺癌临床分期的重要手段,国外学者临床研究证实,直肠指诊异常的患者最后确诊为前列腺癌的比例为 18%。直肠指诊时应注意了解前列腺质地、有无压痛、硬结及其区域和范围,并可进一步了解肿瘤是否累及前列腺周围组织结构。若前列腺增生引起膀胱出口梗阻时可引起尿潴留,严重时下腹部可看到明显的隆起,叩诊膀胱区增大。同时体格检查还应注意是否合并腹股沟疝、严重的痔或脱肛。

(三)辅助检查

1. 主要内容及目的

(1)尿常规:判断下尿路症状是否有血尿、蛋白尿、脓尿等。

(2)血清前列腺特异性抗原:前列腺癌的筛查手段,但前列腺癌、BPH、前列腺炎均可引起血清PSA升高,其次,泌尿系统感染、前列腺穿刺、急性尿潴留、留置导尿管、直肠指检、前列腺按摩也可影响血清PSA值。

(3)前列腺超声检查:了解前列腺形态、体积、有无异常回声、凸入膀胱的程度及残余尿量,还可以测定前列腺体积(计算公式:0.52×前后径×左右径×上下径)。了解膀胱壁的改变,以及有无结石、膀胱憩室或占位性病变。

(4)残余尿量测定:通常采用50 mL作为残余尿是否阳性的标准,大量的残余尿(>200 mL)提示可能有膀胱功能异常。

(5)尿流率检查:可以确定前列腺增生患者的梗阻程度,尿量在150 mL以上时,可以得到更准确的结果,如最大尿流率<15 mL/s表明排尿不畅,如<10 mL/s表明梗阻较为严重。

(6)尿动力学检查:BPH患者拟行手术治疗前如出现以下情况,建议行尿动力学检查。①尿量≤150 mL;②50岁以下或80岁以上;③残余尿>300 mL;④怀疑有神经系统病变或糖尿病所致神经源性膀胱;⑤双肾积水;⑥既往有盆腔或尿道的手术史。尿动力学检查可用于鉴别排尿困难的患者是否由梗阻引起。

(7)尿道膀胱镜检查:怀疑BPH患者合并尿道狭窄、膀胱内占位性病变时建议行此项检查。通过尿道膀胱镜可以了解以下情况。①前列腺增大所致的尿道或膀胱颈梗阻特点;②膀胱颈后唇抬高所致的梗阻;③膀胱小梁及憩室;④膀胱结石;⑤残余尿量测定;⑥膀胱肿瘤;⑦尿道狭窄的部位和程度。

辅助检查结果

(1)尿常规:隐血(−),尿蛋白(−),尿白细胞(−)。

(2)血清前列腺特异性抗原:3.2 ng/mL。

(3)前列腺超声检查:前列腺增大,体积约68 mL(图5−1)。

(4)残余尿量测定:150 mL。

(5)尿流率检查:最大尿流率7.8 mL/s,平均尿流率5.4 mL/s,排尿量176 mL。

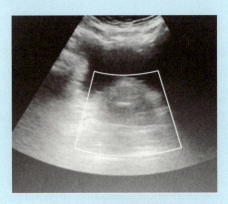

图5−1 前列腺超声检查

2. 思维引导　尿红细胞(-),白细胞(-)不支持泌尿系统感染,若患者存在血尿还应考虑是否存在 BPH 以外的疾病。PSA 在正常范围内,并且未合并引起 PSA 升高的其他因素,暂不考虑前列腺癌(PSA 的正常范围为 0~4 ng/mL,当 PSA>10 ng/mL 时应考虑前列腺癌的可能,当 PSA 介于 4~10 ng/mL 时是前列腺癌的灰区,还需要结合游离 PSA/总 PSA 的比例、PSA 的密度、PSA 增长速度等,进一步做出判断)。超声检查发现前列腺体积增大。残余尿量为 150 mL,尿流率 7.8 mL/s,提示重度下尿路梗阻。此外,对引起膀胱出口梗阻的原因有疑问或需要对膀胱功能进行评估时建议行尿动力学检查。若怀疑 BPH 患者合并膀胱内占位性病变时可行尿道膀胱镜检查。

(四)初步诊断
良性前列腺增生。

二、诊疗经过

1. 诊疗过程

(1)完善相关术前检查,心电图、胸部 X 线、血常规、尿常规、肝功能、肾功能、凝血功能、传染病,排除手术禁忌证。

(2)手术方式:经尿道前列腺切除术(TURP)。

(3)术前告知患者及家属术后可能出现复发,须定期随访,术后可能出现 LUTS 未见明显好转,术后可能出现尿失禁、逆行射精、膀胱颈挛缩、尿道狭窄、再次手术可能。

(4)术后病理:前列腺增生。

(5)出院后第 1 次随访时间通常在拔除导尿管的 4~6 周,随访内容主要是了解有无残余尿和/或新发的 LUTS、有无尿失禁、有无肉眼血尿、QOL、尿液分析、自由尿流率和剩余尿量测定。术后 3 个月时基本可以评价治疗效果。根据第 1 次随访的结果决定以后的随访时间。

2. 治疗方案的选择依据　患者老年男性,IPSS 评分增加,LUTS 症状加重,发生 2 次急性尿潴留,且药物治疗效果差,考虑手术治疗,TURP 主要适用于治疗前列腺体积在 80 mL 以下的 BPH 患者,技术熟练的术者可适当放宽对前列腺体积的限制。最早为单极系统,后来在此基础上改良出现了以生理盐水作为导电液体的双极等离子电切,在围手术期安全性方面(输血率、电切综合征发生率)均优于传统 TURP,并且住院时间更短,再手术率更低,考虑对该患者行 TURP 手术治疗。

三、思考与讨论

1. 良性前列腺增生外科治疗的适应证　具有中、重度 LUTS 并已明显影响生活质量的 BPH 患者可选择外科治疗,尤其是药物治疗效果不佳或拒绝接受药物治疗的患者。当前列腺增生导致以下并发症时,建议采用外科治疗:①反复尿潴留(至少在 1 次拔管后不能排尿或 2 次尿潴留);②反复血尿;③反复泌尿道感染;④膀胱结石;⑤继发性上尿路积水(伴或不伴肾功能损伤)。⑥BPH 患者合并膀胱大憩室、腹股沟疝、严重的痔或脱肛,临床判断不解除下尿路梗阻难以达到治疗效果者,应当考虑外科手术。此外,良性前列腺增生患者必须有明确的尿动力学梗阻的证据才考虑手术。

2. 良性前列腺增生的其他治疗方法

(1)良性前列腺增生患者的非手术治疗:包括等待治疗和行为及饮食治疗。等待治疗是一种非药物、非手术的治疗措施,包括患者教育、生活方式指导、定期监测等,对于轻度下尿路症状(IPSS≤7)的患者,或者中度以上症状(IPSS≥8)但生活质量尚未受到明显影响的患者可以采用等待治疗。但在接受观察等待之前,患者应进行全面检查以排除各种 BPH 相关并发症,并排除相关肿瘤及严重泌尿生殖系统疾病。对于 LUTS,特别是储尿期症状推荐行为改进,行为改进可以减轻症状并预防疾病进展。自我管理是行为改进的主要内容,包括憋尿、二次排尿及尿道挤压等。饮食调整包括改变生活嗜好、合理的液体摄入等。

（2）良性前列腺增生患者的药物治疗：①α受体阻滞剂,通过阻止分布在前列腺和膀胱颈部平滑肌表面的肾上腺素能受体,松弛平滑肌,达到缓解膀胱出口动力性梗阻的作用,同时可以缓解储尿期的膀胱刺激症状。对症状轻、前列腺增生体积较小的患者有良好的疗效。分为非选择性α受体阻滞剂（酚苄明）、选择性α_1受体阻滞剂（多沙唑嗪、阿夫唑嗪、特拉唑嗪）、高选择性α_1受体阻滞剂（坦索罗辛、萘哌地尔、赛洛多辛）。α_1受体阻滞剂治疗后数小时至数天即可改善症状,连续使用α_1受体阻滞剂1个月无明显症状改善时,可以考虑更改剂量或选用不同类型α受体阻滞剂。研究证实长期单独使用α_1受体阻滞剂也能够维持稳定的疗效。②5α-还原酶抑制剂（5-ARIs）,通过抑制体内睾酮向有活性的双氢睾酮（DHT）的转变,从而缩小前列腺体积、改善下尿路症状。对前列腺体积较大和/或血清PSA水平较高的患者治疗效果更好。目前有2种5-ARIs,一种是选择性5α-还原酶Ⅱ型抑制剂（非那雄安）,另一种是5α-还原酶Ⅰ型和Ⅱ型抑制剂（度他雄胺）。5α-还原酶抑制剂的起效时间相对较慢,在使用6~12个月后获得最大疗效。长期疗效已获得证实,连续药物治疗6年疗效维持稳定。③M受体阻滞剂：通过阻滞M受体兴奋性,缓解逼尿肌过度兴奋,降低膀胱敏感性,从而改善BPH患者的储尿期症状。国内常用的针对M_2和M_3受体的非选择性M受体拮抗剂为托特罗定、奥西布宁等,选择性M_3受体拮抗剂主要有索利那新。M受体拮抗剂可以改善BPH手术后的储尿期症状,但目前缺乏大样本研究的支持。④β_3受体激动剂：膀胱逼尿肌表达β_3受体,兴奋后可以导致逼尿肌舒张。如米拉贝隆可选择性激动膀胱的β_3肾上腺素能受体,使逼尿肌舒张,增加储尿容量和排尿间隔,不影响膀胱排空,不易造成急性尿潴留。

联合用药：α_1受体阻滞剂联合5α-还原酶抑制剂治疗适用于有中、重度下尿路症状并且有前列腺增生进展风险的BPH。联合治疗前列腺增生临床进展风险方面优于任何一种单独药物治疗。在下尿路症状及最大尿流率的改善方面有更好的疗效,而且与α_1受体阻滞剂相比,联合治疗可以降低患者急性尿潴留或BPH需要接受手术治疗的风险。

联合用药：α_1受体阻滞剂联合M受体阻滞剂适用于以储尿期症状为主的中、重度下尿路症状患者,托特罗定联合坦索罗辛可以改善IPSS,降低尿急次数、夜尿次数和急迫性尿失禁次数等,尤其是前列腺体积>29 mL和血清PSA>1.3 ng/mL的BPH患者,联合治疗相比单独药物治疗更有优势。

四、练习题

1. 良性前列腺增生患者发生尿潴留如何处理？
2. 良性前列腺增生合并夜尿症的行为治疗有哪些？
3. 良性前列腺增生与前列腺癌如何鉴别？

五、推荐阅读

[1]黄健,张旭.中国泌尿外科疾病和男科疾病诊断治疗指南[M].北京:科学出版社,2022.

[2]陈孝平,汪建平,赵继宗.外科学[M].9版.北京:人民卫生出版社,2018.

[3]沈柏用,邓侠兴.住院医师规范化培训外科示范案例[M].上海:上海交通大学出版社,2016.

[4]叶章群,周利群.住院医师规范化培训教材泌尿外科分册[M].北京:人民卫生出版社,2015.

[5]梅骅,陈凌武,高新,等.泌尿外科手术学[M].北京:人民卫生出版社,2008.

案例 16　肾积水

一、病历资料

(一)门诊接诊

1. 主诉　左侧腰腹部疼痛 1 d。

2. 问诊要点　疼痛的时间、部位、性质、诱因,有无外伤、放射痛。伴随症状:有无血尿,血尿的具体表现,全程血尿、初始血尿、终末血尿,是否伴血块,血块的形态,有无恶心、呕吐,有无排尿困难、尿频、尿急、尿痛,有无发热、尿量变化等表现。

3. 问诊内容

(1)诱发因素:有无外伤、饮酒、大量饮水、受凉、劳累、剧烈活动。

(2)主要症状:肾积水是尿路梗阻的临床表现之一,上尿路及下尿路的梗阻均会引起肾积水。上尿路急性梗阻可出现剧烈的肾绞痛,应询问疼痛的时间、部位、性质、诱因,上尿路慢性梗阻早期可无不适或仅有腰部酸胀感,待发展到严重肾积水或肾衰竭时才被发现,部分患者在体检时被发现,上尿路梗阻多为单侧肾积水。下尿路梗阻患者多有排尿的症状,常因慢性尿潴留导致双侧肾积水,应重点询问排尿特点,如排尿费力、尿线细、尿不尽、尿频、尿急、尿痛、夜尿增多、排尿中断等,有无腹痛、腹胀等,双肾积水常引起肾功能衰竭,应询问有无恶心、食欲减退、乏力、少尿、水肿等尿毒症症状。

(3)伴随症状:急性上尿路梗阻导致的肾积水较少,但症状重,常伴有血尿、恶心呕吐、膀胱刺激征、发热等,应询问血尿有何特点,颜色、全程血尿、初始血尿、终末血尿,是否伴血块,血块的形态。恶心呕吐的特点、与疼痛的关系、呕吐物的性质。上尿路梗阻后合并感染易出现全身感染症状发热等。下尿路梗阻导致的双肾积水,多见于神经源性膀胱、前列腺增生、尿道狭窄等,常伴有便秘或大便失禁,患者因膀胱胀满尿液可伴有充盈性尿失禁或夜间遗尿。

(4)诊治经过:做过何种检查,用过何种药物,便于快速作出初步诊断。

(5)既往史:一方面是继续寻找肾积水的原因,有无外伤、尿路结石、泌尿系统肿瘤病史、排尿困难;有无导尿、尿道扩张、膀胱尿道镜检查、输尿管镜检等经尿道有创检查、治疗史。有无前列腺增生、包茎、妊娠、子宫肌瘤、卵巢囊肿、宫颈癌、盆腔肿瘤、放射治疗史等。中枢或周围神经系统病变引起的脑卒中、帕金森病、阿尔茨海默病、腰椎间盘突出症、糖尿病周围神经病变等。

(6)个人史:有无不良嗜好如吸毒、饮酒,滥用药物史。

(7)家族史:有无输尿管狭窄及结石家族史。糖尿病、神经系统病变存在家族遗传倾向。

问诊结果

现病史:患者,男性,27 岁,工人,因"左侧腰腹部疼痛 1 d"就诊。1 d 前无明显诱因突然出现左侧腰腹部剧烈疼痛,为绞痛,呈阵发性,无放射痛,伴恶心,无呕吐,无畏寒、发热,无尿频、尿急、尿痛及肉眼血尿,无头晕、头痛,无腹胀、腹泻,就诊于当地医院,行泌尿系统超声提示"左肾积水、左侧输尿管上段扩张、左肾结石",给予口服布洛芬缓释胶囊 1 粒后疼痛缓解,今日为求进一步治疗来医院门诊,行泌尿系统 CT 提示"左侧肾盂及上段输尿管扩张,建议 CTU 进一步检查,左肾结石",遂以"左肾积水、左肾结石"为诊断收入科。

既往史:2 年前因左侧输尿管结石行体外冲击波碎石治疗。

4. 思维引导　腰腹部疼痛主要在肾区及上腹部疼痛,临床上最常见于泌尿系统病变,尤其是急性上尿路梗阻,多为绞痛或钝痛。肾绞痛发作时患者呈急性病容,双手压紧腹部或腰部,疼痛剧烈难忍,呈阵发性,可沿输尿管行径放射至同侧腹股沟,还可放射至同侧睾丸或阴唇,男性需要与睾丸扭转鉴别。上尿路梗阻常见于输尿管结石、输尿管狭窄、输尿管肿瘤,下尿路梗阻常见于前列腺增生、尿道狭窄、神经源性膀胱等。

超声检查作为肾积水的首选方法,简单、无创、经济,可以清晰地显示肾实质、肾盂及输尿管的状态,有肾积水、输尿管扩张均能做出判断,也可以对病因作出初步诊断,如结石、占位性病变、解剖结构异常等,但是对于肥胖或肠道气体较多的患者输尿管往往显示不清。CT 在泌尿系统梗阻中有其重要地位,CT 平扫对于尿路结石的诊断率可达 99%,目前 CTU 在肾积水的诊断方面具有独特优势,已逐渐取代了静脉肾盂造影,但费用高、辐射大、造影剂过敏等亦是其不足之处。

此患者为青年男性,急性疼痛,既往排尿顺畅,可排除下尿路梗阻,行 CT 可见左侧肾盂及上段输尿管扩张、左肾结石,未见输尿管结石,考虑输尿管狭窄所致,既往因左侧输尿管结石行体外冲击波碎石治疗,狭窄原因可能为输尿管息肉或先天性肾盂输尿管连接部狭窄,左肾结石位于肾盂内,并未引起梗阻。因此,需要进一步完善静脉肾盂造影或 CTU,明确输尿管狭窄原因,然后治疗病因解除梗阻。

(二)体格检查

1. 重点检查的内容及目的　患者考虑为左侧输尿管狭窄,应进行一般检查及重点检查,重点体格检查包括腹部及泌尿系统,腹部触诊了解腹部紧张度,有无压痛及反跳痛,泌尿系统检查主要是双肾区触诊,了解是否可触及肾或包块,有无双肾区压痛、叩击痛,是否合并输尿管走行区压痛,膀胱区是否膨隆,有无包块。

体格检查结果

T 36.3 ℃,R 18 次/min,P 80 次/min,BP 125/80 mmHg,BMI 28.6 kg/m^2

患者一般状况可,发育正常,皮肤巩膜未见明显黄染,浅表淋巴结未扪及,腹部平软,无压痛,未触及包块,无移动性浊音,肠鸣音正常,左侧肾区轻压痛,叩击痛阳性,右侧肾区无压痛及叩击痛,双侧输尿管走行区无压痛,耻骨上膀胱区无充盈,双侧睾丸、附睾无肿大。

---

2. 思维引导　患者为左侧腰腹部疼痛,因此体格检查主要是针对左侧腰腹部脏器的检查,首先是腹部的检查,包括腹部的视诊,了解有无外伤、皮下瘀斑、膨隆、包块等,腹部的紧张度,然后是触诊及叩诊,若怀疑肠道问题应先听诊。肾的检查主要是压痛及叩击痛检查,出现阳性往往提示肾积水和肾周炎症,若炎症深隐于肾,可无压痛仅有叩击痛。正常人肾不易触及,当肾下垂、游走肾或肾代偿性增大时才能触到,肾肿大见于肾盂积水或积脓、肾肿瘤、多囊肾等。对于考虑为下尿路梗阻导致的肾积水,应重点检查下腹部及下尿路,直肠指诊对下尿路梗阻病因的诊断具有重要意义。

(三)辅助检查

1. 主要内容及目的

(1)血常规、尿常规、尿培养、肝功能、肾功能、电解质:了解有无泌尿系统感染,梗阻后是否存在肝、肾功能异常和电解质紊乱。

(2)静脉肾盂造影:必要时可用于了解尿路形态及结石在尿路中的分布情况,双肾的分泌功能情况。

（3）泌尿系统 CTU：明确肾积水病因，了解有无结石、异位血管压迫，输尿管狭窄长度，双肾的分泌功能情况。

（4）逆行尿路造影：可清晰地显示患侧尿路的形态，输尿管狭窄长度，适用于肾积水重，静脉肾盂造影或 CTU 不显影的患者，以及造影剂过敏者。

（5）放射性核素肾动态显像：必要时可以估计双肾功能及梗阻程度。

（6）心电图、胸部 DR、凝血功能、传染病筛查等：评估一般状况，为手术做准备。

辅助检查结果

（1）尿常规：尿白细胞（－），隐血（－），尿蛋白（－）。尿培养阴性。肝功能：丙氨酸转氨酶（ALT）50.3 U/L，天冬氨酸转氨酶（AST）29.4 U/L。血常规、肾功能、电解质、凝血功能、传染病均正常。

（2）心电图、胸部 DR：均未见异常。

（3）泌尿系统 CTU：①左侧肾盂及上段输尿管扩张，考虑左侧肾盂输尿管移行处局限性狭窄；②左肾结石（图 5-2）。

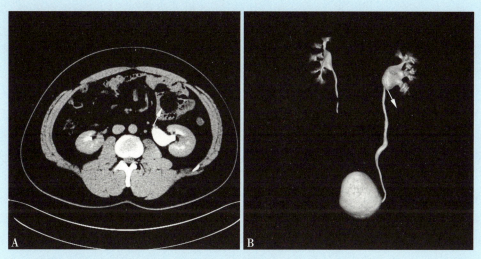

A. 肾排泄期，可见尿液排泄受阻，白色箭头所指输尿管显影差；B. CTU 三维成像，肾盂明显扩张，白色箭头所指见肾盂输尿管连接部狭窄。

图 5-2　泌尿系统 CTU

---

2. 思维引导　患者入院后完善肝、肾功能等检查，CTU 可见左肾中度积水，动脉期左肾强化略延迟，左侧肾盂输尿管连接部无强化，周围未见异位血管，排泄期见左侧肾盂输尿管移行处局限性狭窄，诊断左侧肾盂输尿管连接部狭窄、左肾结石，尿常规及尿培养均正常，提示患者疼痛与尿路感染无关，急性肾盂肾炎患者可因肾周感染导致腰部疼痛。肾及输尿管手术若合并尿路感染时，应先控制感染，完善尿培养，待感染控制或好转后择期手术可降低围手术期并发症。

（四）初步诊断

①左侧肾盂输尿管连接部狭窄；②左肾积水。

二、诊疗经过

1. 诊疗过程

（1）完善相关检查，心电图、胸部 DR 片及 CTU、血常规、尿常规、尿培养、生化指标、凝血功能、传染病,排除手术禁忌证。

(2)手术方式:后腹腔镜下左侧肾盂成形术+肾结石取出术。

(3)术前告知患者及家属术后可能出现输尿管再狭窄,留置输尿管支架管期间可能出现的不适,拔除输尿管支架管后须定期随访。术后第 1 天下床活动,通气后逐渐过渡至正常饮食,术后第 3 天切口换药,复查泌尿系统平片了解左侧输尿管支架管位置,术后第 5 天拔除腹膜后引流管,术后第 7 天拔除导尿管,切口拆线后出院。

(4)术后病理:(左侧肾盂输尿管连接部)黏膜慢性炎,部分区域尿路上皮增生显著。

(5)术后 6 周返院拔除输尿管支架管,3 个月复查彩超未见左肾积水。

2. 治疗方案的选择依据　肾盂输尿管连接部狭窄的治疗可分为产前治疗、非手术治疗及手术治疗。

(1)产前治疗:产前 B 超诊断肾积水的准确率可达 90% 以上,产前阶段 B 超确诊的肾积水即使很严重其出生后预后也是充满希望的,但严重发育不全或发育不良的肾预后较差,妊娠晚期肾盂前后径(APD)>7 mm 预测出生后泌尿系统阳性预测值为 69%。目前国内胎儿外科技术不成熟,不推荐胎儿期子宫干预治疗。

(2)非手术治疗:胎儿期应 B 超观察随访胎儿的肾积水变化,在出生后 1 周复查,约 1/3 患者可恢复正常,对于轻度肾积水无临床症状的,应密切随访,若发现肾功能受损或肾发育不良,应采取干预措施。

(3)外科手术治疗:手术目的是解除肾盂出口梗阻,恢复肾功能及维持肾的生长发育。指征包括:①超声检查提示 APD>30 mm;②APD>20 mm 伴有肾盏扩张;③随访过程中肾积水进行性增大、肾功能进行性下降;④有症状性肾积水(反复泌尿道感染、发热、腰痛、血尿、高血压、继发性结石等);⑤利尿性肾核素扫描提示梗阻存在且 $T_{1/2}$>20 min。手术方式包括离断性肾盂成形术和腔内肾盂切开术。离断性肾盂成形术被公认是治疗金标准,成功率为 98%~99%,手术入路分为经腹腔和经后腹腔,经腹腔途径操作空间大、解剖标志易辨认,特别是腔镜下缝合相对容易,但有损伤腹腔脏器的风险,对胃肠道功能影响较大,肾盂显露费力。经后腹腔途径肾盂显露直接,容易判别有无异位血管骑跨,损伤脏器风险低、胃肠道影响小,但其操作空间狭小,解剖标志不易辨认,输尿管缝合较困难,尤其是近几年机器人辅助腹腔镜技术的飞速发展,使得腔镜下缝合变得简单,已经成为治疗肾盂输尿管连接部狭窄的手段之一。腔内肾盂切开术一般是使用冷刀或钬激光在直视下将狭窄段朝后外侧方向切开,术中要求将狭窄部位全层切开,手术途径可分为顺行经皮肾镜和逆行经输尿管镜,成功率介于 76%~90%,该术式创伤小、术后恢复快,但对于狭窄段较长、异位血管骑跨、肾功能严重受损或肾盂过度扩张时不宜选用。对于异位血管骑跨,但又无输尿管狭窄的患者,可将异位血管游离后固定在肾盂壁外侧,这种方法需要术者有丰富的术中判断经验。

该患者 CTU 提示左侧肾盂输尿管连接部局限性狭窄,出现急性腰痛合并继发性肾结石,手术指征明确,治疗方法选择离断性肾盂成形术和腔内肾盂切开术均可,但患者选择经后腹腔镜下左侧肾盂成形术,同时术中在肾盂切开后使用腹腔镜吸引器行肾盂冲洗时将结石冲出,若结石冲出困难可配合输尿管软镜使用套石网篮将结石套出或配合钬激光碎石。

三、思考与讨论

1. 上尿路梗阻后生理病理变化　尿路梗阻后,尿路各器官的病理改变主要是由梗阻的部位及程度决定的,但基本病理改变是梗阻部位以上压力增高,尿路扩张积水,长时间的梗阻将导致肾积水和肾功能损害。

上尿路梗阻时,输尿管会增加收缩力来克服阻力,管壁平滑肌出现代偿性增生、管壁增厚。如梗阻持续不解除,后期则逐渐失去代偿能力,平滑肌逐渐萎缩,管壁变薄,蠕动减弱乃至消失,输尿管扩张积水。梗阻可导致肾积水,肾盂肾盏内高压,压力经集合管传至肾小管和肾小球;当压力增高到一定程度,肾小球滤过压降低,进而出现滤过率下降。但肾内血液循环仍保持正常,肾的泌尿功能仍能维持一段时间,主要是因为部分尿液通过肾盂静脉、淋巴、肾小管回流,以及经肾窦向肾盂周围外渗,使肾盂和肾小管的压力有所下降,肾小球泌尿功能得以暂时维持。如果尿路梗阻不解除,当尿液的回流无法缓冲不断分泌的尿液时,肾盂内压力将持续增高,压迫肾小管、肾小球及其附近的血管,最终导致肾组织缺血缺氧,肾实质逐渐萎缩变薄,肾盂肾盏积水逐渐增多。

因此,慢性部分性梗阻常可到巨大肾积水。急性完全性梗阻,如输尿管被结扎时,肾盏、肾盂内压力急剧上升,上述回流机制难于缓冲,可导致肾功能快速丧失,尿液停止分泌。因此,急性完全性梗阻时,肾盂扩张积水常不明显。

2. 肾积水的处理原则　肾积水的治疗应根据梗阻的病因、发病缓急、梗阻严重程度、有无合并症,以及肾损伤情况等综合考虑。肾积水是尿路梗阻所导致,梗阻时间长短对肾功能的影响起到关键性作用,应该尽快解除梗阻。治疗方法的选择主要取决于梗阻病因,如输尿管结石行输尿管腔内治疗,先天性肾盂输尿管连接部狭窄行肾盂成形术。

如果患者病情较重,不能耐受大手术或梗阻暂时不能去除时,可在超声引导下行经皮肾造瘘术或有经皮肾造瘘术禁忌证的可行经尿道输尿管支架管置入达到引流尿液的目的,待患者状态改善后再行手术去除病因。而梗阻病因难以去除的,可长期留置肾造瘘管保护肾功能。对于输尿管狭窄难以修复的、晚期肿瘤压迫或侵犯引起的肾积水,长期留置输尿管支架管也是一种不错的选择,保护肾功能的同时也可以提高患者生活质量。

对于双肾积水导致的氮质血症或尿毒症患者,若没有生命危险,应优先选择解除梗阻、保护肾功能,而不是先做血液透析,如果尿液引流后血肌酐仍不下降或有明显高钾血症等情况,则需要行血液透析。对于重度肾积水,肾实质已显著破坏、萎缩,引起肾性高血压或合并严重感染,肾功能严重丧失,而对侧肾功能正常者可切除患肾。

四、练习题

1. 上尿路梗阻后病理生理有哪些变化?
2. 肾积水的常见病因及处理原则是什么?
3. 肾盂输尿管连接部狭窄的治疗方案有哪些?

五、推荐阅读

[1]黄健,张旭.中国泌尿外科疾病和男科疾病诊断治疗指南[M].北京:科学出版社,2022.
[2]陈孝平,汪建平,赵继宗.外科学[M].9版.北京:人民卫生出版社,2018.
[3]孙颖浩.吴阶平泌尿外科学(全3册)[M].北京:人民卫生出版社,2019.
[4]张旭.泌尿系内镜检查[M].北京:人民卫生出版社,2014.

案例 17　尿道狭窄

一、病历资料

(一)门诊接诊

1. 主诉　尿道外伤 2 年,渐进性排尿困难 6 个月。

2.问诊要点　尿道外伤史、尿道器械检查史、排尿困难情况及合并症问题。受伤时间,当时表现及治疗情况,有无血尿、排尿费力及合并伤情况,治疗后排尿情况。近6个月排尿情况,如排尿时间延长、尿线细、尿滴沥、尿不尽感、尿无力、尿潴留、尿失禁等。尿道狭窄有时可并发尿道炎、膀胱炎、上尿路感染,可能引起寒战、发热、腰痛、腹痛、尿道外口脓性分泌物。严重尿道狭窄可出现尿潴留、导尿不成功、膀胱造瘘等,少数尿道狭窄的患者可合并有性功能障碍及男性不育。

3.问诊内容

(1)诱发因素:外伤伤情,有无留置导尿史、尿道手术史、尿道扩张史,有无尿道器械检查、感染史。

(2)主要症状:外伤性尿道狭窄在外伤时主要表现为尿道出血,排尿困难、疼痛,给予治疗后可改善。之后逐渐出现排尿困难,可在劳累、发热、性生活、尿道器械检查或尿道造影后加重。尿道狭窄程度不同时常表现为不同症状,程度较轻时,可表现为尿线稍细,排尿时间延长,尿不尽,排尿无力,程度较重时呈尿滴沥、尿线明显变细或不成线,长时间排尿困难可引起逼尿肌代偿功能不全,从而引起慢性尿潴留和充溢性尿失禁。

(3)伴随症状:尿道狭窄若存在上尿路感染时可伴有寒战、发热,腰痛;合并尿道炎时表现为尿道外口脓性分泌物,若感染较重脓肿破溃可形成尿瘘,有时还可出现前列腺炎、睾丸附睾炎的表现,如耻骨后、会阴部疼痛,阴囊红肿、疼痛等。部分患者还可出现性功能障碍和男性不育。若患者长期慢性尿路梗阻可引起慢性尿潴留和双侧上尿路积水,从而引起慢性肾功能不全,最终导致慢性肾脏病,表现为贫血、水肿等。此外,长期尿道狭窄引起慢性尿潴留时,增加负压有助于排尿,但有引起脱肛、疝、痔等的风险。若狭窄较重时,部分患者还可出现镜下血尿和/或肉眼血尿、脓尿的症状。

(4)诊治经过:做过何种检查或者治疗,如留置导尿、尿道会师术或吻合术、尿道扩张术及膀胱造瘘术等,用过何种药物,症状缓解情况,效果如何。

(5)既往史:一方面询问患者既往是否经历过尿道手术,如尿道端端吻合术、经尿道前列腺切除术等,寻找可能引起尿道狭窄的原因。另一方面,询问患者是否有淋病、结核、留置导尿管、反复感染史,考虑患者是否有炎症性尿道狭窄可能。此外,闭塞性干燥性龟头炎还可能与体重指数、糖尿病、冠心病、高血压等有关。询问既往史,还可评估患者是否可以耐受手术治疗。

(6)个人史:询问患者是否有冶游史,判定患者是否有尿路感染的诱因;有无特殊癖好,如尿道内放置异物史。

(7)家族史:某些尿道狭窄是由先天性因素引起的,如尿道瓣膜、精阜肥大、尿道管腔先天性狭窄等。

问诊结果

现病史:患者,男性,40岁,工人,因"尿道外伤2年,渐进性排尿困难6个月"就诊。2年前患者因骑电动车时与他人相撞导致前尿道挤压受伤,伤后出现阴茎部胀痛,尿道口出血,排尿困难,就诊于当地医院试插导尿管成功,并留置导尿管、抗感染治疗2周,拔除导尿管后患者排尿通畅,之后未行特殊治疗。6个月前出现排尿困难,尿线细,尿分叉,尿滴沥,无尿频、尿急、尿痛。给予盐酸坦索罗辛缓释胶囊0.2 mg,每晚口服1次,前列舒通胶囊,3片/次,3次/d,口服,效果不明显,尿道探子探查提示阴茎部尿道狭窄,给予尿道扩张至F18号,排尿困难稍改善,之后定期行尿道扩张术,7~10 d 1次,但效果不佳,排尿困难逐渐加重,出现尿线明显变细,有时尿滴沥不成线,尿不尽,有时尿痛,无尿道出血,尿道无分泌物,膀胱区无明显隆起和压痛。今为进一步治疗入院。

既往史:既往体健,无特殊病史,无吸烟、饮酒嗜好。

4.思维引导　尿道狭窄可分为外伤性尿道狭窄、炎症性尿道狭窄和先天性尿道狭窄,其中外伤性尿道狭窄最为常见,尿道外伤及经尿道的操作是外伤性尿道狭窄常见的原因,根据狭窄部位的不同又可分为前尿道狭窄和后尿道狭窄。球部尿道狭窄可见于骑跨伤,膜部或者球膜部交界处尿道狭窄可见于骨盆骨折,而医源性尿道狭窄可发生于尿道的任何位置。若患者既往存在经尿道手术,应考虑外伤性尿道狭窄的可能。若患者具有冶游史、急性淋病史、泌尿生殖系统结核或其他原因引起的尿道炎及尿道周围炎则应考虑炎症性尿道狭窄。尿道狭窄最常见的临床表现是排尿困难,若伤后较早出现排尿困难症状则尿道损伤及形成尿道狭窄的程度也较严重。但有时上述几种类型的尿道狭窄会相互掺杂,因此要仔细询问病史及临床表现。

(二)体格检查

1.重点检查的内容及目的　患者考虑外伤性尿道狭窄时,体格检查非常重要,包括尿道触诊、肛门直肠检查、外阴及阴囊检查、膀胱及骨盆检查。其他还要检查下腹部、骨盆及下肢情况,会阴部感觉有无异常,肛门括约肌张力,从而了解尿道狭窄的部位及范围、后尿道与直肠的关系、阴囊及外阴的情况,及其骨盆是否有畸形、神经系统损伤。

体格检查结果

T 36.8 ℃,R 19 次/min,P 73 次/min,BP 129/85 mmHg

患者一般状况可,发育正常,皮肤巩膜未见明显黄染,浅表淋巴结未扪及,腹部平软,无压痛,骨盆无畸形,双肾未扪及,双肾区无压痛、叩击痛,双侧输尿管走行区无压痛,耻骨上膀胱区无充盈,阴茎部尿道可扪及一长约1.2 cm硬结,无包皮过长,包茎、尿道外口无狭窄,龟头形态及颜色无异常,阴囊无明显红肿、压痛,尿道口无脓性分泌物,阴囊无红肿,双侧睾丸、附睾无肿大。直肠指诊:前列腺不大,直肠前壁软,触之无压痛及结节,指套无染色。

2.思维引导　体格检查发现阴茎部尿道有硬结,无红肿和压痛,考虑与外伤后局部瘢痕形成有关;膀胱区无充盈和压痛感,说明无明显尿潴留;双肾区及双侧输尿管走行区无压痛、叩击痛,说明无明显继发性上尿路积水损伤及感染问题。此外引起排尿困难症状的疾病有很多,因此尿道狭窄要注意与以下疾病的鉴别。

(1)良性前列腺增生:良性前列腺增生多在50岁以后出现症状,60岁左右症状更加明显。临床表现常表现为膀胱刺激征,如尿频、尿急,尤其是尿频,夜间更为明显,随着疾病进展出现梗阻症状及梗阻并发症,其中排尿困难症状是前列腺增生最主要的症状,临床上也表现为排尿迟缓、尿线细而无力,终末滴沥、排尿时间延长等与尿道狭窄类似的表现。如长时间排尿困难会出现膀胱功能受损,逼尿肌收缩无力,排尿困难更为严重。直肠指诊、前列腺 B 超、尿流率、尿动力学等检查有助于鉴别诊断,对于轻、中度前列腺增生患者在治疗上使用 α 受体阻滞剂,如盐酸坦索罗辛缓释胶囊症状多会减轻。

(2)神经源性膀胱:由于神经系统病变导致膀胱和/或尿道功能障碍,从而产生一系列下尿路症状及并发症的疾病总和。诊断神经源性膀胱需具有明确的神经系统病因(如先天性疾病、糖尿病、外伤、帕金森病、脑血管意外等)。其中尿动力学检查为神经源性膀胱的分类提供重要依据,为治疗方案的选择提供客观依据。

(三)辅助检查

1.主要内容及目的

(1)尿常规:明确血尿是否与感染性病变有关。

（2）尿道造影：逆行尿道造影可显示尿道狭窄的部位、长度、程度、各种合并病变（如尿瘘、假道、憩室等）。

（3）尿动力学检查：对于严重尿道狭窄引起慢性尿潴留的患者，尿动力学检查可以评估膀胱逼尿肌功能。

（4）尿道探子探查：判断尿道狭窄的部位、程度，简单，易于操作，注意避免暴力操作，对于狭窄段短、程度轻的患者也可通过尿道探子扩张治疗。

（5）尿道膀胱镜检查：进一步明确尿道狭窄的诊断、部位和狭窄程度，但有时尿道膀胱镜可能无法通过狭窄段尿道。

辅助检查结果

（1）尿常规：隐血(−)，尿白细胞(−)。

（2）尿道造影：动态连续摄片可见膀胱显影，膀胱充盈良好，患者做用力排尿动作后可见尿道显影，前尿道狭窄，后尿道通过顺利（图5-3）。

（3）尿流率：尿量162 mL，最大尿流率8.9 mL/s，平均尿流率4.2 mL/s。

（4）尿道探子检查：前尿道狭窄，F16号探子不能通过。

（5）尿动力学检查：逼尿肌收缩力正常，尿动力学检查未见明显异常。

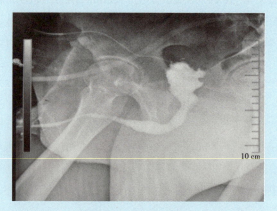

图5-3　尿道造影

---

2. 思维引导　尿红细胞(−)，尿白细胞(−)，无发热、腰痛、肾区叩击痛、尿道外口无脓性分泌物等泌尿道感染的症状及体征，暂不考虑炎症性尿道狭窄。尿流率显示患者在排尿过程中可能存在梗阻，尿动力学检查显示患者膀胱收缩力正常，考虑排尿困难与膀胱收缩力关系不大，且患者无明显神经系统病变。尿路造影提示患者存在前尿道狭窄，后尿道未见明显狭窄段，从而对尿道狭窄的部位做出初步判断，且未发现尿瘘、假道、憩室等合并症。此外，在进行尿道造影前应先行平片检查，以排除膀胱尿道结石的存在。术前应对患者的勃起功能进行评估，因为部分患者术后可能存在勃起功能障碍。

（四）初步诊断

前尿道狭窄。

二、诊疗经过

1. 诊疗过程

（1）完善术前相关检查，如心电图、胸部DR、血常规、肝功能、肾功能、凝血功能、传染病等，排除手术禁忌证。

（2）手术方式：经尿道直视下内切开术。

（3）术前告知患者及家属术后可能出现切口感染、出血、排尿困难不缓解、尿线细、尿道狭窄复发。

（4）术后留置导尿管，术后定期随访，及时处理术后并发症。

2. 治疗方案的选择依据 尿道狭窄的程度不同治疗措施往往不同，欧洲泌尿外科指南（EAU）尿道狭窄诊治指南小组按照尿道腔直径对尿道狭窄程度进行了分类（表5-3）。尿道扩张术是最古老的方式，但外伤性的尿道狭窄瘢痕较坚硬，单纯的尿道扩张术疗效较局限，多用于狭窄较短、累及尿道海绵体较浅者，多数只能起到辅助治疗的作用。尿路狭窄的外科治疗，主要取决于狭窄段的病因、部位、程度、长度及其并发症，其中经尿道直视下内切开术是指经尿道直视下用冷刀切开狭窄瘢痕，松解瘢痕收缩，从而扩大尿道腔。主要应用于：①不完全尿道狭窄，仍有腔隙；②尿道狭窄长度<1 cm；③尿道周围纤维增生、瘢痕尚不严重；④开放尿道术后，形成的膜状狭窄；⑤前列腺术后，后尿道或者膀胱颈部挛缩。但当瘢痕深而多时，单纯用冷刀切开效果不理想，再狭窄的发生率高，因此可在冷切开的基础上加用电切或电灼术，但应注意掌握电切边界，以免灼伤邻近组织，掌握电流大小，以免增加灼伤深度且不宜切断瘢痕组织。

表5-3 EAU尿道狭窄程度分类

分类	描述	尿道腔内径 French（Fr）	程度
0	影像学检查显示正常尿道	–	–
1	亚临床狭窄	尿道狭窄，但≥16	低风险
2	轻度狭窄	11～15	中风险
3	重度或尿流明显狭窄	4～10	高风险
4	接近闭塞的狭窄	1～3	高风险
5	闭塞性狭窄	无尿道腔（0）	高风险

三、思考与讨论 »»

1. 外伤性尿道狭窄的其他治疗方法

（1）病灶内注射药物治疗：研究表明尿道内切术后，局部使用类固醇药物或者丝裂霉素等可在一定程度上降低复发的概率，但应注意狭窄段药物应用的不良反应。

（2）尿道瘢痕切除端端吻合术：一方面可用于2～3 cm的骑跨伤后的球部尿道狭窄，另一方面也可用于骨盆骨折后膜部或球膜部交界处的狭窄。对治疗外伤性尿道狭窄特别是单纯性尿道狭窄的效果较好。

（3）开放尿道成形术：对于其他方法治疗效果较差时，特别是狭窄段较长术后短期容易复发者，可采用开放尿道成形术。

（4）尿道支架：尿道支架的应用可对抗尿道扩张或狭窄段部分行尿道内切开后的伤口收缩，但尿道中放置支架可引起患者阴茎异物感、阴茎疼痛不适等症状。尿道支架不作为尿道狭窄的首选方法，但对于尿道内切开术或尿道扩张术后狭窄复发且无法进行更复杂的尿道手术患者，可以考虑尿道支架的治疗。

2. 尿道狭窄的其他类型 炎症性尿道狭窄较外伤性尿道狭窄少见，各种原因导致的尿道炎和尿道周围炎均可导致炎症性尿道狭窄。其中炎症性尿道狭窄又可分为特异性炎症性尿道狭窄和非特异性炎症性尿道狭窄,前者可见于淋病性尿道狭窄和结核性尿道狭窄。

淋病性尿道狭窄是淋球菌性尿道炎治疗不恰当所导致的最严重的后遗症。可分为以下4种类型:①膜状狭窄,狭窄呈薄膜状。②环状狭窄,狭窄长度在1 cm以内。③管状狭窄,狭窄长度超过1 cm,甚至可延及整个前尿道,其管腔可弯曲状或串珠状。④多发性狭窄,对于炎症性尿道狭窄应积极地进行抗感染治疗,原则上以尿道扩张术为主,但应避开感染活动期,对于不适合行尿道扩张的患者可行手术治疗。如合并尿道外口狭窄时可行尿道外口切开术,并发尿道瘘时应行耻骨上膀胱造口术暂时引流尿液,环状狭窄或较短的管状狭窄,可行尿道内切开术或其他腔内手术治疗。

结核性尿道狭窄是结核性尿道炎和结核性尿道周围炎进一步发展的结果。尿道结核多因前列腺及精囊结核直接蔓延到后尿道,或因泌尿系统结核引起尿道感染,阴茎结核也可侵及尿道。尿道感染结核分枝杆菌后先于黏膜上形成结核结节,结节扩大互相融合形成溃疡,溃疡的基底有肉芽组织增生、纤维化引起尿道狭窄。结核性尿道狭窄的治疗原则包括2个方面,即治疗泌尿生殖系统其他主要结核病灶和解除尿道梗阻。

非特异性炎症虽较常见,但由此引起的尿道狭窄却不多。如炎症过重,引起尿道黏膜坏死、溃疡、因瘢痕增生挛缩而形成狭窄。临床上比较常见的有以下几种情况:①因反复包皮龟头炎所致的炎症性尿道外口及阴茎部尿道狭窄,预防措施是及时治疗包茎,已形成狭窄者可行尿道外口切开术。②因留置导尿管不当所致炎症性尿道狭窄,对于此类型的尿道狭窄治疗措施重在预防,如留置导尿管勿过粗、过硬、留置时间不宜过长等。③闭塞性干燥性龟头炎,是一种淋巴细胞介导的慢性炎症性皮肤病变,但少部分闭塞性干燥性龟头炎可能发展为鳞状细胞癌,故对闭塞性干燥性龟头炎造成的尿道狭窄需要注意尿道鳞癌的发生,必要时行活检以明确诊断。

四、练习题

1. 尿道狭窄的发病机制是什么?
2. 外伤性尿道狭窄不同部位的治疗原则是什么?

五、推荐阅读

[1]孙颖浩. 吴阶平泌尿外科学(全3册)[M]. 北京:人民卫生出版社,2019.
[2]侯建全,那彦群. 实用泌尿外科学[M]. 北京:人民卫生出版社,2019.
[3]黄健,张旭. 中国泌尿外科疾病和男科疾病诊断治疗指南[M]. 北京:科学出版社,2019.
[4]陈孝平,汪建平,赵继宗. 外科学[M]. 9版. 北京:人民卫生出版社,2018.

案例18　急性梗阻性肾衰竭

一、病历资料

(一)门诊接诊

1. 主诉　间断左侧腰痛2周,无尿1 d。

2. 问诊要点　腰痛的诱因、部位、性质,是否绞痛、钝痛、胀痛,腰痛的特点为间歇性或持续性;症状持续时间;是否向同侧下腹部、会阴部、大腿部放射,是否活动后加剧,有无缓解因素。有无结石病治疗史;腰痛的伴随症状,血尿、脓尿、尿频、尿急、尿痛、排尿困难、寒战、乏力、食欲缺乏等。无尿的诱因、尿量、尿液颜色、出现及持续时间,有无耻骨上膀胱区膨隆、尿意等;有无伴随恶心、呕吐、腹泻,以及饮水、饮食、出汗等情况。

3.问诊内容

（1）诱发因素：有无剧烈运动、外伤、疼痛是否活动后加剧；无尿的诱因如中毒、脱水等。

（2）主要症状：应询问从何时出现尿量明显减少、少尿无尿持续的时间、具体尿量、尿液颜色；有无下腹部胀痛、尿意。应询问腰痛第一次发作时间及最近一次发作时间；腰痛有何特点，为持续性、间歇性；性质是绞痛、钝痛、胀痛；是否具有放射性，是否向同侧下腹部、会阴部、大腿部放射；缓解方式，休息后、特殊体位是否可缓解。

（3）伴随症状：有无血尿、脓尿，尿频、尿急、尿痛，排尿困难；有无寒战、发热；有无恶心、呕吐，乏力、食欲缺乏等。

（4）诊治经过：做过何种检查，用过何种药物，结果如何，便于快速作出初步诊断。

（5）既往史：既往是否有泌尿系统结石、损伤、肿瘤、感染、畸形的病史；有无下尿路症状病史；同时应询问是否患有高血压、糖尿病、冠心病等影响手术治疗的相关疾病，是否口服抗凝、抗血小板药物等影响手术的药物。

（6）个人史：是否有结石高发地区旅居史等。

（7）家族史：家族中有无结石、泌尿系统肿瘤、泌尿系统畸形等遗传病史或聚集倾向。

问诊结果

现病史：患者，男性，55 岁，农民，因"间断左侧腰痛 2 周，无尿 1 d"就诊。2 周前体力劳动后出现左侧腰痛，呈胀痛不适，无放射，持续约 2 h，休息后自行缓解；无恶心、呕吐；无寒战、发热；无肉眼血尿，无尿频、尿急、排尿困难等；无食欲缺乏、乏力。未在意，未诊疗。之后左侧肾区疼痛间断出现，症状同前述，疼痛程度略减轻，未处理。1 d 前无明显诱因再次出现左侧腰部胀痛不适，伴乏力、食欲缺乏，偶感恶心，无呕吐，无发热、水肿、肉眼血尿；1 d 来排尿量约 50 mL，呈浓茶水样。至当地医院查彩超：左肾积水，右肾萎缩；左侧输尿管上段扩张，中下段输尿管显示不清，现为进一步诊疗入院。急诊以"左侧输尿管梗阻并肾积水；少尿原因待查（考虑急性梗阻性肾衰竭）；右肾萎缩失功能"收治入院。

既往史：既往"糖尿病"史 5 年，口服"二甲双胍、格列齐特、阿卡波糖"治疗，未规律检测血糖；无肝炎、结核等传染病史。手术史：13 年前因"右肾多发结石"在外院行"经皮肾镜右肾结石碎石清石术"，因"右侧输尿管结石"于 5 年前、3 年前分别行"体外冲击波碎石术"治疗 1 次，未规律复查。无心脑血管系统、呼吸系统病史，其余系统回顾未见明显异常。

4.思维引导

急性梗阻性肾衰竭通常发生于上尿路双侧急性梗阻，或因解剖性及功能性孤立肾急性梗阻造成。下尿路梗阻由于有膀胱的缓冲，很少发生急性肾衰竭。急性梗阻性肾衰竭典型临床表现为少尿、无尿。正常成人 24 h 尿量约为 1 000 ~ 2 000 mL。24 h 尿量少于 400 mL，或每小时尿量少于 17 mL 叫称为少尿；24 h 尿量少于 100 mL，12 h 完全无尿称为无尿。

当急性梗阻性肾衰竭发生时，除了少尿、无尿、腰痛等典型症状，还可出现感染症状如发热、乏力、肌肉关节酸痛等，出现消化道症状如食欲缺乏、恶心、呕吐等，出现循环系统症状如胸闷、气喘、心悸等症状。

通过问诊继续寻找尿路梗阻的原因，明确梗阻部位和程度。应重点询问有无放射治疗史，泌尿系统损伤、肿瘤、感染、畸形等病史。是否存在前列腺增生、尿道狭窄、后尿道瓣膜、包茎、神经源性膀胱等可能导致尿潴留的因素。

梗阻无尿患者往往起病隐匿、进展迅速，预后凶险，合并感染者可迅速进展为尿源性脓毒血症，出现肾衰竭者则存在氮质血症、电解质酸碱平衡紊乱、充血性心力衰竭、严重的心律失常等，这些因素是评估患者疾病严重程度,了解患者手术耐受性,制订手术方案的重要依据。

(二)体格检查

1. 重点检查的内容及目的 患者功能性孤立肾,考虑梗阻导致急性肾衰竭,应首先检查生命体征和全身情况,重点检查泌尿系统,有无双肾区叩击痛,是否合并输尿管走行区压痛,判断是否合并上尿路的梗阻、感染、外伤、肿瘤。膀胱区是否膨隆,有无包块,前列腺直肠指诊判断前列腺增生情况,外生殖器发育是否正常,有无包茎及尿道外口狭窄。

> **体格检查结果**
>
> T 37.5 ℃,R 24 次/min,P 96 次/min,BP 93/55 mmHg
>
> 患者发育正常,营养中等,神志清,精神差,痛苦面容,轮椅推入病房,查体可合作。全身皮肤黏膜无水肿及皮疹、黄染,浅表淋巴结未见异常肿大。头颅五官无畸形,颜面部无水肿,巩膜无黄染,双侧瞳孔等大等圆,对光反射灵敏,口唇无苍白,伸舌居中。颈胸部无畸形,心率96 次/min,心律齐,未闻及病理性杂音。双肺叩诊清音,呼吸音清。腹部平软,下腹部无膨隆,无压痛及反跳痛,未触及包块,无移动性浊音,肠鸣音正常。脊柱四肢无畸形,活动不受限,神经系统查体生理反射存在,病理反射未引出。
>
> 专科检查:双侧肾区无隆起,左肾区压痛阳性、叩击痛阳性,右侧无;左侧输尿管走行区压痛阳性,右侧无;耻骨上膀胱区无膨隆,无压痛,叩诊鼓音;外生殖器男性发育,无畸形,尿道外口无红肿及异常分泌物。肛门无畸形,肛诊前列腺二度大,质韧,表面光滑,无压痛及硬结,肛门括约肌收缩力正常,指套无血染。

2. 思维引导 急性梗阻性肾衰竭主要病因是急性尿路梗阻。梗阻可发生在从肾盂到尿道的任一位置,占急性肾损伤的5%~10%。输尿管管腔内梗阻常见于双侧肾结石,双侧输尿管结石,肾乳头坏死、血块及膀胱癌,管腔外梗阻常见于腹膜后纤维化、结肠癌和淋巴瘤等,尿液流出道梗阻最常见的原因是前列腺增生症、前列腺癌、子宫颈癌及腹膜后疾病。

排除尿道狭窄、前列腺增生、神经源性膀胱等病因导致的尿潴留后,少尿、无尿症状常常提示急性肾损伤(acute renal injury,AKI)。少尿和无尿的基本病因有如下3类。

(1)肾前性:①有效血容量减少,多种原因引起的休克、重度失水、大出血、肾病综合征和肝肾综合征,大量水分渗入组织间隙和浆膜腔,血容量减少,肾血流减少。②心脏排血功能下降,各种原因所致的心功能不全,严重的心律失常,心肺复苏后体循环功能不稳定,血压下降所致肾血流减少。③肾血管病变,肾血管狭窄或炎症,肾病综合征,狼疮性肾炎,长期卧床不起所致的肾动脉栓塞或血栓形成,高血压危象,妊娠高血压综合征引起肾动脉持续痉挛,肾缺血导致急性肾衰竭。

(2)肾性:①肾小球病变,重症急性肾炎,急进性肾炎和慢性肾炎,因严重感染,血压持续增高或肾毒性药物作用引起肾功能急剧恶化。②肾小管病变,急性间质性肾炎包括药物性和感染性间质性肾炎,生物毒或重金属及化学毒所致的急性肾小管坏死,严重的肾盂肾炎并发肾乳头坏死。

(3)肾后性:①各种原因引起的机械性尿路梗阻,如结石、血凝块、坏死组织阻塞输尿管、膀胱进出口或后尿道。②尿路的外压,如肿瘤、腹膜后淋巴瘤、特发性腹膜后纤维化、前列腺增生。③其他,如输尿管手术后,泌尿系统结核或溃疡愈合后瘢痕挛缩,肾严重下垂或游走肾所致的肾扭转,神经源性膀胱等。

（三）辅助检查

1. 主要内容及目的

（1）血常规、尿常规、肝功能、肾功能、电解质：明确肾衰竭程度，有无酸碱平衡及电解质紊乱、多器官功能障碍综合征（MODS）等异常。

（2）彩超：初步筛查，寻找梗阻原因，了解梗阻部位、程度。评估患者有无胸腔积液、心包积液、腹水等异常。

（3）泌尿系统 CT 平扫：进一步明确梗阻的原因，若为结石梗阻，可以测量结石的 CT 值，评估结石硬度；可鉴别感染团、坏死组织、血块与结石；了解双侧肾的形态，排除因邻近器官的病变波及而导致的输尿管梗阻。

辅助检查结果

（1）尿常规、血常规、血生化检查：①尿常规，隐血（+++），红细胞计数 253 个/uL，尿蛋白（+++），尿白细胞（++），白细胞计数 42 个/uL，尿比重 1.015。②血常规，WBC $12.05×10^9$/L，RBC $3.55×10^{12}$/L，Hb 109 g/L。③血生化，肌酐 796 μmol/L，尿酸 643 μmol/L，尿素氮 25.4 μmol/L，HCO_3^- 17 mmol/L，钾 3.41 mmol/L，钠、钙、镁、磷均正常，肝功能、凝血功能均正常。

（2）彩超：右肾萎缩（8 cm×5 cm×5 cm），皮质回声增强，血流灌注减低，右侧输尿管上段扩张，中下段显示不清；左肾形态大小大致正常，左肾积水，肾盂分离约 3 cm，左侧输尿管上段扩张，直径约 1 cm，左侧输尿管下段可见一大小约 12 mm×8 mm 强光声团，后伴声影。

（3）腹部正位片：双侧输尿管区未见明显结石影（图 5-4）。

（4）CT 扫描：右肾萎缩；左肾积水；左侧输尿管扩张，左侧输尿管下段一大小约 12 mm×8 mm 高密度影（图 5-5）。

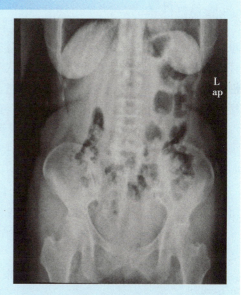

图 5-4 泌尿 KUB

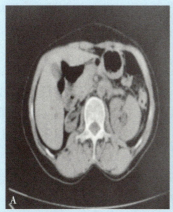 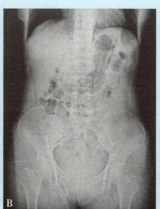 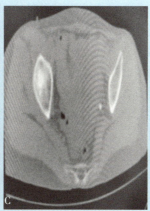

A. 泌尿系 CT 平扫横断面影像：可见右肾萎缩；B. 泌尿系 CT 冠状位影像；C. 泌尿系 CT 膀胱横断面影像。

图 5-5 CT 扫描

2. 思维引导　当怀疑急性梗阻性肾衰竭时,应当首先明确患者的生命体征和内环境情况,应当首先充分了解患者的急症病况并确保患者生命体征的稳定。在保证生命安全的前提下,尽早解除输尿管梗阻。常用的方法有 2 种:输尿管支架置入术、经皮肾造瘘术。梗阻解除后,若肾功能趋向好转,感染得到控制,酸碱平衡及水电解质紊乱得到纠正,则可进一步完善检验及检查,了解梗阻的原因、部位,确诊后进一步对因诊疗。梗阻引起的急性肾衰竭是泌尿外科常见的临床危急重症之一,能引起泌尿系统梗阻的原因很多:结石、创伤、感染、肿瘤等。其中结石引起的急性梗阻多见。

(四)初步诊断

①急性梗阻性肾衰竭;②左侧功能性孤立肾输尿管结石;③右肾萎缩失功能;④左肾肾绞痛;⑤2 型糖尿病。

二、诊疗经过

1. 诊疗过程

(1)入院后急诊处理,首先明确患者肾功能损伤程度及内环境情况,以及是否存在多器官功能障碍综合征、全身炎症反应综合征。针对危及生命的内环境紊乱进行干预,根据情况急诊给予输尿管置管术或经皮肾造瘘术治疗,待一般状况好转后再行进一步处理。若患者病情严重,无法耐受有创操作,则需要先行血液透析治疗。同时,给予抗感染、止痛、纠正酸碱平衡与电解质紊乱等对症治疗,进一步完善相关检查,积极术前准备,排查手术禁忌证。

(2)手术方式:分期手术,先行"输尿管镜下左侧输尿管 D-J 管置入术",术后 2 周,患者由无尿少尿状态进入多尿期,给予防治感染/维持内环境稳定等对症治疗,肾功能恢复正常,一般情况好转明显,排查未见手术禁忌证。二期行"输尿管软镜下左侧输尿管结石碎石取石并 D-J 管更换术"。

(3)术前告知患者及家属置管失败,肾功能改善不明显需要血液透析治疗的可能,告知感染、出血、输尿管及肾损伤、结石残留等风险,告知术后需要定期随访及注意事项。

(4)孤立肾输尿管结石的处理:术后给予抗感染药物预防感染;观察尿量变化,"量出为入",适量补液并严密监测生命体征变化。

(5)院外定期复查尿常规、肾功能,根据孤立肾上尿路结石并急性梗阻性肾衰竭的防治方案个性化预防。

2. 治疗方案的选择及依据　上尿路结石梗阻伴感染是泌尿外科常见急症之一,起病急、进展迅速,容易发生急性肾衰竭及尿源性脓毒血症。针对这种临床急症,应当边诊断边治疗,同时制订进一步诊疗策略,适宜分阶段诊疗。

治疗分为对症治疗和对因治疗。对症治疗的目的是尽快解除尿路梗阻、控制感染、最大限度保护肾功能,为对因治疗创造条件,赢得时间。最常见的治疗手段是输尿管内 D-J 管植入术以及经皮肾造瘘术。

对因治疗则视具体情况而定,应依据梗阻的程度,患者的一般情况及结石的大小、硬度等合理选择治疗方式。主要包括:体外冲击波碎石术、输尿管镜碎石术、经皮肾镜碎石术、腹腔镜或开放输尿管切开取石术。若梗阻侧肾功能尚可,则应根据梗阻的原因进行手术解除梗阻,如输尿管软镜下碎石并置管术,力争挽回肾功能;若患侧肾功能已严重受损或已无功能,预测即使解除梗阻亦无可逆性恢复可能,则须血液透析治疗。

具体到本例患者,应该先行"输尿管镜下左侧输尿管 D-J 管置入术",依据患者肾功能恢复情况及内环境改善情况,再分期行"输尿管软镜下左侧输尿管结石碎石取石并 D-J 管更换术"。

三、思考与讨论

1. 梗阻对肾功能的影响　梗阻对肾功能的影响与梗阻的程度、单双侧及急慢性有关。急性完全性梗阻后第 1 个 90 min 肾血流增高,而 90 min 至 5 h 则会出现肾小球前血管收缩,引起肾血流减少,如果梗阻持续存在,随着肾小球前血管收缩,在 5 h 后会出现双侧肾血流减少和输尿管压力降低。在部分梗阻时,开始几个小时肾小管通过的时间减少,但仍有较好的再吸收能力,尿液容量减少,渗透压增加,尿钠浓度降低。而在急性完全性输尿管梗阻时,肾小球的滤过率减少,肾小管的功能受到损害。慢性完全性单侧梗阻第 2 周时出现肾血管收缩,肾小管萎缩,到第 6 周输尿管的压力逐渐下降到 15 mmHg 以下,肾血流量减少到对照肾的 20%。慢性部分梗阻对肾功能的损害类似于完全梗阻,即使是轻度梗阻也能造成严重的损害。

2. 双侧上尿路结石的治疗原则

(1)对于肾功能处于尿毒症期,并有水、电解质和酸碱平衡紊乱的患者,建议先行血液透析,尽快纠正内环境紊乱,在此基础上可尽快行肾造瘘或输尿管支架管置入术,待病情稳定后再处理结石。

(2)一侧输尿管结石,另一侧肾结石,先处理输尿管结石。

(3)双侧输尿管结石的客观情况相似,先处理主观症状较重或技术上较易处理的一侧结石。

(4)双侧输尿管结石,如果总肾功能正常或处于肾功能不全代偿期,若条件允许,可同期处理双侧输尿管结石。如果总肾功能较差,处于氮质血症或尿毒症期,先处理肾功能较好一侧的结石。

(5)孤立肾上尿路结石或双侧上尿路结石导致急性梗阻性无尿,如果患者情况许可,应及时进行外科处理。如果不能耐受手术,应积极行肾造瘘或输尿管支架管置入术,待患者一般情况好转后再选择适当的治疗方案。

四、练习题 »»»

1. 腰痛、发热、少尿的鉴别诊断是什么?

2. 肾功能损伤的常见病因及机制是什么?

3. 急性梗阻性肾衰竭的治疗原则是什么?

五、推荐阅读 »»»

[1]黄健,张旭.中国泌尿外科疾病和男科疾病诊断治疗指南[M].北京:科学出版社,2022.

[2]叶章群,周立群.外科学泌尿外科分册[M].北京:人民卫生出版社,2016.

[3]孙颖浩.吴阶平泌尿外科学(全 3 册)[M].北京:人民卫生出版社,2019.

[4]赵玉沛,陈孝平.外科学[M].3 版.北京:人民卫生出版社,2015.

[5]沈柏用,邓侠兴.住院医师规范化培训外科示范案例[M].上海:上海交通大学出版社,2016.

第六章 尿路结石

案例 19 肾结石

知识拓展

一、病历资料

(一)门诊接诊

1. **主诉** 体检发现右肾结石 3 d。

2. **问诊要点** 是否伴随腰痛、血尿,是否伴随恶心、呕吐、发热,是否伴随尿急、尿频、尿痛、腹泻、腹胀等表现。若存在腰部疼痛,疼痛性质、部位、与活动或体位的关系,如何缓解,疼痛发生的时间,有无诱因等。

3. **问诊内容**

(1)诱发因素:平日饮水量如何、有无特殊饮食爱好、有无长期服用药物史、有无外伤史、有无泌尿器械检查或手术史、既往有无泌尿系统结石病史、有无不洁饮食史、从事职业及工作环境等。

(2)主要症状:肾结石多无症状,多因体检发现或者结石活动导致肾绞痛和血尿后发现。腰部疼痛常见于泌尿系统结石、泌尿系统感染、泌尿系统肿瘤、泌尿系统损伤等疾病。应同时询问疼痛有何特点,疼痛性质是钝痛、绞痛还是胀痛,有无向下腹部或会阴部放射。绞痛是泌尿系统结石的典型临床表现,而梗阻导致肾盂积水或者肿瘤感染导致肾包膜受牵拉可表现为肾区胀痛不适。

(3)伴随症状:有无血尿,有无恶心、呕吐,有无尿急、尿频、尿痛、发热等表现。

(4)诊治经过:患者既往做过何种检查,用过何种药物,便于快速作出初步诊断。

(5)既往史:既往有无外伤、有无泌尿器械检查或手术史。既往患者有无痛风、结节病、甲状旁腺亢进、维生素 D 中毒等疾病。患者是否长期卧床等。

(6)个人史:平日日饮水量情况,平时饮食习惯(如喜食菠菜、动物内脏等),平时服用某些特殊药物(氨苯蝶啶、硅酸镁、磺胺类药物、乙酰唑胺等),是否从事高温作业及长期活动量少,是否有结石高发区域生活史。

(7)家族史:肾结石存在家族聚集倾向,部分结石为遗传性疾病。

问诊结果

现病史:患者,男性,68 岁,农民。因"体检发现右肾结石 3 d"就诊。3 d 前于当地体检,查彩超显示右肾结石、右肾积水,无肉眼血尿,无尿频、尿急、尿痛,无恶心、呕吐,无发热,未治疗。现为求进一步治疗就诊,门诊以"右肾积水、右肾结石"收入科。

既往史:既往体健,高血压病史 6 年,最高血压 140/100 mmHg,口服厄贝沙坦治疗,自诉血压控制可,无手术外伤病史,无输血、献血史,无药物、食物过敏史。

4.思维引导 肾结石临床表现多样,常见症状包括腰痛、血尿、发热及胃肠道反应等临床表现。40%~50%的肾结石患者有腰部症状,原因是结石移动或者造成梗阻,导致平滑肌痉挛及肾盂扩张积水。血尿是肾结石的另一常见临床表现,80%患者可出现血尿,但大多数肾结石患者只表现为镜下血尿,部分患者可出现无痛性肉眼血尿,多与活动有关,表现为活动后血尿。所以肾结石合并血尿需要与泌尿系统肿瘤引起血尿相鉴别。由于结石、梗阻和感染可互为因果,肾结石造成的梗阻可继发感染,出现腰痛伴发热甚至寒战高热。仍有部分肾结石患者可以没有任何临床症状,只在体检时偶然发现,但需要特别注意,结石症状的严重程度与疾病的严重程度不成正比。

针对腰痛的问诊,要注意鉴别是泌尿系统疾病还是泌尿系统外疾病。泌尿系统疾病,如泌尿系统结石、肾炎、肾脓肿、肾肿瘤等多种疾病均可以引起腰痛。肾结石疼痛多为肾区绞痛或者胀痛,肾区叩击痛可以阳性。肾炎呈腰部胀痛,肾区叩击痛阳性。肾脓肿多为单侧腰痛,常伴有局部肌紧张、压痛及肾区叩击痛,可合并发热症状。肾肿瘤引起的腰痛多为钝痛或胀痛,可合并有腰腹部肿块及血尿症状。

腰部疼痛还要与肌肉疼痛、带状疱疹、急性心肌梗死、动脉瘤破裂、十二指肠溃疡、急性胆囊炎及卵巢蒂扭转等相鉴别。

(二)体格检查

1.重点检查的内容及目的 需要先检查患者全身情况、一般状况和生命体征。重点检查与活动有关的腰部疼痛,应重点考虑泌尿系统结石,检查有无双肾区压痛及叩击痛,是否合并输尿管走行区压痛,判断是否合并上尿路的梗阻或感染。

体格检查结果

T 36.4 ℃,R 19 次/min,P 78 次/min,BP 132/71 mmHg

患者一般状况可,发育正常,皮肤巩膜未见明显黄染,浅表淋巴结未触及肿大。心前区无隆起,肺部未闻及异常,腹部平软,无压痛,未触及包块,无移动性浊音,肠鸣音正常。左侧肾区无压痛及叩击痛,右侧肾区无压痛,叩击痛阳性,双侧输尿管走行区无压痛,耻骨上膀胱区无充盈,膀胱叩诊空虚,无压痛。

2.思维引导 通过体格检查进行鉴别诊断,体格检查如存在肾区及侧输尿管走行区压痛、叩击痛,支持上尿路结石的诊断,但也不排除肾盂肾炎、肾积脓或者肾损伤等疾病存在。

(三)辅助检查

1.主要内容及目的

(1)血常规:明确是否存在感染或者其他疾病。

(2)尿常规:有无镜下血尿及泌尿系统感染。

(3)B超:简单易行,经济无创。可发现2 mm以上的结石。

(4)尿路平片:必要时可用于确认阳性结石的位置、形态、大小、数量。

(5)静脉肾盂造影:可以间接显示尿路平片上不能显示的阴性结石,可以显示患者肾盂肾盏情况、肾积水情况、结石具体位置,还可以了解分侧肾功能。

(6)CT平扫:最重要的检查手段,对结石诊断的特异度及敏感度高。

(7)生化、凝血四项等:评估一般状况,为进一步手术做准备。

辅助检查结果

(1)尿常规:隐血(++),红细胞计数43个/HP,尿蛋白(-),尿白细胞(-)。血常规、肝功能、肾功能、凝血功能均正常。

(2)泌尿系统超声:右肾可见强回声,大小约50 mm×24 mm,后伴声影。

(3)CT平扫:右侧肾盂内见椭圆形高密度影并右肾积水(图6-1)。

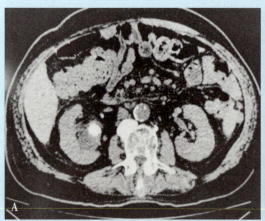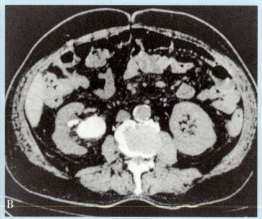

A. CT提示左侧肾结石;B. CT提示右侧肾盂结石。

图6-1　CT平扫

(4)静脉肾盂造影:右肾结石并右肾积水,左肾排泄良好(图6-2)。

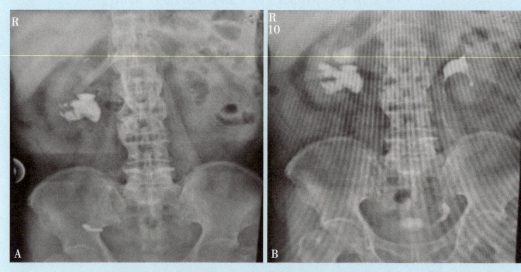

A. 静脉肾盂造影提示右侧肾结石;B. 静脉肾盂造影提示右侧结石并存在梗阻。

图6-2　肾盂结石并肾积水

2. 思维引导　血尿是泌尿外科常见的临床症状,泌尿系统感染、泌尿系统肿瘤、泌尿系统结石及泌尿系统损伤等均可以引起血尿出现。尿红细胞计数≥3个/HP表明患者存在血尿,血尿分为肉眼血尿和镜下血尿。泌尿系统结石合并血尿多为活动后血尿或者疼痛后血尿,血尿可以作为泌尿系统结石诊断的一个有力证据。

　　泌尿系统超声对肾结石是重要的初步筛查诊断手段,其方便、快捷、经济的特点使其成为首选检查方法,相比于腹部平片而言,其对阴性结石的患者同样适用。CT检查可以为进一步确诊及手术方案提供更为精准的信息,对泌尿系统结石诊断的敏感性及阳性率均较高。IVU检查可以了解肾功能、肾盂肾盏情况、结石大小、结石具体位置。详细的影像学检查是制订手术方案的重要依据。

(四)初步诊断

　　①右肾结石;②右肾积水;③高血压2级。

二、诊疗经过

1. 诊疗过程

　　(1)完善相关检查,心电图、胸部X线,泌尿系统B超、CT及IVU检测。完善血、尿常规,肝功能、肾功能、血糖、血电解质、凝血四项,输血四项及尿培养。24 h尿代谢评估、24 h尿电解质检测及甲状旁腺素等检测。

　　(2)手术方式:全身麻醉下经皮肾镜右肾结石碎石取石术。

　　(3)术前告知患者及家属肾结石术后复发率较高,须根据结石成分分析结果和代谢评估结果给予生活习惯调整,药物治疗并规律复查。

2. 治疗方案的选择依据

由于肾结石复杂多变,结石的性质、形态、大小、部位不同,患者个体差异等因素,治疗方法的选择及疗效也大不相同,有的仅靠多饮水多运动就能自行排出结石,有的需要采用多种方法也未必能取尽结石。因此,对尿路结石的治疗必须实施个体化治疗,有时需要综合各种治疗手段。

　　(1)病因治疗:少数患者能找到形成结石的病因,如甲状旁腺瘤,只有手术切除腺瘤才能防止结石复发。尿路梗阻者,只有解除梗阻,才能进一步避免结石复发。

　　(2)药物治疗:结石直径<0.6 cm、表面光滑、结石以下尿路无梗阻时可采用药物排石治疗。纯尿酸结石可采用药物溶石治疗。肾绞痛是泌尿外科的常见急症,须紧急处理,肾绞痛的治疗以解痉止痛为主。

　　(3)体外冲击波碎石术(extracorporeal shock wave lithotripsy,ESWL):适用于直径<2 cm的肾结石及输尿管上段结石。大于15 mm的肾下盏结石,ESWL碎石排石效果一般不理想,可考虑给予经皮肾镜取石术或者逆行输尿管镜手术治疗(retrograde intrarenal surgery,RIRS)治疗。一般情况下,若需要再次治疗,间隔时间7~14 d以上为宜,推荐ESWL治疗次数不超过3~5次。

　　(4)经皮肾镜取石术(percutaneous nephrolithotomy,PCNL):适用于所有需手术干预的肾结石,包括完全性和不完全性鹿角结石、≥2 cm的肾结石、有症状的肾盏及憩室内结石、体外冲击波难以粉碎及治疗失败的结石,以及腰4以上较大的输尿管上段结石。对于复杂性结石可采用多通道或者多镜联合的治疗方案。

　　(5)逆行输尿管镜手术治疗:适用于以下情况。①ESWL定位困难,X线阴性的肾结石(<2 cm);②ESWL治疗后残留肾下盏结石;③极度肥胖,严重脊柱畸形行ESWL困难或者PCNL困难;④肾盏憩室结石患者;⑤合并肾盂旁的结石(<2 cm);⑥结石坚硬,不利于ESWL治疗;⑦ESWL治疗效果不佳的嵌顿性肾下盏结石(<2 cm)。

　　(6)开放手术治疗:包括肾盂切开取石术、肾部分切除术、肾实质切开取石术及无功能肾切除术等。随着微创技术的发展,尤其是机器人技术的出现,开放手术已经被微创手术所取代。

三、思考与讨论

1. 合并尿路感染的上尿路结石处理原则

结石最严重的并发症是感染性休克,尿脓毒血症,危及患者生命,所以对于泌尿系统结石患者,积极控制感染至关重要。

所有结石患者都必须进行菌尿检查,必要时行尿培养。当菌尿试验阳性,或者尿培养提示细菌生长,或者怀疑细菌感染时,在取石之前应该使用敏感抗菌药物治疗。结石梗阻并发症感染,尤其是急性炎症期的患者不宜立即碎石,否则易导致炎症扩散甚至出现尿脓毒血症。因此,必须先控制感染,可给予患者行置入输尿管支架管或经皮肾造瘘术等处理。

2. 残余结石应的处理措施　结石残留常见于 ESWL 术后,也可见于 PCNL、经输尿管镜碎石术(ureteroscopic lithotripsy,URS)术后,最多见于下组肾盏。有文献将直径不超过 4 mm 的结石残留定义为临床无意义的残石,但是临床无意义的残石仍会引起患者血尿、疼痛、感染、输尿管梗阻及肾积水等并发症的发生。无症状的肾残余结石增加了结石复发的风险,是泌尿系统结石复发的重要危险因素。感染性结石的患者在进行治疗后,如伴有结石残留,则结石复发的可能性更大。所以对于残石还是要积极治疗,争取尽可能将结石排出干净。

既往对残石治疗只是让患者多饮水,勤排尿,多运动,或者辅助药物排石等,这些都是被动排石方法,患者依从性差,排石效果不理想。而国内首创的全球主动排石设备——体外物理振动排石机为患者主动排石提供有力保障,可以极大提高 ESWL、RIRS 及 PCNL 术后残余结石的当日见石率,显著提高患者净石率,已经在临床取得显著效果。体外物理振动排石机的出现改变了患者排石现状,将尿石病患者治疗后由被动排石转变成主动排石,是排石理念上的一大革新。

3. 泌尿系统结石病因诊断与预防

(1)该患者尿结石成分分析结果:一水草酸钙结石、二水草酸钙结石(一水草酸钙∶二水草酸钙=8∶2)。

(2)该患者 24 h 尿代谢评估:低枸橼酸尿症(227.74 mg/24 h)。

(3)其他代谢检测:未见异常。

(4)针对该患者代谢评估结果和尿结石成分分析结果,给予患者枸橼酸氢钾钠颗粒口服,密切随访。

4. 思维引导　针对该患者谈谈草酸钙结石的代谢评估与预防措施。草酸钙结石代谢异常因素较多,包含有高钙尿症、低枸橼酸尿症、高草酸尿症、高尿酸尿症及低镁尿症等,可以单一代谢异常也可以多种代谢异常因素并存。草酸钙结石的预防应该从改变生活习惯和调整饮食结构开始,要保持合适的体重指数,参与适当的体育活动,营养平衡和增加富含枸橼酸的水果的摄入。

(1)增加液体摄入:推荐每天液体摄入量在 2.5 ~ 3.0 L 以上,保持每天尿量在 2.0 ~ 2.5 L以上。

(2)饮食钙的调节:不建议过度限制钙饮食,推荐吸收性高钙尿症的草酸钙结石患者低钙饮食,其他草酸钙结石患者不限制钙的摄入。推荐多食用乳制品、豆腐及小鱼等食品,成人每天钙摄入量在 1.0 ~ 1.2 g。

(3)饮食中草酸的摄入:应严格限制饮食中草酸的摄入,避免摄入甘兰、杏仁、菠菜、花生、红茶及可可粉之类富含草酸的食物。

(4)限制钠盐的摄入:高钠饮食会导致尿钙排泄增加,尿枸橼酸盐减少促进结石形成,因此推荐草酸钙结石患者每天钠的摄入应少于 2 g。

(5)限制动物蛋白的过量摄入:高动物蛋白饮食与含钙结石形成有关,高动物蛋白饮食可以促进尿钙、尿草酸及尿尿酸排泄增多,容易诱发结石形成。草酸钙结石患者应限制动物蛋白饮食,每天摄入量限制在 0.8 ~ 1.0 g/kg。

(6)药物预防:目前肯定的预防草酸钙结石的药物有碱性枸橼酸盐、噻嗪类利尿剂、别嘌醇和镁剂等。噻嗪类利尿剂可以降低尿钙水平,降低尿草酸排泄水平,减轻高钙尿症,常用为氢氯噻嗪25 mg,2 次/d。

四、练习题

1. 常见结石成分有哪些?
2. 如何查找结石病因?

五、推荐阅读

[1]黄健,张旭.中国泌尿外科疾病和男科疾病诊断治疗指南[M].北京:科学出版社,2022.
[2]赵玉沛,陈孝平.外科学[M].3 版.北京:人民卫生出版社,2015.
[3]叶章群,周利群.外科学泌尿外科分册[M].北京:人民卫生出版社,2016.

案例20　输尿管结石

一、病历资料

(一)门诊接诊

1. 主诉　间断左侧腰痛 2 d,再发 1 h。

2. 问诊要点　腰痛的诱因,有无外伤、是否活动后加剧。腰痛的特点,间歇性、持续性;腰痛的性质,绞痛、钝痛、胀痛,是否向同侧下腹部、会阴部、大腿部放射。腰痛的伴随症状,血尿、尿频、尿急、尿痛,恶心、呕吐,发热等。

3. 问诊内容

(1)诱发因素:是否活动后诱发、有无外伤。

(2)主要症状:腰痛常见于泌尿系统结石、泌尿系统感染、泌尿系统肿瘤、泌尿系统损伤等疾病。应询问腰痛第一次发作时间及最近一次发作时间;腰痛有何特点,为持续性、间歇性;性质是绞痛、钝痛、胀痛;是否具有放射性,是否向同侧下腹部、会阴部、大腿部放射;缓解方式,休息后缓解、特殊体位可缓解等。

(3)伴随症状:有无血尿,尿频、尿急、尿痛,排尿困难,发热,恶心、呕吐等表现。输尿管结石患者通常伴有镜下或肉眼血尿,前者更为常见,有时活动后镜下血尿是输尿管结石的唯一表现。血尿的多少与结石对输尿管黏膜损伤程度有关,血尿需要与泌尿系统肿瘤相鉴别。结石伴感染或结石位于输尿管壁内段时,可出现尿频、尿急、尿痛,排尿困难等症状,需要与泌尿系统感染和前列腺增生等疾病相鉴别。输尿管与胃肠有共同的神经支配,结石引起肾绞痛时,可出现剧烈的恶心、呕吐,须与胃肠及胆囊疾病相鉴别。结石导致梗阻继发感染可引起发热,严重时可导致尿脓毒血症,甚至脓毒症休克。

(4)诊治经过:做过何种检查,用过何种药物,便于快速作出初步诊断。

(5)既往史:既往是否有泌尿系统结石的病史,是否患有泌尿系统疾病或解剖异常,导致结石的其他疾病如慢性腹泻、甲状旁腺功能亢进、痛风、肾小管酸中毒。同时应询问是否患有高血压、糖尿病、冠心病等影响手术治疗的相关疾病,是否口服抗凝、抗血小板药物等影响手术的药物,这是评估患者手术耐受性,制订手术方案的重要依据。

(6)个人史:结石的发生具有一定的地域性,注意是否来自结石高发地区。

(7)家族史:结石具有家族聚集倾向,部分结石有遗传倾向。

问诊结果

　　现病史：患者，男性，34岁，因"间断左侧腰痛2 d，再发1 h"就诊。2 d前活动后出现间断左侧腰痛，为绞痛，疼痛剧烈，伴恶心、呕吐，无尿频、尿急、尿痛，无排尿困难，无肉眼血尿、发热等，休息后症状减轻，自行口服止痛药物后疼痛缓解。1 h前再次出现左侧腰痛，性质基本同前，查彩超示左侧输尿管上段距肾门约4 cm可见一大小约1.0 cm强回声影，考虑左侧输尿管上段结石，为进一步治疗收治入院。

　　既往史：2年前曾行"左肾结石体外冲击波碎石术"，其余无特殊。

　　4.思维引导　腰痛是泌尿外科常见临床症状之一，常由泌尿系统疾病引起，如泌尿系统结石、泌尿系统肿瘤、泌尿系统感染等，但也可由其他系统疾病引起，如腰肌劳损、腰椎骨质增生、腰部扭伤等。但患者所提到的腰痛，并不一定是指肾区痛，而是泛指整个腰背部，甚至包括了腰骶部的疼痛，需要进行体格检查加以区分。

　　泌尿系统结石引起的腰痛主要在肾区，主要是因肾被膜、输尿管及肾盂等受牵涉而引起的疼痛，表现为肾绞痛、肾区钝痛、肾区胀痛。肾绞痛是输尿管梗阻导致肾盂内压增高引起的痉挛性疼痛，表现为突发间歇性肾区剧痛，常沿输尿管方向放射到同侧下腹部、会阴部，伴恶心、呕吐等。肾区钝痛为一种持续性隐痛，多见于急性肾盂肾炎、肾积水等。肾区胀痛为一种持续性剧烈疼痛，多见于肾周疾病，如肾周脓肿、肾周围炎、肾囊肿破裂、肾周血肿等。

　　输尿管结石特征性的临床表现为腰痛伴血尿，一般先有腰痛后有血尿。不同部位的结石，导致的腰痛性质也不相同。上段输尿管结石引起的疼痛主要表现为腰区或胁腹部突然锐利的疼痛，可放射到相应的皮肤区及脊神经支配区，如向同侧下腹部、阴囊、大阴唇放射，需要同带状疱疹、胰腺炎等相鉴别。中段输尿管结石引起的疼痛主要表现为中下腹部剧烈疼痛，需要同急腹症相关疾病，如胃十二指肠穿孔、阑尾炎、胆囊炎、肠梗阻、肠扭转、异位妊娠、卵巢扭转、卵巢破裂等相鉴别。下段输尿管结石引起的疼痛主要位于下腹部，并向同侧腹股沟放射。当结石位于输尿管壁内段时，可表现为耻骨上区的疼痛，伴有尿频、尿急、尿痛，排尿困难，在男性可放射至阴茎头，需要同泌尿系统感染、睾丸扭转或睾丸炎、卵巢相关疾病鉴别。

　　所以针对腰痛的问诊，要注意掌握要点：询问疼痛诱因，是否活动后加剧；间歇性还是持续性；疼痛性质，是绞痛、钝痛、胀痛；以及伴随症状，是否伴有恶心、呕吐、血尿、发热等。另外，需要结合患者年龄、性别等同急腹症相鉴别。

（二）体格检查

　　1.重点检查的内容及目的　须首先检查全身情况及生命体征，若患者考虑输尿管结石，重点检查泌尿系统，有无双肾区压痛、叩击痛，是否合并输尿管走行区压痛，膀胱区是否膨隆，有无包块。

　　2.思维引导　通过体格检查进一步进行鉴别诊断，输尿管结石疼痛发作时，体格检查主要表现为可表现为痛苦面容，强迫体位，专科检查可表现为肾区压痛及叩击痛，同时可表现为输尿管压痛点的深压痛。输尿管行程有3个压痛点：上输尿管点位于腹直肌外缘平脐处，中输尿管点位于髂前上棘平腹直肌外缘，相当于输尿管第二狭窄处，下输尿管点可通过直肠或阴道进行检查。但患者无腰痛发作时，体格检查不典型，查体可表现为阴性。

体格检查结果

T 36.2 ℃,R 18 次/min,P 70 次/min,BP 120/75 mmHg

患者一般状况可,发育正常,痛苦面容,全身皮肤黏膜及浅表淋巴结未见异常。头颅五官无畸形,巩膜无黄染,双侧瞳孔等大等圆,对光反射灵敏。颈胸部无畸形,心肺叩听无异常,腹部平软,无压痛及反跳痛,未触及包块,无移动性浊音,肠鸣音正常。脊柱四肢无畸形,活动不受限,神经系统查体生理反射存在,病理反射未引出。

左肾区叩击痛阳性,右侧肾区无压痛、叩击痛,左输尿管走行区压痛阳性,右侧输尿管走行区无压痛,耻骨上膀胱区无充盈、无压痛。

（三）辅助检查

1. 主要内容及目的

（1）血常规:明确是否合并感染。

（2）尿常规、尿培养:明确是否合并血尿,并排除尿路感染。

（3）泌尿系统彩超:初步筛查,寻找结石证据。

（4）腹部立位片:可初步筛查,通常需要配合彩超检查,协助诊断。

（5）泌尿系统 CT 平扫:输尿管结石诊断的金标准,可以测量结石的大小、CT 值、肾积水程度,同时评估结石部位输尿管厚度,为治疗方案的选择提供依据。

（6）生化、凝血功能等:评估患者一般状况,为手术做准备。

辅助检查结果

（1）尿常规:隐血(+++),红细胞计数 15 361 个/uL,尿蛋白(+++),尿白细胞(++),白细胞计数 22 个/uL;尿培养(−);血常规、肝功能、肾功能、凝血功能均正常。

（2）彩超:左侧输尿管上段可见一大小约 10 mm×6 mm 强光声团,后伴声影。

（3）腹部正位片:双侧输尿管区未见明显结石影。

（4）CT 平扫:左侧输尿管上段可见一大小约 9 mm×6 mm 高密度影,考虑输尿管结石(图6-3)。

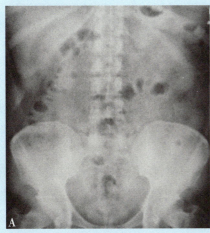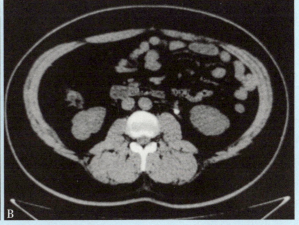

A.泌尿系 CT 平扫冠状位成像;B.泌尿系输尿管横断面成像:可见左侧输尿管上段结石。

图6-3　CT 检查

2. 思维引导　当怀疑输尿管结石时,可以进行一系列的检查,明确是否存在输尿管结石。泌尿系统 B 超、腹部 X 线正位片、静脉尿路造影是最常用的检查,CT 扫描可用于以上检查不明确的患者。

(1)B 超:能够显示结石的特殊声影,了解结石的大小及位置,判断是否合并肾积水和肾萎缩,同时可显示腹部立位片不显示的阴性结石,是输尿管结石的首选检查方法。对肾绞痛、碘造影过敏、孕妇、无尿、慢性肾功能不全等患者,不能行排泄性尿路造影,可首选 B 超。但 B 超有一定的局限性,对输尿管中下段结石或较小输尿管上段结石敏感性低,须结合其他检查方法。

(2)腹部 X 线正位片:可显示 90% 的输尿管结石,但需要与胆囊结石、腹腔钙化、血钙钙化等相鉴别,需结合侧位片检查。对于腹部 X 线片未发现结石,可进一步行 CT 检查。

(3)静脉尿路造影:可以了解尿路的解剖结构,进一步明确结石的位置、梗阻的情况,以及对肾功能的影响。此外 IVU 可以发现阴性结石,并可与腹腔内钙化相鉴别。

(4)CT 检查:分辨率较 B 超及 IVU 高,不易受肠道气体的干扰,可以发现上述检查不能发现的输尿管结石。CT 检查不受结石成分、肾功能的影响,结合结石 CT 值可判定结石的硬度。对肾绞痛的患者,可首选 CT 平扫。

血常规、尿常规的检查可判断是否合并泌尿系统感染,若结石合并感染须待感染控制后进一步行手术治疗。

(四)初步诊断

①左输尿管上段结石;②左肾绞痛。

二、诊疗经过

1. 诊疗过程

(1)入院后首先给予止痛对症治疗,待疼痛缓解后,进一步完善相关检查,心电图、胸片、心脏彩超、泌尿系统 CT、肝功能、肾功能、血糖、尿培养、凝血试验、传染病,排除手术禁忌证;完善 24 h 尿电解质及代谢分析,明确结石的病因。

(2)治疗方式:体外冲击波碎石术+物理振动排石术。

(3)术前需要告知患者及家属碎石失败、感染、出血、输尿管损伤、结石残留等风险。

(4)术后收集结石,送结石成分分析;术后 7 d 复查彩超评估结石是否排出和肾积水是否消失。

(5)根据结石病因指导饮食及药物预防方案。

2. 治疗方案的选择依据

应依据结石的大小、硬度,以及是否合并输尿管狭窄等合理选择治疗方式。主要包括:药物排石治疗及物理振动排石治疗(external physical vibration lithecbole,EPVL)、ESWL、URS、PCNL、腹腔镜或开放输尿管切开取石术。

(1)药物排石治疗

1)适应证:①直径 0.5 ~ 1.0 cm 的结石可以尝试药物排石,多数意见认为结石直径以小于 0.6 cm 为宜;②结石无明显的嵌顿或梗阻;③结石以下输尿管无梗阻;④特殊类型的结石,如尿酸结石和胱氨酸结石。

2)常用药物包括:①α 受体阻滞剂,可松弛输尿管下段平滑肌,促进结石排出;②碱性枸橼酸盐,包括枸橼酸氢钾钠、枸橼酸钾、枸橼酸钠等,尤其推荐用于尿酸结石和胱氨酸结石的溶石治疗;③钙通道阻滞剂,通过阻断钙离子通道,松弛输尿管平滑肌,促进排石;④非甾体抗炎药,可以减轻输尿管水肿,减少疼痛发作。

单纯排石治疗的疗程以维持在 1~2 个月为宜。

(2)物理振动排石治疗适应证包括:直径<6 mm 的上尿路结石;合并肾绞痛的输尿管结石;

ESWL、软镜、经皮肾镜等术后残石。

（3）体外冲击波碎石术

1）适应证：在排除禁忌证情况下全段输尿管结石均可行 ESWL；对直径<10 mm 上段输尿管结石首选 ESWL，>10 mm 的结石可选择 URS（逆行或顺行）或 ESWL；对>15 mm、结石停留时间长（>2 个月）的结石，由于该类输尿管结石嵌顿时间长、肾积水严重或合并输尿管狭窄及其他病变，ESWL 治疗效果差，应视不同位置采用 URS 或 PCNL。对直径<10 mm 下段输尿管结石首选 ESWL 或 URS，>10 mm 的结石可首选 URS。对中段输尿管结石可选择 ESWL 或 URS。

2）禁忌证：妊娠，未纠正的出血性疾病及凝血功能障碍，严重的心肺疾病，未控制的尿路感染，严重肥胖或骨骼畸形影响结石定位，结石附近有动脉瘤，结石以下尿路有梗阻。

3）治疗次数和治疗间隔：由于输尿管结石在输尿管腔内往往处于相对嵌顿的状态，周围缺少一个有利于结石粉碎的水环境，与同等大小的肾结石相比，其粉碎的难度较大。因此，ESWL 治疗输尿管结石通常需要较高的冲击波能量和更多的冲击次数。关于治疗的间隔时间目前无确定的标准，但与治疗肾结石相比，输尿管结石的 ESWL 治疗间隔可适度缩短；经过 2～3 次的治疗无效时，可改行 URS 或 PNL 治疗。

（4）经输尿管镜碎石术

1）输尿管硬镜碎石取石术：①适应证，输尿管中、下段结石；ESWL 治疗失败后的输尿管上段结石；ESWL 后的"石街"；结石并发可疑的尿路上皮肿瘤；X 线阴性的输尿管结石；停留时间长的嵌顿性结石。②禁忌证，不能控制的全身出血性疾病；严重的心肺功能不全，无法耐受手术；未控制的泌尿系统感染；严重尿路狭窄，腔内手术无法解决；严重髋关节畸形，截石位困难。

2）输尿管软镜碎石取石术：①适应证，不适合体外冲击波碎石治疗或体外冲击波碎石失败的输尿管上段结石；伴有输尿管扭曲、硬镜不能到达结石部位的患者；伴有轻度出血倾向或不能停用抗凝药物的的患者。②禁忌证同输尿管硬镜碎石术。③常见并发症包括输尿管损伤、感染及出血等。

（5）经皮肾镜取石术

1）适应证：①ESWL 无效或逆行输尿管镜治疗失败的输尿管上段结石，包括尿流改道患者。②肾积水较重的输尿管嵌顿性结石。③合并肾结石、肾盂输尿管连接部狭窄等需要行经皮穿刺造瘘一并处理者。

2）禁忌证：未纠正的全身出血性疾病，未控制的糖尿病或高血压，严重心脏疾病或肺功能不全无法耐受手术者，未接受治疗的肾结核。

3）相对禁忌证：盆腔异位肾、重度肾下垂，肾后结肠，肝脾大导致穿刺困难者，同侧肾合并肿瘤者。服用阿司匹林等抗凝药物者，需要评估血栓事件风险，停药或桥接后择期手术。

（6）腹腔镜或开放切开取石术

1）适应证：①ESWL、输尿管镜和 PCNL 取石失败的输尿管结石；②合并输尿管或邻近组织其他病变需要同时处理；③长径大于 1.5 cm，需行多次 ESWL 或输尿管镜治疗，或输尿管扭曲估计 ESWL 或输尿管镜治疗成功可能性极小的病例，或预估发生输尿管狭窄可能性大者。

2）手术途径的选择：手术方式可选择腹腔镜手术或开放手术，根据术者经验及医疗条件选择合适方式。

针对本例患者，患者结石直径小于 1 cm，且患者近期出现肾绞痛，应首选体外冲击波碎石术。

三、思考与讨论

肾绞痛是临床常见的急腹症之一，是由于某种病因使肾盂、输尿管平滑肌痉挛或管腔的急性部分梗阻所造成的。其特点是突然发作、疼痛剧烈，疼痛从患侧腰部开始，沿输尿管向下腹部、腹股沟、大腿内侧放射，可持续几分钟或数十分钟甚至数小时不等。发作时常伴有恶心呕吐、大汗淋漓、面色苍白、辗转不安等症状,严重者可导致休克。输尿管结石为最常见的原因。其发生机制:①结石在肾盂、输尿管内急促移动或突发嵌顿,导致上尿路急性梗阻,由于管腔内壁张力增加,这些部位的疼痛感受器受到牵拉后引起剧烈疼痛;②输尿管或肾盏壁水肿和平滑肌缺血使炎症介质增加,激活了更多的疼痛感受器,进一步加重了痛感。治疗肾绞痛的药物有非甾体抗炎药(NSAID)、α受体阻滞剂、抗胆碱药物、直接平滑肌松解剂、阿片类药物、黄体酮等。

四、练习题

1. 腰痛是泌尿外科常见急诊之一,如何同其他急腹症进行鉴别诊断?
2. 输尿管结石的排石方法有哪些?

五、推荐阅读

[1]黄健,张旭.中国泌尿外科疾病和男科疾病诊断治疗指南[M].北京:科学出版社,2022.

[2]叶章群,周立群.外科学泌尿外科分册[M].北京:人民卫生出版社,2016.

[3]孙颖浩.吴阶平泌尿外科学(全3册)[M].上海:上海交通大学出版社,2019.

第七章 泌尿、男生殖系统肿瘤

案例 21 肾细胞癌

知识拓展

一、病历资料

(一)门诊接诊

1. 主诉 体检发现右肾占位 1 个月。

2. 问诊要点

(1)腰痛：早期肾细胞癌患者多数无明显症状，随着病情的发展，由于肿瘤生长牵拉肾包膜或者侵犯腰肌及邻近器官，大多会出现腰部疼痛，隐痛或者钝痛，另外当出血时会形成血凝块堵塞输尿管导致肾绞痛，当出现腰部疼痛时，需注意疼痛的诱因、部位、性质、持续时间、加重缓解因素，同时需要注意是否伴有发热、血尿、尿频、尿急等症状，与泌尿系统结石及泌尿系感染等相鉴别。

(2)血尿：当肿瘤侵及肾盂、肾盏时会出现无痛性肉眼血尿，当出现血尿时需注意血尿的时间、颜色深浅，是否有血凝块、血条等，另外女性需要注意血尿是否与月经相关。

(3)腹部包块：当肿瘤较大时可在上腹部扪及光滑，质硬和无压痛肿块，当可扪及包块时注意包块的位置、质地、硬度、活动度、是否有压痛等。

(4)其他症状：常有发热、高血压、高钙血症、高血糖、红细胞增多症、肝功能异常、贫血、体重减轻、消瘦及恶病质、骨痛、持续性咳嗽、咯血、神经麻痹等。男性患者，如发现同侧阴囊内精索静脉曲张且平卧位不消失，提示肾静脉或下腔静脉内癌栓形成可能。

3. 问诊内容

(1)诱发因素：外伤、活动、体位变化。

(2)主要症状：腰疼的部位、性质、程度、发作时间、持续时间、加重及缓解因素，与饮食、活动和体位的关系，有无放射痛和牵涉痛，血尿的程度、时间，有无发热寒战、腰酸、腰痛等。腹部包块的位置、大小、质地、与周围组织关系等。

(3)诊疗经过：就诊记录，初步诊断，出院诊断、影像学检查、检验及结果，治疗经历及疗效，使用药物及疗效。

(4)既往史：既往健康状况，有无高血压、糖尿病、冠心病等慢性疾病，有无肝炎、结核传染病史及接触史，有无药物、食物过敏史，有无手术、输血、外伤史，有无类似疾病史、预防接种史。

(5)个人史：职业特点，疫水、毒物接触史、烟酒嗜好等。

(6)家族史：家人健康状况，是否有类似疾病史、家族遗传史。

问诊结果

现病史:男性,53 岁。因"体检发现右肾占位 1 个月"来院门诊就诊。患者 1 个月前于外院体检行超声提示:右肾中上极探及一直径 4 cm×3 cm 近似球形低回声肿物,内部回声欠均匀。无尿频、尿急、尿痛,无肉眼血尿,无腰背部不适,无发热,无恶心、呕吐。

既往史:既往"高血压"病史 7 年余,具体用药不详,控制欠佳,其余无特殊病史。吸烟 5 年余,每天约 40 支,饮酒史 5 年余,每次约 100 mL。

4.思维引导 肾细胞癌占原发性肾恶性肿瘤的 80%~90%,在我国泌尿生殖系统恶性肿瘤中仅次于膀胱癌,高发年龄在 41~70 岁,男女发病率之比约为 2:1。早期肾痛多数患者无明显症状,有时出现腰背部不适、发热、高血压等非特异性的临床症状。随着病情发展,腰痛为最常见的症状,大多数腰痛表现为钝痛或隐痛,主要是由于肿瘤生长牵拉肾包膜或侵犯腰肌或邻近脏器所致。间歇无痛肉眼血尿表明肿瘤已侵入肾盏、肾盂。出血量较多时,可因血块通过输尿管而出现肾绞痛。肿瘤较大时可在上腹部扪及光滑、质硬和无压痛肿块。大多数仅出现上述症状的一项或两项,三项都出现者仅占 6%~10%,出现任何一项上述症状都是病变发展到较晚期的临床表现。0~40% 的肾细胞癌患者可出现副瘤综合征,主要是指发生肿瘤原发病灶和转移病灶以外由肿瘤引起的综合征,容易与其他全身性疾病症状相混淆,必须注意鉴别。常见有发热、高血压、红细胞沉降率增快等。发热可能因肿瘤坏死、出血、毒性物质吸收所引起。研究发现,肿瘤能异位分泌白细胞介素-6,可能为内生致热原。高血压可能因瘤体内动静脉瘘或肿瘤压迫肾血管,肾素分泌过多引起。其他的肾外表现有贫血、体重减轻、恶病质、肝功能异常、高钙血症、红细胞增多症、高血糖等改变。阴囊内可发现精索静脉曲张,平卧位不消失,提示肾静脉或下腔静脉内癌栓形成。临床上约有 1/3 的腹痛患者在初次就诊时就已发现有转移,表现为病理性骨折、咳嗽、咯血、神经麻痹及转移部位出现疼痛等。另有 20%~40% 初次诊断为局限性肾细胞癌的患者最终发展为远处转移。

(二)体格检查

1.重要检查的内容及目的 结合患者既往病史及辅助检查结果,目前考虑肾占位性病变,需要重点检查泌尿系统。评估双肾区是否可触及肿块,若触及肿块需要明确肿块大小、质地、活动度及有无压痛,是否有肾区压痛、叩击痛,是否合并输尿管走行区压痛,判断是否合并上尿路的结石、梗阻或感染。膀胱区是否膨隆,有无包块,前列腺直肠指诊判断前列腺增生情况。

体格检查结果

T 36.6 ℃,R 20 次/min,P 76 次/min,BP 130/80 mmHg

患者一般状况可,发育正常,营养良好,表情自如,自主体位,神志清楚,查体配合。皮肤黏膜、淋巴结、头颅五官、颈部、胸部、心脏、腹部、脊柱四肢、神经系统等未见明显异常。

专科查体:双肾区平坦无隆起,左肾区压痛、叩击痛,未触及占位性病变;右肾区无压痛、叩击痛,未触及占位性病变;双侧输尿管走行区无压痛及叩击痛,耻骨上膀胱区无隆起,前列腺体积较大,双侧叶增生明显,中央沟变浅,质韧,未触及结节样病变。双侧睾丸发育正常,阴囊发育正常。

2.思维引导 肾细胞癌患者多为体检发现,无明显临床症状。少数肿瘤体积较大或肿瘤晚期的患者,可因腰腹胀痛不适、突发腰痛或血尿等症状就诊。

(三)辅助检查

1. 主要内容及目的

(1)血常规:若为肾恶性肿瘤,血常规可表现为贫血,红细胞增多,血红蛋白降低,红细胞沉降率加快,血 CRP 升高等异常改变;观察炎症指标变化,评估是否合并有全身感染。

(2)尿常规:明确是否有血尿及泌尿系统感染。

(3)肝功能、肾功能及电解质:若为肾恶性肿瘤,存在碱性磷酸酶升高、胆红素升高、血浆清蛋白降低,血钙升高等异常改变;评估肾功能变化情况,是否合并肾功能受损;明确是否有电解质紊乱,利于术前及术后管理。

(4)超声、CT、MRI:明确病变部位、范围及性质,是否有转移情况,进一步明确诊断。

(5)肾动态显像:评估双肾功能,有助于制订下一步治疗方案。

辅助检查结果

(1)血常规、尿常规、肝功能、肾功能及电解质:均未见异常。

(2)超声:右肾可见多个高回声,散在分布,边界清,其一位于中上部肾窦处,大小约 4 mm×3 mm。左肾未见明显异常回声,肾集合系统未见明显分离。双侧输尿管:双侧输尿管未见明显扩张。

(3)腹部 CT:右肾中上极腹侧可见类圆形等密度影,凸出于肾轮廓外,最大径 3.4 cm。CT 平扫软组织密度的实性病灶,伴低密度坏死,不伴高密度出血;不均匀强化;平扫、皮质期、髓质期 CT 值:33Hu、67Hu、112Hu。肿瘤局限于肾(图 7-1)。

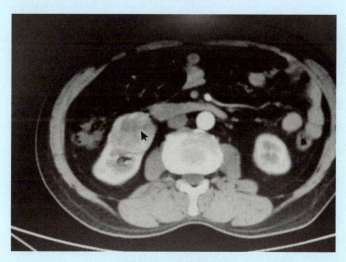

图 7-1　泌尿系统 CT

(4)MRI:MRI 对肾细胞癌诊断的准确性与 CT 相仿。T_1 加权像上常表现为不均质的低信号或等信号;T_2 加权像上则表现为高信号改变。MRI 检查主要适用于局部进展期肿瘤、静脉可能受累、肾功能不全,以及对血管造影剂过敏的患者。

(5)肾动态显像:右侧 GFR 50.2 mL/min,左侧 GFR 60.7 mL/min,总 GFR 102.63 mL/min。

---

2. 思维引导　肾细胞癌的诊断一般可以通过超声、CT 或 MRI 明确诊断。

(1)超声:肾血管平滑肌脂肪瘤内含有脂肪组织,脂肪与周围组织声阻差大,所以超声表现为强回声;肾细胞癌因不含脂肪组织,超声检查则多表现为低回声。

（2）CT：CT 对肾细胞癌的确诊率高，能显示肿瘤大小、邻近器官有无受累，是目前诊断肾细胞癌最可靠的影像学方法。CT 表现为肾实质内部均质肿块，平扫略低于或与肾实质相似，增强扫描后，肿瘤整体仍较肾实质低，这主要是因为肾细胞癌组织内没有正常的肾小管结构，因而肿瘤部分增强的程度没有正常肾组织高。CT 显示肾蒂或腹膜后淋巴结直径≥1.5 cm 者应考虑转移的可能性。肾囊肿表现为一圆形或椭圆形低密度病灶，CT 密度与水近似，无对比增强，壁很薄而光滑。肾错构瘤中含有脂肪性低密度灶，其间夹杂着不同数量的软组织成分，呈网状或蜂窝状分隔，增强后部分组织强化，尤其是血管组织，而脂肪组织不强化。

（3）MRI：肾细胞癌在 T_1 加权像上常表现为不均质的低信号或等信号；T_2 加权像上则表现为高信号改变，这是与血管平滑肌脂肪瘤鉴别最具特征性的征象。

（4）肾细胞癌的分期：肾细胞癌的 TNM 分期是决定治疗方式和影响预后的主要因素。综合影像学检查结果评价临床分期（clinical stage，cTNM 分期），根据 cTNM 分期初步制订治疗方案。依据术后组织学确定的侵袭范围进行病理分期（pathological stage，pTNM）评价，如 pTNM 与 cTNM 分期有偏差，则采用 pTNM 分期结果。目前推荐采用 2017 年美国癌症联合委员会（American Joint Committee on Cancer，AJCC）的 TNM 分期和基于 TNM 分期的肾细胞癌临床分期（表 7-1，表 7-2）。

表 7-1　2017 年 AJCC 肾细胞癌 TNM 分期

T 分期　标准
原发肿瘤（T）
T_X 原发肿瘤无法评估
T_0 无原发肿瘤的证据
T_1 肿瘤局限于肾，最大径≤7 cm
T_{1a} 肿瘤最大径≤4 cm
T_{1b} 4 cm<肿瘤最大径≤7 cm
T_2 肿瘤局限于肾，最大径>7 cm
T_{2a} 7 cm<肿瘤最大径≤10 cm
T_{2b} 肿瘤局限于肾，最大径>10 cm
T_3 肿瘤侵及肾段静脉、肾静脉或下腔静脉，或侵及肾周围组织，但未侵犯同侧肾上腺、未超过肾周筋膜
T_{3a} 肿瘤侵及肾段静脉分支或肾静脉，或侵犯肾盂、肾盏，或侵犯肾周围脂肪和/或肾窦脂肪，但未超过肾周筋膜
T_{3b} 肿瘤侵及横膈膜下的下腔静脉
T_{3c} 肿瘤侵及横膈膜上的下腔静脉或侵腔静脉壁
T_4 肿瘤侵透肾周筋膜，包括侵犯同侧肾腺上腺
区域淋巴结（N）
N_X 区域淋巴结无法评估
N_0 没有区域淋巴结转移
N_1 有区域淋巴结转移
远处转移（M）
M_0 无远处转移
M_1 有远处转移

表 7-2　2017 年 AJCC 肾细胞癌临床分期情况

分期	肿瘤情况
Ⅰ期	$T_1N_0M_0$
Ⅱ期	$T_2N_0M_0$
Ⅲ期	$T_3N_0M_0$ 或 $T_3N_1M_0$
	$T_1N_1M_0$ 或 $T_2N_1M_0$
Ⅳ期	T_4 任何 NM_0
	任何 T 任何 NM_1

（四）初步诊断

右肾占位：肾细胞癌？

二、诊疗经过 ▶▶▶

1. 诊疗过程

（1）入院完善血常规、尿常规、肝功能、肾功能、凝血功能、传染病、心电图、超声等相关检查，评估手术指征，排除手术禁忌证。

（2）完善腹部 CT、MRI，专科检查，进一步明确诊断。

（3）密切观察患者的呼吸、血压、脉搏等生命体征变化，待完善相关检查后决定进一步治疗方案。

（4）手术方式为：腹腔镜下右肾部分切除术。

（5）术前告知患者及家属手术风险及术后病理结果为恶性的可能。术后需要严格卧床至少 3 d，肾部分切除术后有继发性出血的风险，有时活动以后可导致局部创面渗血。渗血严重时甚至需要进行输血或者需要二次手术止血等处理。术后需要适当饮水，定期监测肾功能。肾部分切除以后，可能会造成肾一过性的功能障碍，造成体内尿素氮、肌酐水平轻度升高，所以需要进行动态观察。如果出现有急性的肾功能损害，则必要时需要辅助透析治疗。术后可能出现复发，须定期随访。

（6）术后病理结果：右肾占位结合形态及免疫组化符合肾透明细胞癌，大小 4 cm×3 cm×2 cm（图 7-2）。

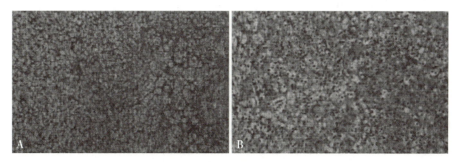

A. 标本大体形态；B. 免疫组化图片。

图 7-2　病理结果

（7）出院后：①注意休息，多饮水，增强营养；②避免剧烈活动，3 个月不要深蹲、抬重物、弯腰；③如出现血尿、尿频、尿急、尿痛等不适，及时就诊；④术后可能出现复发，须定期随访。

2. 治疗方案的选择依据　综合影像学检查结果确定肾肿瘤的临床分期 cTNM，同时利用辅助检查手段评估患者对治疗的耐受能力，根据 cTNM 分期与耐受能力初步制订治疗方案。依据术后组织学确定的侵袭范围进行病理分期 pTNM 评价，如 pTNM 与 cTNM 分期有偏差，则按照 pTNM 分期结果修订术后治疗方案。

（1）局限性肾细胞癌的治疗：局限性肾细胞癌为 $T_{1\sim2}N_0M_0$ 期肾细胞癌，临床分期为 Ⅰ、Ⅱ 期。手术治疗是局限性肾细胞癌首选的治疗方法，目前局限性肾细胞癌的手术治疗主要包括根治性肾切除术和肾部分切除术。①根治性肾切除术：对于不适合行肾部分切除术的 T_{1a} 患者，以及临床分期 T_{1b}、T_2 期的肾细胞癌患者，根治性切除术仍然是首选的治疗方式。②肾部分切除术：适用于 T_{1a} 期、位于肾表面、便于手术操作的肾细胞癌。对于完全内生性或特殊部位（肾门、肾窦）的 T_{1a} 期肾细胞癌，以及经过筛选的 T_{1b} 期肾细胞癌，可选择肾部分切除术。③积极监测：指通过规律的影像学检查（超声、CT 或 MRI）密切监测肾肿瘤大小变化，暂时不处理肾肿瘤。④其他保留肾单位治疗：主要包括各种消融治疗，适用于不适合手术的小肾细胞癌患者，但需要按适应证慎重选择。适应证包括：不适合外科手术、须尽可能保留肾单位、有全身麻醉禁忌、有严重并发症、肾功能不全、遗传性肾细胞癌、双肾肾细胞癌、肿瘤最大径<4 cm 且位于肾周边者。肾细胞癌患者消融前须穿刺活检明确病理诊断，为后续治疗及随访提供支持。

（2）局部进展性肾细胞癌的治疗：局部进展性肾细胞癌既往称为局部晚期肾细胞癌，具体包括：$T_1N_1M_0$、$T_2N_1M_0$、$T_3N_0M_0$ 和 $T_3N_1M_0$ 期。局部进展性肾细胞癌的治疗方法仍然为根治性肾切除术。现有的证据表明，对于发生下腔静脉癌栓的肾细胞癌病例，通过手术完整切除肾及癌栓可以获得最佳疗效。

（3）转移性肾细胞癌（临床分期Ⅳ期）的治疗：肾细胞癌的转移最多发生在肺，其次是骨、肝、肾上腺、皮肤和脑等。转移性肾细胞癌应采用综合治疗。外科手术主要为转移性肾细胞癌辅助性治疗手段，极少数患者可通过外科手术而治愈。靶向药物的临床应用，明显提高了患者的生存期。①手术治疗：可以切除肾原发病灶（减瘤手术），孤立的转移灶也可选择外科手术切除。②药物治疗：酪氨酸激酶抑制剂类靶向药治疗一直作为转移性肾细胞癌的一线治疗方法。

三、思考与讨论

1. 判断肿瘤是否完整切除　保持切缘阴性是肾恶性肿瘤行保留肾单位手术成功的关键。传统观点对肾恶性肿瘤行保留肾单位手术要保留 10 mm 的正常肾实质边缘，目前根据多项研究结果，对局限的小肾细胞癌，2.5～5.0 mm 的边缘已经足够。对肉眼观察切缘有正常肾组织包绕的病例，术中不必常规进行切缘组织冷冻病理检查。但若术中发现肿瘤边界不清，甚至呈树根样浸润，可在肿瘤切除后对残留的肾床取活检快速冷冻切片，以决定是否行根治性肾切除。相对于根治性肾切除手术而言，恶性肾肿瘤行肾部分切除术有较高的肿瘤种植转移的风险。因此，肾细胞癌在行肾部分切除术时，尽量不破坏瘤体，并且通过防渗漏的标本袋取出。

2. 术中掌握肾缺血时间　保留肾单位手术的术中肾缺血时间长短直接关系到术后肾功能的恢复。开放手术中常用冰屑及冰盐水使肾降温，以增强肾组织的抗缺氧能力，延长阻断肾血运的操作时间，称之为冷缺血。腹腔镜操作也可以采用局部灌注冰盐水的方式降温，但由于操作较复杂，只在一些特殊病例中使用，仅阻断肾血管的方式称为热缺血。可以同时阻断肾动静脉或者仅阻断肾动脉，两者并没有明显差异。目前较为认可的术中热缺血和冷缺血时间应分别控制在 20 min 和 35 min 以内。

3. 预防术后创面出血　防止出血最好的办法是确切的缝合创面。如肾实质缺损较多，估计缝合张力较大时，可在肾实质缺损处填塞止血纱布块，然后缝合肾实质边缘数针将止血纱布块紧压在创面上；在肾创面喷洒止血胶再压止血纱布块，止血效果更好。

4. 术后情况 患者术后卧床 72 h,常规预防性应用抗生素,术后第 4 天下地活动,术后 2 周内勿过多活动。

四、练习题

1. 肾血管平滑肌脂肪瘤与肾细胞癌的鉴别要点是什么?
2. 腹腔镜下肾部分切除术后注意事项是什么?
3. 肾细胞癌诊断依据是什么?

五、推荐阅读

[1] ELKASSEM A A,ALLEN B C,SHARBIDRE K G,et al. Update on the role of imaging in clinical staging and restaging of renal cell carcinoma based on the AJCC 8th edition,from the AJR special series on cancer staging[J]. AJR Am J Roentgenol,2021,217(3):541-555.

[2] MOTZER R J,JONASCH E,AGARWAL N,et al. Kidney cancer,version 3. 2022,NCCN clinical practice guidelines in oncology[J]. J Natl Compr Canc Netw,2022,20(1):71-90.

[3] 王柯若,刘雅茹,李刚.保留肾单位手术在术后升期为 pT3a 期肾癌的诊治进展[J]. 现代泌尿外科杂志,2023,28(8):725-728.

[4] 李泉林,关宏伟,张秋萍,等.肾细胞癌保肾手术安全切除范围的探讨[J]. 中华泌尿外科杂志,2002,23(12):709-711.

案例 22　肾血管平滑肌脂肪瘤

一、病历资料

(一)门诊接诊

1. 主诉 左侧腰部疼痛不适 2 月余。

2. 问诊要点 疼痛的诱因:外伤、活动、体位变化。起病情况:急性、慢缓、渐进起病、起病时间。主要症状的特点:腰疼的部位、性质、程度、发作时间、持续时间、加重及缓解因素,与饮食、活动和体位的关系,有无放射痛和牵涉痛。病情的发展与演变:加重、缓解。伴随症状:发热、血尿、尿频、尿急、活动受限、畸形、是否可触及肿块。

3. 问诊内容

(1)诱发因素:外伤、活动、体位变化。

(2)主要症状:腰疼的部位、性质、程度、发作时间、持续时间、加重及缓解因素、有无放射痛和牵涉痛。

(3)伴随症状:发热、血尿、尿频、尿急、活动受限、是否可触及肿块。

(4)诊疗经过:有无就诊,诊断过何种疾病,做过何种检查,做过何种治疗,使用过何种药物、剂量、疗效。

(5)既往史:既往健康状况,有无高血压、糖尿病、冠心病等慢性疾病,有无肝炎、结核传染病史及接触史,有无药物、食物过敏史,有无手术、输血、外伤史,有无类似疾病史、预防接种史。需要仔细询问既往史,一方面进行寻找疼痛病因,与相关疾病鉴别,进一步明确诊断;另一方面充分评估患者一般情况,完善术前相关检查、加强围术期管理,确定最终治疗方案的可行性。

（6）个人史：职业特点，疫水接触史、毒物接触史、烟酒嗜好等。

（7）家族史：家人健康状况，是否有类似疾病史、家族遗传史。目前认为肾血管平滑肌脂肪瘤是一种良性遗传性疾病，发病原因可能与 X 染色体的失活，以及突变或基因杂合性缺失有关。

问诊结果

现病史：患者，男性，26 岁，自由职业者，因"左侧腰部疼痛不适 2 月余"就诊。2 月余患者无明显诱因出现左侧腰部疼痛不适，无血尿、尿频、尿急、排尿困难，无发热、腹痛、恶心、呕吐，其间未给予特殊治疗，上述症状未见明显改变。半月余前因"高血压"来医院就诊，行泌尿系统超声：左肾可见多个高回声，散在分布，边界清，其一位于中上部肾窦处，大小约 14 mm×19 mm，今为进一步治疗入院。

既往史：既往"高血压"病史 9 年余，最高血压 220/170 mmHg，具体用药不详，控制欠佳，其余无特殊病史。吸烟史 5 年余，每天约 40 支，饮酒史 5 年余，每次约 100 mL。

---

4. 思维引导　肾血管平滑肌脂肪瘤一般被认为是良性生长的肿瘤，生长缓慢，肿瘤进行性增大会破坏正常肾组织，它的临床表现与肿瘤的大小、部位，以及有无破裂出血等有关。多数患者无明显临床症状，体检时发现。部分患者以腰腹胀痛不适、血尿等症状就诊。当肿瘤体积较大压迫胃、十二指肠等时，可出现恶心、呕吐等症状。严重破坏肾结构时，可造成肾功能丧失。瘤体破裂时，可产生剧烈疼痛并伴随大量出血，甚至休克危及生命。肾外表现伴发结节硬化症者可伴有面部蝶形分布的皮脂腺腺瘤、癫痫、智力减退等。

（二）体格检查

1. 重要检查的内容及目的　结合患者既往病史及辅助检查结果，目前考虑肾占位性病变，需要重点检查泌尿系统。评估双肾区是否可触及肿块，若触及肿块须明确肿块大小、质地、活动度及有无压痛，是否有肾区压痛、叩击痛，是否合并输尿管走行区压痛，是否合并上尿路的结石、梗阻或感染。膀胱区是否膨隆，有无包块，前列腺直肠指诊判断前列腺增生情况。

体格检查结果

T 36.0 ℃，R 18 次/min，P 76 次/min，BP 123/78 mmHg

患者一般状况可，发育正常，营养良好，表情自如，自主体位，神志清楚，查体配合。皮肤黏膜、淋巴结、头颅五官、颈部、胸部、心脏、腹部、脊柱四肢、神经系统等未见明显异常。

专科查体：双肾区平坦无隆起，左肾区压痛、叩击痛，未触及占位性病变；右肾区无压痛、叩击痛，未触及占位性病变；双侧输尿管走行区无压痛及叩击痛，耻骨上膀胱区无隆起，前列腺体积较大，双侧叶增生明显，中央沟变浅，质韧，未触及结节样病变。双侧睾丸发育正常，阴囊发育正常。

---

2. 思维引导　肾血管平滑肌脂肪瘤患者多因体检发现，无明显临床症状。少数肿瘤体积较大或存在瘤体破裂出血的患者，可因腰腹胀痛不适、突发腰痛或血尿等症状就诊。

（三）辅助检查

1. 主要内容及目的

（1）血常规：若为肾恶性肿瘤，血常规异常可表现为贫血、红细胞增多、血红蛋白降低、红细胞沉降率加快、血 CRP 升高等异常改变；观察炎症指标变化，评估是否合并有全身感染。

　　(2)尿常规:明确是否有血尿及泌尿系统感染。

　　(3)肝功能、肾功能及电解质:若为肾恶性肿瘤,表现为碱性磷酸酶升高、胆红素升高、血浆清蛋白降低,血钙升高等异常改变;评估肾功能变化情况,是否合并肾功能受损;明确是否有电解质紊乱,利于术前及术后管理。

　　(4)超声、CT、MRI:明确病变部位、范围及性质,是否有转移情况,进一步明确诊断。

　　(5)肾动态显像:评估双肾功能,有助于制订下一步治疗方案。

辅助检查结果

　　(1)血、尿常规,肝功能、肾功能及电解质:均未见异常。

　　(2)超声:左肾可见多个高回声,散在分布,边界清,其一位于中上部肾窦处,大小约14 mm×19 mm。右肾未见明显异常回声,肾集合系统未见明显分离,双侧输尿管未见明显扩张。

　　(3)CT:左肾实质内可见结节状、团状低或稍高密度影,部分呈脂肪样密度,局部向外突出,增强扫描不均匀强化,较大者位于左肾上极、内见血管样结构,大小约7.3 cm×4.9 cm×9.8 cm;右肾大小形态正常,实质密度均匀;双侧肾盂肾盏无扩张积液,未见阳性结石影;双输尿管未见明显扩张,腔内未见明显异常密度影;膀胱充盈欠佳,壁不厚,腔内未见明显异常密度影(图7-3)。

　　(4)MRI:左肾上极可见团状混杂信号,边界清晰,T_1呈等高信号,T_2高信号,压脂后部分信号明显减低,病变截面大小约6.9 cm×4.7 cm。腹膜后未见肿大淋巴结影。双侧肾动脉走行未见明显异常,未见明显狭窄、迂曲、扩张(图7-4)。

　　(5)肾动态显像:左侧GFR 42.85 mL/min,右侧GFR 59.79 mL/min,总GFR 102.63 mL/min。

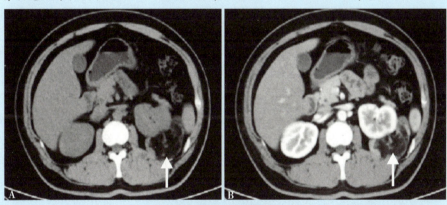

A. 泌尿系CT平扫肿瘤部位横断面图;B. 泌尿系CT增强肿瘤部位横断面图。

图7-3　泌尿系统CT

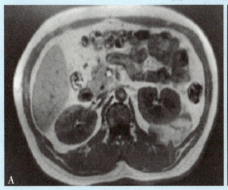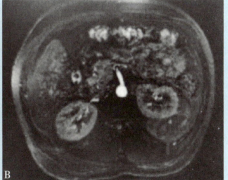

A. 泌尿系MRI平扫肿瘤部位横断面图;B. 泌尿系MRI增强肿瘤部位横断面图。

图7-4　泌尿系统MRI

2.思维引导　肾血管平滑肌脂肪瘤的诊断一般可以通过超声、CT 或 MRI 明确诊断,主要需要与肾恶性肿瘤相鉴别。

(1)超声:肾血管平滑肌脂肪瘤内含有脂肪组织,脂肪与周围组织声阻差大,所以超声表现为强回声;肾癌因不含脂肪组织,超声检查则多表现为低回声。

(2)CT:表现为单侧或双侧的肾增大或局部突出,内见类圆形或分叶状不均匀肿块,其中可见斑片状或多灶性低密度脂肪影(CT 值<-20 Hu),境界一般较清楚。增强扫描中脂肪病灶无明显强化,脂肪间隔的平滑肌、血管部分的病灶可有不同程度的强化(CT 值升高约 20～30 Hu),强化程度低于正常肾实质,与正常肾分界清楚。

(3)MRI:肾血管平滑肌脂肪瘤的脂肪组织在 T_1WI、T_2WI 上表现出中、高信号灶,T_2WI 抑脂像呈现低信号或信号明显下降,这是与肾癌鉴别最具特征性的征象。

上述特征性改变在富含脂肪组织的肾血管平滑肌脂肪瘤中具备较为特征性的改变,但在乏脂型的肾血管平滑肌脂肪瘤中超声、CT 或 MRI 都可能与肾癌具有类似表现,导致误诊。

(4)肾动脉造影:可见瘤体内血管壁厚薄不一、缺乏弹性、血管迂曲形成动脉瘤样改变等,约50% 的肾血管平滑肌脂肪瘤患者通过造影可发现动脉瘤样扩张。

(四)初步诊断

①左肾血管平滑肌脂肪瘤;②高血压 3 级(很高危)。

二、诊疗经过

1.诊疗过程

(1)入院完善血常规、尿常规、肝功能、肾功能、凝血功能、传染病、心电图、超声等相关检查,评估手术指征,排除手术禁忌证。

(2)完善腹部 CT、MRI,专科检查,进一步明确诊断。

(3)密切观察患者的呼吸、血压、脉搏等生命体征变化,待完善相关检查后决定进一步治疗方案。

(4)手术方式为:腹腔镜下左肾部分切除术。

(5)术前告知患者及家属手术风险及术后病理结果为恶性的可能。术后需要严格卧床至少3 d,肾部分切除术后有继发性出血的风险,有时活动以后可以导致局部创面渗血。渗血严重时甚至需要进行输血或者二次手术止血等处理。术后需要适当饮水,定期监测肾功能。肾部分切除以后,可能会造成肾一过性的功能障碍,造成体内尿素氮、肌酐水平轻度升高,所以需要进行动态的观察。如果出现有急性的肾功能损害,则必要时需要辅助透析治疗。术后可能出现复发,须定期随访。

(6)术后病理:符合肾血管平滑肌脂肪瘤,大小 10 cm×7 cm×6 cm(图 7-5)。

(7)出院后:①注意休息,多饮水,增强营养;②避免剧烈活动,3 个月不要深蹲、抬重物、弯腰;③如出现血尿,尿频、尿急、尿痛等不适,及时就诊;④术后可能出现复发,须定期随访。

2.治疗方案的选择依据　肾血管平滑肌脂肪瘤的治疗需要考虑疾病的自然病程,尤其是出血的风险。无论采取何种治疗方式,均应把保留肾功能放在首要位置。具体包括以下治疗方式。

(1)观察等待:对于<4 cm 的肿瘤建议密切观察,每 6～12 个月监测肿瘤变化。

(2)手术治疗:肿瘤>4 cm,发生破裂出血的风险上升,可考虑行保留肾单位手术。肿瘤破裂出血无条件行肾动脉栓塞止血时选择行手术治疗,手术应尽可能在止血、切除肿瘤的基础上保留正常肾组织。

(3)介入治疗:肾血管平滑肌脂肪瘤破裂出血,常可保守治疗。但对急性、可能危及生命的出血采用手术探查时,常需要切除肾。因此,对于破裂大出血,应当考虑行选择性肾动脉栓塞。而对合并结节性硬化症、双侧病变、肾功能不全患者也可行选择性肾动脉栓塞。

病理大体所见:

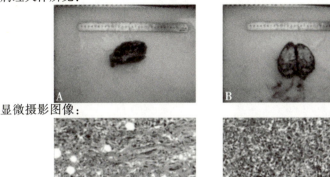

显微摄影图像:

A. 肿瘤大体标本;B. 肿瘤标本切开图;C、D. 临床病理免疫组化图。

图 7-5 病理结果

三、思考与讨论

部分患者表现为乏脂肪性肾血管平滑肌脂肪瘤,此类患者其影像学表现易于其他肿瘤混淆,CT和 MRI 是其最主要的影像学检查手段,其特点如下。

1. 乏脂肪性肾血管平滑肌脂肪瘤的 CT 与 MRI 表现

(1)肿瘤的外形:乏脂肪性肾血管平滑肌脂肪瘤形态多欠规整,很少呈完整的圆形,其轮廓光整,和肾实质交界面显示清楚;若病变起源于包膜或包膜下,肿块与肾实质间常出现典型的"漏斗征(尖嘴征)"。肾癌则多呈较完整的圆形或类圆形,与肾实质交界面不清。

(2)肿瘤的密度:所有乏脂肪性肾血管平滑肌脂肪瘤均无液化坏死,在 CT 平扫时大部分呈均匀略高密度;而肾癌在 CT 平扫时大多呈等低密度,易发生液化坏死,密度不均匀,应作为最重要的鉴别依据。当然,部分肾癌在平扫时也可呈高密度,通常为低度恶性肿瘤;如肾癌合并出血,也可呈高密度,但欠均匀。

(3)肿瘤的强化特征:乏脂肪性肾血管平滑肌脂肪瘤在动脉期增强图像上呈明显均匀强化,在实质期或肾盂期和相邻的肾实质相比则呈均匀低密度,这种强化的时间-密度曲线和肾癌极其相似,以至在实际工作中常误诊为肾癌;但乏脂肪性肾血管平滑肌脂肪瘤和肾癌强化特征的主要差异在于是否均匀,虽然肾癌偶可见均匀强化,但毕竟少见。

(4)肿瘤的位置:肾血管平滑肌脂肪瘤多生长于肾的外围,即肿块的 1/3 或 1/2 以上位于肾轮廓线外,而肾癌一般瘤体大部分位于肾轮廓线之内。

(5)肿瘤在 MRI 的 T_2WI 脂肪抑制序列上的信号特点:乏脂肪性肾血管平滑肌脂肪瘤在 T_2WI 中呈低信号,而肾透明细胞癌则呈不均匀高信号,这是两者鉴别最具特征性的征象,故对某些在 CT 上难以确诊的病例,应选择做 MRI 检查,以增加鉴别诊断的可靠性。

2. 肾血管平滑肌脂肪瘤
急性期治疗肾血管平滑肌脂肪瘤破裂发生出血对于泌尿外科来说属于急诊,严重者容易造成腹膜后血肿,引发剧烈疼痛,且出血量较大,病情凶险。目前,尚不完全清楚其自发性破裂出血的机制,可能与肿瘤内压力突然升高或肾血管内压力突发急剧升高或血管壁弹性纤维不足等,存在一定关系。

(1)破裂出血者可给予抗感染、止血、抗休克对症治疗,患者需要绝对卧床 2~3 周,根据病情定期进行生化及影像学检查。

（2）对症保守治疗后血流动力学仍不稳定的患者,须急诊行血管介入栓塞治疗,效果不佳时,须行肾切除。

四、练习题

1. 肾血管平滑肌脂肪瘤与肾癌的鉴别要点是什么？
2. 腹腔镜下肾部分切除术后注意事项是什么？

五、推荐阅读

[1]黄健,张旭.中国泌尿外科疾病和男科疾病诊断治疗指南[M].北京:科学出版社,2022.
[2]陈孝平,汪建平,赵继宗.外科学[M].9版.北京:人民卫生出版社,2018.
[3]中国抗癌协会泌尿男生殖系肿瘤专业委员会结节性硬化协作组.结节性硬化症相关肾血管平滑肌脂肪瘤诊疗与管理专家共识[J].中国癌症杂志,2020,30(1):70-78.

案例 23   **上尿路肿瘤**

一、病历资料

（一）门诊接诊

1. **主诉** 尿频 2 d。

2. **问诊要点** 是否为真正尿频:多长时间排尿 1 次,每次尿量;有无尿急甚至尿失禁。有症状之前有无诱发因素,有无伴随症状,有无检查治疗,治疗效果如何。

3. **问诊内容**

（1）诱发因素:症状出现前有无排尿困难、尿不净,有无腰腹痛,有无饮酒、久坐,有无向尿道或膀胱插入异物,有无下腹部或盆腔手术史。

（2）主要症状:多长时间排尿 1 次,每次尿量;出现症状的时间;症状是持续存在还是间断发作。

（3）伴随症状:有无排尿困难、尿急、尿痛、发热、血尿、腰疼等表现。前列腺增生引起的尿频常合并排尿不畅、夜尿增多、尿不净等;泌尿生殖道感染引起的尿频常合并尿急、尿痛,严重时可有发热等不适;膀胱结石引起的尿频常合并排尿时尿流中断伴疼痛并向尿道远端放射;膀胱、肾盂、输尿管肿瘤引起的尿频常合并血尿;输尿管末端结石引起的尿频常合并腰腹部疼痛。

（4）诊治经过:做过何种检查,用过何种药物,便于快速作出初步诊断。

（5）既往史:一方面是继续寻找尿频原因,如有无腹部或盆腔手术史,有无外伤史,有无糖尿病病史、脑梗死或其他神经系统疾病史;腰椎外伤、糖尿病、脑梗死或其他神经系统疾病引起的神经源性膀胱也会出现尿频症状。有无放射治疗史,盆腔放疗后膀胱挛缩、膀胱顺应性下降也会引起尿频。有无肺结核病史,有过肺结核病史的患者部分会出现泌尿系统结核,也会引起尿频。另一方面老年患者往往合并多种基础疾病,既往史也是评估患者手术耐受性、制订手术方案的重要依据。

（6）个人史:上尿路上皮癌病因被认为与镇痛药物使用（如非那西汀）、职业接触（如接触芳香胺的行业）、吸烟等因素有关,通过个人史采集了解有无相关接触史。

（7）家族史:上尿路上皮癌被认为与遗传因素（如林奇综合征）有关,有相关家族史的患者要重点排查。

问诊结果

现病史：患者,男性,65 岁,农民,因"尿频 2 d"就诊。患者 2 d 前无明显诱因出现尿频症状,约半小时排尿 1 次,每次尿量少,无明显尿急、尿痛,无发热、血尿、脓尿、腰腹痛、排尿困难等不适。今为求进一步诊治遂来院,门诊查彩超:右肾占位,右输尿管占位。门诊以"泌尿系统占位"收入科。

既往史：患糖尿病 15 年,口服二甲双胍、消糖灵治疗,血糖控制不详。高血压 10 年,最高血压 170/100 mmHg,口服硝苯地平缓释片治疗,自诉血压控制可。无心脏病史,无传染病史,预防接种史随社会进行,无外伤手术史,无输血史,无食物及药物过敏史。

个人史：无寄生虫、疫水接触史;无吸烟、饮酒史;其他无不良嗜好,无工业毒物、粉尘、放射性物质接触史,无冶游史。

婚育史：结婚年龄 21 岁,配偶体健,育有 2 子 1 女,体健。

家族史：父、母已故,死因不详,2 兄体健无与患者类似疾病,无家族遗传倾向疾病。

4. 思维引导　正常人每天排尿次数 7 ~ 8 次,每次尿量约 300 mL。尿频是指患者感到有尿意的次数明显增加,严重时几分钟排尿一次,每次尿量少甚至只有几毫升。若排尿次数增加而每次尿量并不减少,甚至增多,可能为生理性如饮水量多、食用利尿食物,或病理性如糖尿病、尿崩症或肾浓缩功能障碍等所致。有时精神因素(如焦虑)亦可引起尿频。夜间尿频又称夜尿症,正常人夜间排尿次数不超过 2 次。尿频常见于泌尿感染、生殖道感染、输尿管末端结石、膀胱结石、膀胱异物、肿瘤、前列腺增生、尿潴留等疾病。良性前列腺增生最常见的早期症状是尿频,以夜尿更明显,前列腺增生的尿频主要是膀胱出口梗阻和/或膀胱顺应性降低引起。慢性尿潴留主要是膀胱排空障碍膀胱有效容量减少或充盈性尿失禁所致。泌尿感染、生殖道感染、输尿管末端结石、膀胱结石、膀胱异物、肿瘤等引起的尿频,主要是炎症水肿或炎性物质、异物刺激引起膀胱感觉敏感性升高、膀胱顺应性降低引起。肾盂、输尿管癌的症状:肾盂、输尿管癌多无任何症状而单纯依靠检查发现,并且大多数患者查体中也无明显异常发现。局部症状中最常见的为血尿和腰痛。血尿多为间歇全程无痛肉眼血尿。20% ~ 40% 的患者可有腰痛不适,多表现为钝痛,主要由于梗阻的逐渐加重导致肾盂积水牵张肾被膜引起。此外,少数患者可出现腰部肿块或因下尿路症状就诊。部分晚期患者可出现厌食、体重减轻、盗汗、乏力和骨痛,以及呕吐、食欲缺乏、水肿、高血压等肾功能不全等全身症状。

(二)体格检查

1. 重点检查的内容及目的　患者有泌尿系统症状,重点检查泌尿系统,有无双肾区压痛、叩击痛,是否合并输尿管走行区压痛,判断是否合并上尿路的梗阻或感染。膀胱区是否膨隆,有无包块,前列腺直肠指诊判断前列腺增生情况。

体格检查结果

T 36.5 ℃,R 20 次/min,P 70 次/min,BP 136/83 mmHg

一般状况可,发育正常,皮肤巩膜未见明显黄染,浅表淋巴结未扪及,腹部平软,无压痛,未触及包块,无移动性浊音,肠鸣音正常,双侧肾区无压痛、叩击痛,双侧输尿管走行区无压痛,耻骨上膀胱区无充盈,叩诊无浊音,双侧睾丸、附睾无肿大,直肠指诊:前列腺体积增大,Ⅱ度,质韧,无压痛及硬结,中央沟存在,指套无血迹。

2. 思维引导   体格检查没有太多阳性发现,双肾区及双侧输尿管走行区无压痛、叩击痛,不支持输尿管结石并急性上尿路梗阻诊断,膀胱区无隆起,叩诊无浊音不支持尿潴留诊断。

(三)辅助检查

1. 主要内容及目的

(1)尿常规:明确有无镜下血尿及排除有无感染性病变。

(2)尿脱落细胞:寻找肿瘤证据。

(3)泌尿系统 CTU:寻找肿瘤证据,明确病变部位。

(4)磁共振尿路成像(MRU):可以很好地辅助提示尿路内肿瘤及侵袭情况。

(5)膀胱镜检查:由于超过 10% 的上尿路尿路上皮癌(UTUC)患者合并膀胱癌。因此,在针对 UTUC 患者开展手术治疗前均须行膀胱尿道镜检查,以排除合并的膀胱肿瘤。必要时还可以通过膀胱镜下进行输尿管逆行插管造影检查。

(6)输尿管镜检:对于诊断不明的输尿管梗阻患者,可行输尿管镜检及活检进一步明确诊断。但其存在病理分级不准确、容易漏诊原位癌的不足,以及造成局部粘连或创伤的风险;已有研究结果表明根治手术前行输尿管镜检查会增加术后膀胱癌复发的概率。对于诊断明确的 UTUC 患者可不进行输尿管镜检查。

(7)生化、凝血功能、心电图、心脏彩超、下肢静脉彩超、肺功能等:评估一般状况,为手术做准备。

辅助检查结果

(1)尿常规:隐血(++),红细胞计数 105 个/HP,尿蛋白(-),尿白细胞(-);肝功能、肾功能、凝血功能均正常。

(2)尿脱落细胞(-)。

(3)彩超:右肾盂分离,前后径 31 mm,右肾下段实质内可见大小约 16 mm 低回声,边清形态欠规则,向集合系统内突出;右输尿管迂曲扩张,以中下段为著,下段髂血管前方延至输尿管出口处管腔内可见范围约 79 mm×14 mm 低回声,边清,内回声不均,部分低回声内可见条状血流信号。

(4)CT 增强扫描:右肾盏区异常强化影,右侧输尿管盆段异常强化影,考虑占位性病变(恶性可能性大);右肾盂肾盏及输尿管盆段积水扩张;右肾体积缩小,实质变薄,肾周少量渗出(图 7-6)。

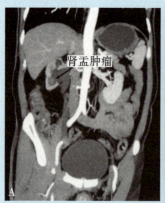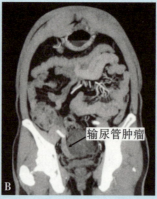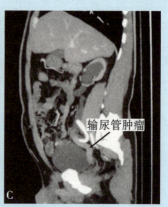

A. 肾盂肿瘤泌尿系 CT 增强冠状位图;B. 输尿管肿瘤泌尿系 CT 增强冠状位图;C. 输尿管肿瘤泌尿系 CT 增强矢状位图。

图 7-6   CT 图像

(5)膀胱镜检查:膀胱三角区充血,右输尿管口可见灰白色坏死组织凸出。

2.思维引导　尿红细胞(+),尿白细胞(−)不支持泌尿系统感染;无腰腹痛、排尿困难等症状,不支持输尿管结石、前列腺增生、尿潴留等诊断;尿脱落细胞学检查对尿路上皮癌有重要意义,是重要的定性诊断手段,尤其是尿路上皮癌及肿瘤体积较小或影像学表现不典型的患者,特异性高,但敏感度较低。荧光原位杂交(fluorescence in situ hybridization,FISH)检查的敏感性较脱落细胞学明显升高。CTU 检查可以显示全尿路情况,对于疑诊尿路上皮肿瘤患者至关重要,尿路上皮癌可能为多发,如输尿管癌/肾盂癌合并膀胱癌,同时可以根据 CT 结果协助进行肿瘤分期。MRU 可以很好地辅助提示尿路内肿瘤及侵袭情况。MRI 检查的优点是软组织分辨率高,有助于发现肿瘤是否侵入周围软组织器官并判断淋巴结情况。增强 MRI 检查可进一步提高诊断率。

(四)初步诊断

①右肾盂、输尿管占位(考虑恶性);②高血压 3 级(很高危)。

二、诊疗经过

1.诊疗过程

(1)完善相关检查,心电图、心脏彩超、下肢静脉彩超、肺功能、胸部及泌尿系统 CT、血常规、肝功能、肾功能、凝血功能、传染病等,评价有无转移,排除手术禁忌证。

(2)手术方式:机器人辅助腹腔镜下右肾、输尿管根治性切除术。

(3)术后病理:(右肾、输尿管及部分膀胱)输尿管浸润性高级别尿路上皮癌,癌组织侵及肌层与脂肪组织交界处,肾盂查见高级别非浸润性尿路上皮癌,肾门脉管未见癌,膀胱组织查见癌组织。

(4)术后给予表柔比星膀胱灌注 1 次,建议患者术后吉西他滨联合顺铂辅助化疗,3 个月复查膀胱镜。

2.治疗方案的选择依据

(1)根治性肾输尿管切除术:根治性肾输尿管切除术是 UTUC 治疗的金标准,手术范围应包括肾、输尿管全长及膀胱袖状切除。术中应注意完成输尿管膀胱壁内部分和输尿管口的切除,并尽量保证尿路的完整性。具体手术方式有开放手术、腹腔镜手术,腹腔镜手术又有经腹途径、经腹膜后途径、单孔腹腔镜、机器人辅助腹腔镜等方式。

肾切除的方法相对较为成熟,而输尿管下段切除方式较多,包括开放手术、输尿管剥脱术、经尿道内镜下膀胱壁内段电切术、全腹腔镜下切除等方式,有文献报道输尿管剥脱术、经尿道内镜下切除术的复发率相对较高。随着腹腔镜技术的进步,以及机器人辅助腹腔镜技术的发展,完全腹腔镜下的手术方式被越来越多采用。

研究结果证实在肌层浸润性疾病中存在较高的淋巴结转移率,推荐可以考虑对局部进展期患者开展淋巴结清扫。但淋巴结清扫的具体适应证和清扫范围仍有待于前瞻性随机对照研究来确定。

(2)保留肾手术:由于根治性肾输尿管切除术后可能导致肾功能不全,对于孤立肾、双侧 UTUC 及肾功能不全的患者,或有保留肾意愿的患者,在充分评估之后可以考虑开展保留肾手术。

保留肾手术指征:低分级(细胞学或活检病理)、非肌层浸润性疾病(影像学)、直径<2 cm 及单发肿瘤等。

肾盂肾盏肿瘤的局部切除技术要求高,复发率高,建议谨慎考虑采用保留肾手术。

肾移植术后及依赖透析的 UTUC 患者不推荐保留肾手术;更有研究结果建议该类患者施行预防性对侧肾输尿管切除术。

常见的保留肾手术方式包括:①输尿管节段切除再吻合、输尿管末段切除膀胱再植,对于体积较小的、单发的低危输尿管肿瘤可以考虑行输尿管节段切除,视肿瘤位置行输尿管吻合或输尿管膀胱再植。原则上术中应行冰冻病理检查,确保切缘阴性。术后常规留置输尿管支架管。所有患者须密切随访,并充分告知有行根治手术的可能。②内镜下治疗,输尿管镜治疗推荐采用激光技术处理病灶。切除肿瘤时应避免穿孔。若输尿管镜探查中发现肿瘤浸润较深、无法完整切除,应考虑根治性肾输尿管切除术。

经皮肾镜可用于肾盂肾盏内和上段输尿管的较大肿瘤,对于尿流改道术后(如回肠膀胱术后)的上尿路肿瘤具有一定优势,但术后可能会有通道肿瘤种植的风险。

目前已有多项针对内镜下治疗(输尿管镜+经皮肾镜)与根治性手术的比较性研究,在总生存和肿瘤特异性生存方面两者无明显差异,但内镜下治疗的局部复发率相对较高,特别是对于高级别肿瘤患者。

(3)非手术治疗:①膀胱灌注,已有文献结果证实,在根治性肾输尿管切除术后进行膀胱灌注化疗可有效降低膀胱癌复发率。如患者无禁忌证,推荐在根治性手术后行单次膀胱灌注化疗。一般可在术后 1 周左右(尿管拔除之前)进行,药物用量和方法类似于原发性膀胱肿瘤的术后灌注。目前支持多次灌注的证据很少。②全身化疗,UTUC 患者中慢性肾病发病率较高,根治术后肾功能会进一步降低,研究结果证实 20%~25% 的患者难以耐受以铂类为基础的化疗。以铂类为基础的辅助化疗可以改善患者总生存率和无病生存率;非铂类的辅助化疗则无明显获益。研究结果证实新辅助化疗有降低分期及改善疾病特异性生存的作用。一项Ⅲ期临床研究结果显示,≥T_2 期的 UTUC 患者术后接受吉西他滨联合顺铂辅助化疗的无复发生存时间显著优于密切观察对照组。因此,UTUC 化疗优先推荐以铂类为基础的方案;对于晚期 UTUC,目前的治疗与膀胱癌类似,以联合化疗为主。一线治疗方案为吉西他滨+顺铂或氨甲喋呤+长春花碱+阿霉素+顺铂,前者的耐受性更佳。肾功能不全患者可以考虑采用紫杉醇或吉西他滨的方案化疗。③放疗,UTUC 放疗多为小样本回顾性研究,主要指征为术后病理分期 T_3/T_4 期或存在残存病灶的患者,但现有证据显示放疗的获益有限。④其他治疗,近年来 PD-1/PD-L1 通路的免疫治疗在尿路上皮肿瘤领域中取得了很大的突破,有望改善晚期尿路上皮癌患者的总生存率。目前已有基础研究的相关成果,期待进一步的临床研究进展。

三、思考与讨论

1. 双侧肾盂/输尿管癌患者手术方式   尽管根治性肾输尿管切除术是 UTUC 治疗的金标准,但在临床实践中,这种手术方式并不适用于所有患者,尤其是对于孤立肾、慢性肾功能不全、双侧输尿管肿瘤或不能耐受较大手术的患者,这种情况下如果行根治性肾输尿管切除术,患者将被迫行血液净化治疗,将严重影响患者的生活质量及预后,这种情况下建议在充分评估后进行保肾手术。对于已经进行血液净化治疗或肾移植后的患者如果发现双侧肾盂/输尿管癌仍建议行根治性手术。

2. UTUC 根治术前、术后进行膀胱镜检查的原因   由于尿路上皮癌容易多中心起病,UTUC 患者容易并发膀胱癌,术后容易出现尿路上皮内复发,主要是膀胱复发,也包括对侧 UTUC 复发。根治术前膀胱镜检查主要是排除是否合并膀胱癌。术后定期复查膀胱镜是为了及时发现膀胱癌复发。

四、练习题

1. 肾盂、输尿管癌根治性手术的手术范围是什么?
2. 肾盂、输尿管癌如何进行临床分期、分级?
3. 肾盂、输尿管癌根治术前是否行输尿管镜检及活检?

五、推荐阅读

[1]黄健,张旭.中国泌尿外科疾病和男科疾病诊断治疗指南[M].北京:科学出版社,2022.
[2]陈孝平,汪建平,赵继宗.外科学[M].9版.北京:人民卫生出版社,2018.
[3]李雪松,王刚,张骞.泌尿外科病例精粹[M].北京:北京大学医学出版社,2017.

案例 24 膀胱肿瘤

一、病历资料

(一)门诊接诊

1. **主诉** 间歇性无痛全程肉眼血尿 8 个月。

2. **问诊要点** 血尿的诱因,有无外伤,有无口服抗凝、抗血小板药物;有无放射治疗史、凝血功能障碍。血尿的具体表现,全程血尿、初始血尿、终末血尿,是否伴血块,血块的形态。血尿的伴随症状,排尿困难、尿痛、发热、腰疼表现。

3. **问诊内容**

(1)诱发因素:有无外伤、口服抗凝、抗血小板药物。

(2)主要症状:血尿常见于泌尿系统感染、泌尿系统结石、泌尿系统肿瘤、前列腺增生、泌尿系统损伤等疾病。应同时询问血尿有何特点,全程血尿、初始血尿、终末血尿,是否伴血块,血块的形态。血尿的伴随症状,排尿困难、尿痛、发热、腰疼表现。初始血尿提示病变在尿道,终末血尿提示血尿位于膀胱颈部、三角区或后尿道,全程血尿提示血尿来自膀胱或上尿路。团块状血块提示血块来自膀胱,条形血块提示来自上尿路。

(3)伴随症状:有无排尿困难、尿痛、发热、腰疼等表现。泌尿系统梗阻是血尿的一大原因,老年男性增生的前列腺腺体表面黏膜血管破裂时可发生不同程度的血尿,应与肿瘤相鉴别。泌尿系统感染患者往往会有尿频、尿急、尿痛刺激症状,部分患者伴发热;结石患者往往疼痛症状较重。晚期膀胱癌患者也会出现尿路刺激症状,常因肿瘤坏死、溃疡并发感染,少数广泛原位癌及肌层浸润性膀胱癌早期也会有膀胱刺激症状,预后较差。三角区及膀胱颈部肿瘤可能阻塞膀胱颈口导致排尿困难甚至尿潴留。肿瘤侵犯输尿管口可能出现肾积水。需要仔细鉴别。

(4)诊治经过:做过何种检查,用过何种药物,便于作出初步诊断。

(5)既往史:一方面是继续寻找血尿原因,有无外伤,有无口服抗凝、抗血小板药物;有无放射治疗史、凝血功能障碍病史,泌尿系统损伤也是血尿的一大原因,容易被鉴别,抗凝及凝血功能障碍性疾病导致的血尿需要详细的问诊才能被捕捉到,误诊可能会带来比较严重的后果。既往史也是评估患者手术耐受性,制订手术方案的重要依据。

(6)个人史:长期接触某些致癌物质,如染料、纺织、皮革、橡胶、塑料、油漆、印刷等的人群发生膀胱癌的风险显著增加。吸烟是最常见的致癌因素,吸烟量越大、时间越长,发生膀胱癌的风险越高。膀胱慢性炎症感染与异物长期刺激会增加发生膀胱癌的风险,如膀胱结石、膀胱憩室等;长期服用镇痛药物等也有引起膀胱癌的可能性。

(7)家族史:膀胱癌存在家族遗传倾向。

问诊结果

现病史：患者，男性，65岁，因"间歇性无痛全程肉眼血尿8个月"就诊。8个月前患者无明显诱因出现全程肉眼血尿，伴少许团块状凝血块，不伴疼痛，无尿频、尿急、排尿困难，无腰痛、发热等，无腹痛、恶心、呕吐，未经特殊处理血尿症状消失。后再次出现无痛肉眼血尿，至当地医院查彩超示膀胱右侧壁可见2.5 cm凸起，不随体位改变而移动，遂为进一步治疗入院。

既往史：既往体健，无特殊病史，吸烟20年余，约每天20支，无嗜酒嗜好。

4. 思维引导 血尿是泌尿外科最常见的临床症状之一，泌尿系统任何部位的病变均可出现血尿，能引起血尿的原因也很多，比如感染、结石、创伤、凝血功能异常、梗阻等，但不同原因的血尿往往伴随症状不同，比如感染导致的血尿往往伴随膀胱刺激症状，尿频、尿急、尿痛、发热等，结石导致的血尿往往伴有肾绞痛，外伤导致的血尿会有明确的外伤病史，凝血功能异常往往伴有其他部位的出血。肿瘤导致的血尿典型的临床表现为间歇、无痛、全程、肉眼血尿，结合患者年龄，为老年男性，所以首先考虑的诊断为肿瘤。所以针对血尿的问诊，要注意掌握要点：是间歇还是持续，是全程还是终末（初始）血尿，有没有伴随尿频、尿急、尿痛，有没有伴随腰痛、腹痛等，有没有血块，血块的形态不同，提示肿瘤的部位不同，膀胱肿瘤的血块多为团块状，肾盂或输尿管肿瘤引起的血尿多为条索状。膀胱肿瘤的病因：与膀胱肿瘤发生发展有关的因素很多，较为明显的两大致病危险因素为吸烟和长期接触工业化学产品，其他可能的致病因素还包括慢性感染（细菌、血吸虫及HPV感染），长期大量饮用咖啡、镇痛剂和糖精等。膀胱肿瘤主要致病因素是芳香族的胺，潜在的致癌物是饮食硝酸盐和肠道细菌作用后产生的亚硝酸盐，宫颈癌性盆腔放疗的妇女发生移行细胞癌的概率明显增加。

（二）体格检查

1. 重点检查的内容及目的 患者考虑泌尿系统肿瘤，重点检查泌尿系统，有无双肾区叩压痛、叩击痛，是否合并输尿管走行区压痛，判断是否合并上尿路的梗阻或感染。膀胱区是否膨隆，有无包块，前列腺直肠指诊判断前列腺增生情况。

体格检查结果

T 36.0 ℃，R 18 次/min，P 76 次/min，BP 123/78 mmHg

一般状况可，发育正常，皮肤巩膜未见明显黄染，浅表淋巴结未扪及，腹部平软，无压痛，未触及包块，无移动性浊音，肠鸣音正常，双侧肾区无压痛、叩击痛，双侧输尿管走行区无压痛，耻骨上膀胱区无充盈，双侧睾丸、附睾无肿大，直肠指诊：前列腺体积增大，Ⅱ度，质韧，无压痛及硬结，中央沟存在，指套无血迹。

2. 思维引导 体格检查没有太多阳性发现，双肾区及双侧输尿管走行区无压痛、叩击痛，不支持上尿路梗阻诊断。

（三）辅助检查

1. 主要内容及目的

（1）血、尿常规：明确血尿，并排除感染性病变。

（2）尿脱落细胞、尿液FISH检查：寻找肿瘤证据。

（3）泌尿系统CTU：寻找肿瘤证据，明确病变部位。

（4）膀胱镜检查:最重要的检查手段,可行一期活检明确病理或电切。

（5）心脏彩超、生化、传染病等:评估一般状况,为手术做准备。

辅助检查结果

（1）尿常规:隐血(++),红细胞计数531个/HP,尿蛋白(-),尿白细胞(-);肝功能、肾功能、凝血功能均正常,传染病结果均(-)。

（2）尿脱落细胞(-),尿液FISH检测(+)。

（3）彩超:膀胱后壁可见2.0 cm凸起,不随体位改变而移动;心脏彩超无异常。

（4）CT增强扫描:膀胱后壁2 cm新生物,肿瘤无明显穿透膀胱壁层,盆腔内未见肿大淋巴结,上尿路检查未见明显异常(图7-7)。

（5）膀胱镜检查:膀胱后壁可见一大小约2.0 cm乳头状新生物,有蒂,取病理活检为膀胱低级别乳头状尿路上皮癌(图7-8)。

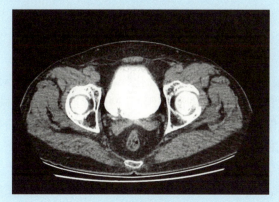

图7-7　泌尿系统CT

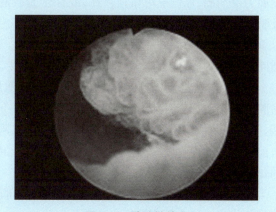

图7-8　膀胱镜检查

2.**思维引导**　尿红细胞(+)、尿白细胞(-)不支持泌尿系统感染,脱落细胞学检查对尿路上皮癌有重要意义,是重要的定性诊断手段,尤其是上尿路上皮癌及肿瘤体积较小或影像学表现不典型的患者,特异性高,但敏感性较低,FISH检查的敏感性较脱落细胞学明显升高,FISH(+)支持尿路上皮癌诊断。CTU检查可以显示全尿路情况,对于疑诊尿路上皮肿瘤患者至关重要,尿路上皮癌可能为多发,如输尿管癌/肾盂癌合并膀胱癌,同时可以根据CT结果协助进行肿瘤分期,需要注意的是多参数磁共振对于膀胱癌的浸润深度及盆腔淋巴结转移情况判断更为准确,必要时须完善。膀胱镜检查为确诊检查,可以一期行膀胱肿瘤电切或一期活检明确病理,二期手术治疗肿瘤。

（四）初步诊断

膀胱癌(低级别乳头状尿路上皮癌)。

二、诊疗经过

1.诊疗过程

（1）完善相关检查,心电图、胸部及上腹部CT、血常规、肝功能、肾功能、凝血试验、传染病,评价有无转移,排除手术禁忌证。

（2）手术方式:经尿道膀胱肿瘤切除术(TUR-BT)。

（3）术前告知患者及家属膀胱肿瘤术后可能出现复发,须定期随访,并定期膀胱灌注。术后24 h内行表柔比星针50 mg即刻膀胱灌注1次,术后第3天拔除导尿管后出院。

（4）术后病理：膀胱低级别非浸润乳头状尿路上皮癌。

（5）出院后每周1次，每次表柔比星50 mg膀胱灌注化疗，3个月复查膀胱镜未见肿瘤复发。

2. 治疗方案的选择依据 对于膀胱肿瘤的治疗，首选外科手术，手术方式主要分为2种：一是保留膀胱的手术，主要是经尿道膀胱肿瘤切除术；二是根治性膀胱全切+尿流改道手术，二者的手术适应证不同。

（1）经尿道膀胱肿瘤切除术的手术适应证：非肌层浸润性膀胱癌（non-muscle-invasive bladder cancer，NMIBC），主要指 T_a、T_1 和 T_{is} 期的肿瘤。需要切除全部瘤体，同时切除肿瘤基底至深肌层。①T_a、T_1 期肿瘤：占大多数，两者虽都属于 NMIBC，但生物学特征不同，由于固有层内血管和淋巴管丰富，故 T_1 期肿瘤较容易发生扩散。手术方式可行经尿道膀胱肿瘤电切或激光切除，切除范围包括肿瘤基底部周边 2 cm 的膀胱黏膜，深度为直至切除露出正常的膀胱壁肌层。少数患者如果肿瘤较大、孤立的低级别膀胱憩室内肿瘤或不能经尿道手术时可行膀胱部分切除术。②原位癌（carcinoma in situ）：原位癌为分化程度差、多灶性、易复发的表浅膀胱肿瘤，50%~90%的原位癌可发展为浸润癌，原位癌可单独存在，或存于膀胱癌旁，原位癌分化不良或已有浸润时须尽早行根治性膀胱切除术。对所有的非肌层浸润性膀胱癌患者进行术后辅助性膀胱内灌注化疗或免疫治疗，以杀灭残留、种植的肿瘤细胞，降低肿瘤复发率。对于复发的非肌层浸润性膀胱癌患者手术治疗原则同原发性肿瘤，但为避免肿瘤对药物的耐药性，应该用不同类型的化疗药物或免疫制剂。

（2）根治性膀胱全切+尿流改道手术：对于肌层浸润性膀胱癌新辅助化疗+根治性膀胱切除术+盆腔淋巴结清扫是目前的"金标准"。手术范围包括：膀胱及周围脂肪组织、输尿管远端、盆腔淋巴结，男性还包括前列腺、精囊；女性包括子宫、双附件、部分阴道壁，若肿瘤侵犯女性膀胱颈，男性尿道前列腺部还需行全尿道切除。对于 T_3 期以上或伴有淋巴结转移的患者术后需辅助以顺铂为核心的化疗。

（3）不能根治的膀胱癌患者（远处转移、局部晚期无法切除、身体状况不能耐受等）预后差，建议同步放化疗或联合免疫治疗。

三、思考与讨论

1. 经尿道膀胱肿瘤切除是否符合肿瘤手术要求的"整块切除原则" 受限于器械与技术水平，早期经尿道膀胱肿瘤切除术以分块切除为主，破坏了肿瘤完整性，一方面会造成肿瘤播散风险，另一方面不便于病理判断有无肌层浸润。如今整块切除理念越来越被认可，对于小肿瘤尤其是直径小于 1 cm 的膀胱肿瘤开展整块切除较为简单。为降低术中播散风险，术后即刻膀胱灌注化疗药物尤为重要。除存在膀胱穿孔或术后严重血尿的患者以外建议术后 24 h 内灌注，可使患者 5 年复发率降低 35%。

2. 膀胱癌患者定期复查膀胱镜及其他替代方案 经尿道膀胱肿瘤切除患者术后膀胱肿瘤复发风险较高，所以需定期复查膀胱镜，根据肿瘤的病理级别及分期制订复查的频率。目前尚无可靠的办法替代膀胱镜检查，但是近年来"液体活检"技术有望改变这一现状。荧光原位杂交技术就是"液体活检"的一种，肿瘤细胞染色体会出现很多变异，通过荧光原位杂交、单细胞测序，或者二代测序的方法能够检测到这种变异，为诊断肿瘤提供依据。

四、练习题

1. 无痛性肉眼血尿是膀胱癌最常见的临床表现，问诊时如何对血尿的特点进行鉴别诊断？

2. 膀胱癌的分级与膀胱癌的复发和侵袭行为密切相关，膀胱癌的病理分期是如何区分的？

3. 与膀胱癌诊断相关的新的检查方法和手段有哪些？

五、推荐阅读

[1]黄健,张旭.中国泌尿外科疾病和男科疾病诊断治疗指南[M].北京:科学出版社,2022.
[2]陈孝平,汪建平,赵继宗.外科学[M].9版.北京:人民卫生出版社,2018.

案例 25　前列腺癌

一、病历资料

（一）门诊接诊

1. 主诉　进行性排尿困难 2 个月,体检发现前列腺特异性抗原升高 1 周。

2. 问诊要点　症状出现的诱因、程度和伴随症状;有无发热、腰痛、血尿、贫血、水肿及骨痛、病理性骨折、脊髓压迫等症状。

3. 问诊内容

（1）诱发因素:有无外伤史,有无饮酒史,有无特殊饮食习惯。

（2）主要症状:下尿路刺激症状,包括尿急、尿频、尿痛、血尿、发热等尿道感染症状。下尿路梗阻症状,包括排尿费力、排尿困难、尿线细、排尿延迟、尿滴沥、尿不净甚至血尿、尿失禁、尿潴留。其他系统症状包括腰痛、骨痛、病理性骨折、贫血及脊髓压迫症状等。

（3）诊治过程:发病后做过何种检查,具体的治疗措施,疗效如何,目前的诊疗状况。

（4）既往史:重点询问以下内容。①心、肺、脑、肝、肾等重要脏器的发病史及目前的功能状态。②全身基础性疾病如高血压、糖尿病、高脂血症等。③泌尿生殖道感染史,如慢性前列腺炎,也会导致 PSA 升高。④既往是否有泌尿系统结石病史。因为泌尿系统结石容易复发,膀胱及后尿道结石梗阻也是排尿困难的原因之一。

（5）个人史:前列腺癌的发生具有显著的地域和种族差异,与发病年龄也密切相关。另外前列腺癌的发生与肥胖、个人饮食习惯如高动物脂肪饮食也有关系。维生素 E、硒、木酯素、异黄酮摄入不足也是前列腺癌发生的危险因素。

（6）家族史:遗传是前列腺癌发生、发展的重要危险因素。如果 1 个一级家属（父亲、兄弟）患有前列腺癌,本人患前列腺癌的风险会增加 1 倍以上,如果 2 个或 2 个以上的一级亲属患前列腺癌,则本人的患病风险会增加 5~11 倍,另外有前列腺癌家族史的患者,其患前列腺癌的发病年龄会提前 6~7 年。

问诊结果

现病史:患者,男性,67 岁,进行性排尿困难 2 个月,体检发现 PSA 升高 1 周。2 个月前无明显诱因出现排尿困难,未加特殊治疗,症状进行性加重并出现尿急、尿频、尿线细、尿等待、尿流滴沥等症状,夜尿增多,每夜 5~6 次,非常痛苦。在当地医院就诊,诊断为前列腺增生并给予非那雄胺 5 mg,1 次/d,口服,加上坦索罗辛缓释胶囊 0.2 mg,1 次/d,口服治疗 20 天余,临床症状较前减轻,一周前患者到当地县医院就诊,查 PSA:总前列腺特异性抗原（t-PSA）52.54 ng/dL,游离前列腺特异性抗原（f-PSA）6.734 ng/dL,怀疑诊断为前列腺癌,为了进一步检查和治疗,今来医院就诊,门诊询问病史后以"前列腺增生、前列腺癌?"为诊断收住病房。

既往史：平素健康，无肝炎等传染性疾病史，无心脑肾等疾病史，无糖尿病史，高血压病史
2 年余，平时测血压最高 170/100 mmHg，平素口服苯磺酸氨氯地平 10 mg 对症治疗，自诉血压
控制良好，无手术外伤史和药物过敏史。

个人史：生于原籍，无长期外地居住史，无特殊不良生活习惯，无烟酒嗜好。

家族史：无遗传性、家族性疾病史，无前列腺癌家族史。

4. 思维引导　50 岁以上的中老年患者出现了排尿困难等症状，首先要全面思考导致这些症状
的原因。下尿路症状的出现综合目前临床症状，究其原因，大致有以下原因：①前列腺炎性疾病；
②前列腺良性增生；③前列腺癌；④神经性膀胱功能障碍；⑤膀胱后尿道结石也会导致排尿困难等
相关症状。问诊的时候要根据以上原因依次问诊，其次，也要依据导致 PSA 升高的原因，结合症状，
依次全面问诊。PSA 升高的原因也有很多：①前列腺癌；②前列腺炎；③巨大前列腺增生；④有无经尿
道有创操作、导尿及肛诊等因素。前列腺癌早期可没有症状或轻微症状，随着疾病的进展，可出现与前
列腺良性增生相同的症状及上尿路梗阻症状。再随着疾病的进展，出现淋巴、骨骼或远处转移，可出现
骨相关系统的症状，如腰骶部疼痛、脊髓神经压迫的相关症状、病理性骨折、贫血、水肿等。

（二）体格检查

1. 重点检查的内容及目的　根据问诊结果和 PSA 明显升高，患者患前列腺癌的可能性比较大，
因此体格检查的时候除各个系统全面体检外，重点要查体泌尿系统、骨骼系统及直肠指诊，直肠指
诊是最基本的检查，必不可少。重点检查以下内容：①上尿路有无梗阻，双肾区、输尿管走行区有无
压痛和触痛，有无触及积水、肿大的肾；②下尿路梗阻症状，下腹部膀胱区是否隆起，有无压痛，膀胱
浊音界是否扩大，叩诊是否有尿潴留的表现；③骨骼、骨盆有无压痛，下肢有无神经异常体征，下肢
有无病理性水肿，前列腺癌有骨骼转移，可出现以上体征。④直肠指诊前列腺是否增大、质硬，是否
有肿瘤、结节等。

体格检查结果

T 36.6℃，R 16 次/min，P 68 次/min，BP 140/75 mmHg

一般状况良好，发育正常，皮肤巩膜未见黄染，口唇及眼结膜无苍白，浅表淋巴结未触及肿
大，腹部平坦，下腹部无隆起，腹软，无压痛，肾区未触及包块，输尿管走行区及肾区无压痛和叩
击痛，脊柱、骨盆及四肢活动正常，无压痛及异常神经体征，下肢无水肿。肛诊：前列腺增生明
显，表面欠光滑，中间沟消失，左侧叶可触及一质硬结节 3 cm×4 cm 与直肠前壁黏膜相邻，直肠
黏膜可活动，无粘连，无触痛，检查完毕手套指端无血迹。

2. 思维引导　通过全面及重点区域体格检查可发现以下临床线索。①一般体能状况良好，无
贫血等不良体质；②体表及四肢骨骼系统未见肿瘤转移相关体征；③未发现上尿路梗阻相关体征；
④下尿路梗阻不是太重，未引起明显尿潴留；⑤肛门指诊提示：前列腺可触及质硬结节。结合问诊
相关症状及 PSA 结果，前列腺癌可能性大。

（三）辅助检查

1. 主要内容及目的

（1）血、尿常规：了解有无贫血、泌尿系统是否合并感染。

（2）胸部 X 线、胸腹部 CT：了解胸腹部重要脏器及淋巴结有无转移性病灶。

（3）前列腺磁共振：了解前列腺大小，病灶大小、位置及可疑性质，了解病灶周围浸润程度，是否

累及直肠、盆底、膀胱颈、精囊腺,骨盆诸骨有无转移性病灶等。

(4)骨扫描:了解骨骼系统有无转移。

(5)心脏彩超、腹部彩超、肝功能、肾功能、电解质测定、凝血分析、传染病检测等:术前准备。

辅助检查结果

(1)血常规:正常。

(2)尿常规:隐血(+++),红细胞计数 1 050 个/HP,白细胞(-)。

(3)胸部 CT:双肺及纵隔未见明显异常。

(4)腹部彩超:肝、胆、胰、脾未见明显异常。

(5)前列腺磁共振:前列腺增大,腺体内信号强弱不均,外周带及中央带左侧异常信号,达包膜。

(6)全身骨扫描:未见异常信号。

(7)心脏彩超、肝功能、肾功能、凝血分析、传染病检测等:结果均正常。

---

2. 思维引导 通过以上检查,可发现以下临床线索。①结合临床症状、体征、PSA 结果及前列腺 MRI 结果,基本确定前列腺外周带及中央带左侧异常信号结节,为可疑前列腺癌。②胸腹重要脏器未见转移病灶。③四肢骨骼及骨盆未见异常转移信号。④术前准备,心、肺、肝、肾功能及凝血机制正常,无传染病,无贫血。

(四)初步诊断

①前列腺癌;②高血压 3 级(很高危)。

二、诊疗经过 ▶▶▶

1. 诊疗过程

(1)评估心、脑、肝、肺等功能状态。

(2)评估血糖、血压、肝功能、肾功能、电解质。

(3)血、尿常规正常,无贫血及尿路感染,无凝血机制障碍。

(4)经会阴彩超引导下前列腺系统加靶向穿刺,穿刺结果:前列腺癌。

2. 手术治疗 完善并评估术前各项检查,排除禁忌证,术前告知、沟通,征得患者理解,肠道准备后行"腹腔镜下前列腺癌根治性切除加双侧扩大淋巴结清扫术"。手术顺利,完整切除前列腺及精囊腺、两侧盆腔行扩大淋巴结清扫。病理结果:盆腔未见转移淋巴结,切缘阴性。术后 3 d 拔除盆腔引流管,术后 14 d 拔除导尿管,即时排尿良好。

3. 治疗方式选择的依据 依据欧洲泌尿外科学会(EAU)、美国泌尿外科学会(AUA)、《中国泌尿外科和男科疾病诊断治疗指南》推荐,腹腔镜下前列腺癌根治术(LRP)有如下适应证:①肿瘤局限、可完整手术切除者,预期寿命>10 年无严重合并症的患者。②$cT_1 \sim cT_{2c}$ 为 LRP 的绝对适应证。③严格筛选的,体能状态良好,肿瘤未侵犯尿道括约肌,未侵犯盆底,未侵犯直肠或 $cT_3 \sim cT_4$ 期的患者如有主观手术意愿为相对探索性适应证。本例患者符合以上条件,为相对探索性适应证。对于符合相对适应证的 $cT_3 \sim cT_4$ 期患者,可根据具体情况,如腺体较大,与周围浸润,术前可采用新辅助内分泌治疗,以期达到降低临床分期,完整切除肿瘤,降低切缘阳性率,避免肠道损伤等并发症。本例患者前列腺肿瘤较局限,与直肠尚有间隙,再者根据患者主观意愿,因此本例术前未行新辅助内分泌治疗。

4. 思维引导 ①前列腺癌的确诊有赖于前列腺穿刺活检组织的病理学检查。穿刺途径可经直肠或经会阴。穿刺一般由彩超引导前列腺系统穿刺加靶向穿刺,有条件的单位可采用阳性率高的前列腺多参数磁共振(mp-MRI)引导的靶向穿刺或 mp-MRI 超声融合穿刺。②经直肠穿刺易出现严重感染并发症,因此穿刺前肠道准备很重要。一般穿刺前 3 d 流质饮食,口服氟喹诺酮类抗生素和甲硝唑,穿刺前清洁灌肠并碘伏灌肠。经会阴穿刺安全,一般无感染并发症,无须特殊的肠道准备。

三、思考与讨论

1. 替代方案　①对于局部高危的前列腺癌患者,除了前列腺癌根治术,是否有其他替代的局部治疗措施。局部高危前列腺癌患者的治疗策略中,局部治疗是非常重要的治疗环节,对于有手术意愿、预期寿命大于 5 年,肿瘤不是特别大,没有侵犯盆底、直肠,未侵犯尿道括约肌的高度选择适合的患者可行前列腺癌根治术±淋巴结清扫术;术后再根据病理结果,切缘是否干净,是否有盆腔淋巴结转移而辅助给予外放疗及辅助内分泌治疗;如果患者没有手术意愿,患者体能状况差或者肿瘤较大,已侵犯盆底、尿道括约肌及直肠,失去手术时机,这几种情况下局部治疗可采用以下几种方式作为替代:外放疗;内放疗+外放疗。然后再辅助以雄激素剥夺治疗(ADT)为基础的内分泌治疗。对于预期寿命小于 5 年的患者可根据具体体能状况、患者意愿,局部采用外放疗或等待观察,同时再辅助内分泌治疗。②局限性及局部进展期前列腺癌的复发风险分层标准如下(表 7-3)。

表 7-3　前列腺癌预后风险分组

低危	中危	高危
PSA<10 ng/mL	PSA 10～20 ng/mL	PSA>20 ng/mL
GS<7(ISUP 1 级)	或 GS 7(ISUP 2～3 级)	或 GS >7(ISUP 4～5 级)
cT_1～cT_{2a}	或 cT_{2b}	或 cT_{2c}

备注:GS. Gleason 评分;ISUP. 国际泌尿病理协会分级系统;高危组满足其中一个条件后,不论任何 PSA、任何 GS、CT_3～CT_4 或 CN+、局部进展性,均为高危组。

2. 前列腺癌根治术后辅助放疗及辅助内分泌治疗的时机　前列腺癌根治术后,如果切缘阳性、局部有淋巴转移,或病理分期≥T_3 则行术后辅助放疗,同时行 ADT 为基础的辅助内分泌治疗。

四、练习题

1. 如何能早期诊断前列腺癌?
2. 前列腺穿刺活检是明确前列腺癌诊断的重要方法,穿刺活检指征有哪些?

五、推荐阅读

黄健,张旭. 中国泌尿外科疾病和男科疾病诊断治疗指南[M]. 北京:科学出版社,2022.

案例 26　阴茎癌

一、病历资料

(一)门诊接诊

1. 主诉　发现阴茎肿物半年。

2.问诊要点 体格检查是常规检查,需要记录阴茎病变的形态特征等信息,包括病变大小、数目、形态、颜色等及与邻近尿道、冠状沟的关系等。

3.问诊内容

(1)诱发因素:阴茎癌的病因目前仍不明确。阴茎癌多数发生于包茎或包皮过长的患者,新生儿行包皮环切术能有效防止此病。人乳头瘤病毒(HPV)16型及18型与阴茎癌发病密切相关。除此之外,吸烟、外生殖器疣、阴茎裂伤、性伙伴数量与阴茎癌发病可能有一定的关系。

(2)主要症状:阴茎癌多从阴茎头、冠状沟和包皮内板发生,常位于阴茎头和冠状沟,罕见发生于阴茎体,病变呈边界清楚的红色斑块状突起,有脱屑糜烂,生长缓慢或数年不变。

(3)伴随症状:阴茎癌可发生于阴茎的任何部位,但常见于阴茎头,临床表现多为阴茎头部丘疹、溃疡、疣状物或菜花样肿块,质脆易出血,常继发糜烂、出血、脓性分泌物。根据阴茎癌的浸润深度、恶性程度,可选择保留阴茎手术、阴茎部分切除术、阴茎全切除术+会阴尿道造口术,必要时还需行淋巴结清扫。

(4)诊治经过:发病后做过何种检查及治疗,疗效如何。

(5)既往史:询问有无外伤、口服抗凝、抗血小板药物;有无放疗史、凝血功能障碍病史。既往史也是评估患者手术耐受性制订手术方案的重要依据。

(6)个人史:阴茎癌多数发生于包茎或包皮过长的患者,新生儿行包皮环切术能有效防止此病。

(7)家族史:阴茎癌不存在家族遗传倾向。

问诊结果

现病史:患者,男性,65岁,患者半年前无意间发现阴茎龟头下方有一肿物,未予处理,肿物逐渐增大并向龟头蔓延,现大小约核桃样,触痛,呈菜花样。患者在当地取组织做病理:高分化鳞状细胞癌。现患者阴茎肿大,触之质地坚硬,包皮不能上翻,包皮口可见菜花样肿物,伴有排尿困难,无肉眼血尿,双侧腹股沟区可触及淋巴结肿大,左侧腹股沟区淋巴结肿大明显,皮肤有溃破,为求进一步治疗来医院,以"阴茎癌"收入科。

既往史:既往体健,无特殊病史,吸烟史20年余,约每天20支,无嗜酒嗜好。

4.思维引导 阴茎癌是较为少见的男性生殖系统恶性肿瘤,多见于40~60岁、有包茎或包皮过长者,其病因并不明确,HPV与肿瘤发生密切相关。阴茎癌可发生于阴茎的任何部位,但常见于阴茎头,临床表现多为阴茎头部丘疹、溃疡、疣状物或菜花样肿块,质脆易出血,常继发糜烂、出血、脓性分泌物。根据阴茎癌的浸润深度及恶性程度,可选择保留阴茎手术、阴茎部分切除术、阴茎全切除术+会阴尿道造口术,必要时还需行淋巴结清扫。阴茎癌的诊疗过程通常包括以下环节:①查体时记录肿瘤大小、位置、活动度,是否侵犯阴茎根部、海绵体及阴囊,同时重点了解双侧腹股沟淋巴结有无肿大。②对原发肿瘤进行活组织检查,除明确病理诊断外,还可了解肿瘤浸润深度及恶性程度。③根据肿瘤的分期、分级,采取不同手术方式。④术后通过自查和定期随访,早期发现局部复发或腹股沟淋巴结转移。

(二)体格检查

1.重点检查的内容及目的 患者考虑生殖系肿瘤,重点检查生殖系统,龟头处可见一菜花样肿块,形态不规则,约核桃样大小,质硬,有压痛,双侧腹股沟有无肿块。

2. 思维引导　体格检查发现腹股沟有肿大淋巴结,有压痛。评估阴茎癌患者的查体建议应包含:①病变或可疑病变的范围;②肿瘤的位置;③肿瘤的数目;④病变形态:乳头样、结节样、溃疡样或扁平样;⑤病变侵犯的程度,如侵犯到黏膜下层、白膜和尿道;⑥病变与尿道海绵体和阴茎海绵体的关系;⑦病变的颜色和边界;准确地了解病理诊断、原发肿瘤的分级,以及区域淋巴结的情况对制订准确的治疗方案是必须的。在判断海绵体是否受到侵犯时,要注重患者的查体情况。

(三)辅助检查

1. 主要内容及目的

(1)组织学活检是必需的检查,亦可采用细针穿刺活检。

(2)盆腔 CT:①腹股沟淋巴结转移时必须行盆腔扫描;盆腔淋巴结转移(或可疑转移),应行腹腔淋巴结扫描。②对转移性阴茎癌患者,PET/CT 有助于了解转移范围,但不作为常规检查。③有转移症状者,如骨痛,可行相应的影像学检查。

(3)心电图、心脏彩超、生化等:评估一般状况,为手术做准备。

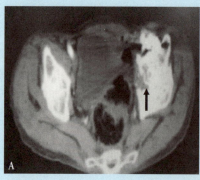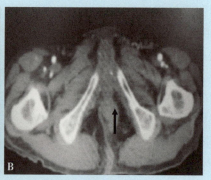

A. 盆腔增强 CT 横断面图,可见强化结节;B. 腹股沟增强 CT 横断面图,可见强化结节。

图7-9　CT 增强扫描

(5)取组织做病理:高分化鳞状细胞癌。

2. 思维引导　组织学活检是诊断的"金标准",分化差的 T_1、T_2 期肿瘤,推荐阴茎部分切除术。病灶局限于龟头时可切除部分或全部龟头,切缘距肿瘤 1 cm 以上(G_1 级、G_2 级肿瘤切缘距肿瘤 1 cm;G_3 级肿瘤切缘距肿瘤 1.5 cm)。阴茎癌局部切除术后肿瘤局部复发率 0~8%,5 年生存率在 90% 以上,可触及的淋巴结可以采用经皮淋巴结穿刺抽吸活检进行组织学或病理学来确诊。若腹股沟肿瘤已侵犯皮下结缔组织,且癌细胞分化较差,根据全身情况、年龄等因素进一步选择放疗及化疗。

(四)初步诊断

阴茎癌。

二、诊疗经过

1. 诊疗过程

(1)完善相关检查,心电图、胸部及上腹部 CT、血常规、肝功能、肾功能、凝血试验、传染病,评价有无转移,排除手术禁忌证。

(2)手术方式:阴茎部分切除术。

(3)术前告知患者及家属肿瘤术后可能出现复发,须定期随访,术后第 3 天拔除导尿管后出院。

(4)术后病理:高分化鳞状细胞癌。

(5)对采用阴茎部分或全部切除的患者,推荐前 2 年每 4 个月随访一次,第 3 年每 6 个月随访一次,第 4、5 年每年进行一次随访。对于更长期的随访,尚没有确切的数据提示一个明确的时间。

2. 治疗方案的选择依据　对于阴茎肿瘤的治疗,首选外科手术,手术方式主要分为 3 种:一是保留阴茎的手术,二是阴茎部分切除术,三是阴茎全切手术,三者的手术适应证不同。

(1)保留阴茎的治疗:原发灶为局限于包皮的早期小肿瘤,以及深部没有浸润、无淋巴结转移 T_1 期以前的肿瘤,可选择保留阴茎的治疗。分化良好且无淋巴血管侵犯的 T_1 期肿瘤、患者能够做到密切随访的 T_1G_3 肿瘤,也可选择保留阴茎的治疗。治疗的方法包括包皮环切术、局部病变切除、激光治疗、放疗等。复发的肿瘤如果没有侵犯海绵体可以再次选择保留阴茎的治疗。如果侵犯海绵体则需行阴茎部分切除或全切除治疗。

(2)阴茎部分切除术:分化差的 T_1、T_2 期肿瘤,推荐阴茎部分切除术。病灶局限于龟头时可切除部分和全部龟头。阴茎部分切除可采用英氏显微外科切除技术,即在显微镜下对连续切除的新鲜组织做冰冻切片检查,在确保完全切除病变的基础上又能尽量多地保留正常组织。肿瘤病变直径<1 cm 者治愈率为 100%,直径 3 cm 治愈率仅为 50%,总体 5 年治愈率为 74%。

(3)阴茎全切除术:T_2 期以上的阴茎癌推荐阴茎全切除术和会阴尿道造口术。T_2 期阴茎癌行部分切除术后如阴茎残端不能完成站立排尿功能时,也应行阴茎全切除和会阴尿道重建。当病灶未侵犯阴囊时,不建议切除阴囊和睾丸,保留阴囊和睾丸对维持男性的特征和以后行阴茎重建有帮助。当阴囊受累时(T_4 期),阴囊、睾丸切除术和阴茎全切除术同时进行。

三、思考与讨论

1. 阴茎癌患者查体的必要性　阴茎癌患者就诊时 40%~60% 可触及腹股沟肿大淋巴结,因此腹股沟区查体是必要的。阴茎癌患者中,约 50% 可触及的腹股沟淋巴结是炎症反应性而非转移性。但在随访中出现的肿大淋巴结几乎 100% 是转移性的。因此,区域淋巴结应该在原发肿瘤治疗后数周再次进行评估,以排除炎性反应,并密切随访观察区域淋巴结大小、数目等的变化。

2. 为进一步明确诊断需要进行的检查　患者需进一步行病灶活检术、阴茎彩超(可疑海绵体侵犯时)、腹股沟区彩超、盆腔增强 CT 检查,必要时可以进行头部 CT、胸部平片或 CT、腹部 CT、放射性核素骨扫描等可选择性的检查。

（1）为了明确原发灶性质和病变范围,需行阴茎病灶活检术、阴茎彩超(可疑海绵体侵犯时)、盆腔增强CT,在明确病理诊断的同时,了解肿瘤的分期、分级。阴茎病灶活检术是诊断阴茎癌的金标准。

（2）除原发灶外,还需行腹股沟彩超了解有无区域淋巴结转移。区域淋巴结有无转移、能否根治切除是影响生存率的决定因素。无区域淋巴结转移的患者术后5年生存率可达到95%~100%;当出现单个腹股沟淋巴结转移时,5年生存率降低到80%;出现多个腹股沟淋巴结转移时,5年生存率降低到50%。

（3）对考虑有区域淋巴结转移的患者,应进行远处转移的评估。阴茎癌最常见的转移部位为肺、肝、骨。疑有远处转移时,可相应选择胸片检查、腹部CT、放射性核素骨扫描。

四、练习题

1.阴茎癌的常见诱发因素有哪些?
2.阴茎癌淋巴结的清扫范围是什么?
3.阴茎癌全切术与部分切除术手术适应证是什么?

五、推荐阅读

[1]孙颖浩.吴阶平泌尿外科学(全3册)[M].北京:人民卫生出版社,2019.
[2]戴波,叶定伟,姚旭东,等.阴茎鳞状细胞癌区域性淋巴结转移的预测因子[J].中华泌尿外科杂志,2006,27(3):200-203.
[3]殷蔚伯,余子豪,徐国镇,等.肿瘤放射治疗学[M].4版.北京:中国协和医科大学出版社,2007.

案例27 睾丸肿瘤

一、病历资料

(一)门诊接诊

1.主诉 发现左侧睾丸肿物3个月。

2.问诊要点 有无诱发因素,如踢伤、刺伤、跨伤、扭伤、挤压伤等。发现的时间、具体部位、性质、生长速度、形态及大小的改变、活动范围、有无疼痛及疼痛性质、体位与症状的关系。伴随症状有无发热、阴囊破溃、血精、血尿。

3.问诊内容

（1）诱发因素:有无外伤性因素,如踢伤、刺伤、跨伤、扭伤、挤压伤等。

（2）主要症状:睾丸肿大常见于睾丸肿瘤、睾丸损伤、睾丸囊肿、睾丸鞘膜积液、睾丸附睾炎、生殖系统结核等疾病。应全面询问肿物情况,起病过程、形态大小、质地、活动程度、改变体位后肿块是否缩小。出现质硬的无痛性实性肿块提示睾丸肿瘤。阴囊出现质软的囊性肿物、触不到睾丸和附睾时多提示睾丸鞘膜积液。肿物合并红肿、疼痛,多提示睾丸附睾炎、生殖系统结核。

（3）伴随症状:发热、阴囊破溃、血精、血尿等表现。发热及阴囊破溃多提示存在感染因素,睾丸附睾炎、睾丸附睾结核多出现发热症状,睾丸结核多由泌尿系统结核、肺结核播散所致,部分患者合并结核全身症状,后期周围蔓延可出现难治性阴囊破溃、窦道;睾丸附睾炎表现为睾丸弥漫性增大,多出现睾丸疼痛,应与睾丸肿瘤仔细鉴别。睾丸肿瘤多表现为睾丸进行性、无痛性增大,并有沉重感,精原细胞肿瘤肿大的睾丸多保持睾丸的轮廓,质地一致,而畸胎瘤大多呈结节样肿大,质地不一,约10%的睾丸肿瘤患者因睾丸内出血或梗阻而产生痛觉,少数患者合并血精、血尿,应与生殖系统感染性疾病仔细鉴别。睾丸鞘膜积液阴囊内表现为囊性肿块,睾丸及附睾难以触及。睾丸血肿等多由外伤引起,容易鉴别。睾丸扭转多起病急,多伴有剧烈疼痛,容易误诊为睾丸炎,超声检查如无血流信号,应立即行探查手术。

(4)诊治经过:入院前的相关的影像检查资料、实验室检查结果、既往诊断,用过何种药物,是否行手术治疗,治疗效果如何。

(5)既往史:有无外伤、隐睾及手术病史,有无结核病史、激素类药物应用史及其他一般既往史。既往史作为睾丸疾病的重要资料,其作用不可或缺。隐睾是睾丸肿瘤的危险因素,隐睾人群罹患睾丸癌概率远大于普通人,部分患者单侧睾丸肿瘤根治术后,可出现对侧睾丸转移。睾丸附睾结核往往合并肺结核、泌尿系统结核病史。患者既往病史可协助全面了解患者整体身体状况,评估手术风险。

(6)个人史:从事涉及氧化锌及硫酸铬等相关化学性致癌物质的职业,如印染、制药、电缆、皮革、橡胶、塑料、油漆、印刷等的人群发生睾丸肿瘤的风险显著增加。

(7)家族史:睾丸肿瘤存在家族遗传因倾向,基因学研究表明,各种病理类型的睾丸肿瘤与12号染色体短臂异位特异性相关,$p53$基因的改变也与睾丸肿瘤的发生具有相关性,进一步基因研究表明睾丸肿瘤相关的基因突变还包括5、6和12号染色体。

问诊结果

现病史:患者,男性,27岁,因"发现左侧睾丸肿物3个月"就诊。3个月前患者无明显诱因出现左侧睾丸肿物,质硬,休息或仰卧后症状未见减轻,无疼痛,无发热、发力,无恶心、呕吐、无血精、血尿、尿痛,遂去当地医院就诊,予抗菌药物消炎后效果不佳,肿物不见缩小,仍质硬。3个月来患者左侧睾丸肿物逐渐增大,遂来医院,行彩超示左侧睾丸形态正常,包膜光滑,内可见两个实质性低回声,边界欠清,形态欠规则,大小分别约26 mm×18 mm、8 mm×5 mm,彩色多普勒血流成像(CDFI):内可见丰富血流信号,余实质回声均匀。考虑:左侧睾丸低回声占位(考虑精原细胞瘤可能性大),为进一步治疗住院。

既往史:既往体健,5岁时患者因左侧隐睾行左侧隐睾下降固定术,术后恢复良好。无吸烟、嗜酒嗜好,否认冶游史。

---

4. 思维引导　睾丸肿物、睾丸肿大是男性生殖系统最常见的症状之一,生殖系统肿瘤、外伤、感染、结核等均可表现为该症状。睾丸肿瘤通常表现为渐进性、无痛性睾丸肿大,有沉重感,质地硬,少部分患者睾丸内出血或梗阻亦可产生痛觉。儿童睾丸肿块合并出现早熟症状,成人睾丸肿块合并出现乳房增生、性欲减退时,应考虑间质细胞瘤。睾丸鞘膜积液出现睾丸肿胀通常表现为无痛性囊性肿胀,质软,难以触及睾丸及附睾,透光试验阳性。生殖系统损伤如睾丸血肿、睾丸扭转引起睾丸肿胀多伴外伤、剧烈运动病史,伴随疼痛症状。感染、结核因素通常出现发热、疼痛,经过正规抗感染治疗后症状往往能够有一定程度缓解。对于此类患者,问诊时要注意掌握要点:明确肿块与睾丸、附睾、阴囊的关系,肿块的起病、大小、活动度,是否疼痛,是否出现发热、阴囊破溃、血精、血尿等伴随症状。睾丸肿瘤的病因:睾丸肿瘤好发于中青年男性,大部分(90%~95%)为生殖细胞肿瘤,其中1%~2%为双侧病变。睾丸肿瘤病因尚不完全明确,现有研究表明环境因素对睾丸肿瘤的发病起

重要作用。目前已能确定的高危因素包括睾丸发育异常(隐睾、少精、弱精等)、一代直系亲属具有睾丸肿瘤及/或本身具有睾丸肿瘤病史。此外,基因学查明基因的改变与睾丸肿瘤发病相关,12 号染色体的短臂变异与生殖细胞肿瘤相关,多种类型睾丸肿瘤均可发现 *RAS* 基因家族、*KIT* 基因家族变异。66% 的睾丸肿瘤患者存在 *p53* 基因改变。近来发现 *PTEN* 基因与睾丸肿瘤的发展相关。生殖细胞肿瘤和胚胎干细胞在 miRNA 特征上类似,因此,有证据表明,针对胚胎 miR-367 及 miR-371-73 检测有助于睾丸肿瘤的诊断。

(二)体格检查

1. 重点检查的内容及目的   该患者睾丸无痛性、渐进性肿大,考虑睾丸肿瘤,重点应查阴囊内容物,注意双侧阴囊形态、大小是否对称,阴囊皮肤是否红肿、破溃;睾丸的位置、大小、质地、重量,表面是否光滑,是否透光,可否还纳,肿物的位置、是否压痛,以及肿物与附睾、精索和阴囊的关系,是否粘连;附睾、精索及输精管有无结节、压痛。此外,还应注意肿瘤转移体征检查,注意双侧腹股沟淋巴结是否肿大;男性女乳症等。

体格检查结果

T 36.5 ℃,R 19 次/min,P 70 次/min,BP 121/79 mmHg

一般查体:发育正常,营养良好,体型匀称,神志清楚,自主体位,正常面容,表情自如,查体合作,全身皮肤黏膜无黄染,无皮下出血,瞳孔等大等圆,乳腺发育正常。专科查体:左侧腹股沟可见既往手术瘢痕,长约 3.0 cm,瘢痕处皮肤愈合良好,双肾区无隆起,无压痛、叩击痛,双侧输尿管走行区无压痛、叩击痛,耻骨上膀胱区无膨隆、压痛。阴毛呈男性分布,阴茎发育正常,双侧阴囊大小正常,阴囊皮肤完整,无溃疡,右侧睾丸、附睾、精索未触及明显异常,左侧睾丸可触及 2 处肿物,较大者约 2.5 cm×2.0 cm,透光试验阴性,质地硬,无压痛,边界不清,左侧附睾、精索未触及明显异常,双侧腹股沟淋巴结未触及明显肿大。尿道外口无红肿及异常分泌物,无狭窄及赘生物。

---

2. 思维引导   体格检查作为睾丸肿瘤的重要诊断依据,此类患者往往具有特异性体征,睾丸肿瘤多好发于 25~45 岁的中青年,一般表现为患侧阴囊单发无痛性肿块,质地硬,与睾丸界限不清,用手托起较对侧沉重,透光试验阴性。

(三)辅助检查

1. 主要内容及目的

(1)生殖系统超声检查:睾丸肿物的首选影像学检查,明确病变部位、肿块血供、浸润深度,还可了解对侧睾丸情况。

(2)TB-DNA、T-SOPT、尿结核菌素测定:排除感染性、结核性病变。

(3)甲胎蛋白(AFP)、人绒毛膜促性腺激素(HCG)、乳酸脱氢酶(LDH)检验:睾丸肿瘤标志物检测,协助诊断睾丸肿瘤。睾丸切除术后,血清肿瘤标志物持续升高往往提示肿瘤转移。

(4)胸部、腹部及盆腔 CT 检查:睾丸肿瘤的常规检查,早期可发现肺部及纵隔转移灶,排查结核及腹膜后淋巴结转移灶。CT 目前被认为是检查腹膜后淋巴结转移灶的最佳检查手段。

(5)睾丸 MRI 检查:在诊断睾丸肿瘤上,MRI 的特异性及敏感性相比超声检查具有显著优势。

(6)睾丸穿刺活检:睾丸肿瘤患者行经阴囊穿刺活检可增加局部复发率,该检查并非适合所有人群,多用于评估生育功能、睾丸发育情况。

(7)心脏彩超、生化、传染病等:评估一般状况,为手术做准备。

辅助检查结果

（1）超声：左侧睾丸形态正常，包膜光滑，内可见两个实质性低回声，边界欠清，形态欠规则，大小分别约 26 mm×18 mm，8 mm×5 mm。CDFI：内可见丰富血流信号，其余实质回声均匀。考虑：左侧睾丸低回声占位（考虑精原细胞瘤可能性大），心脏彩超未见异常。

（2）结核筛查：TB-DNA（−）、T-SPOT（−）、尿结核菌素测定（−）。

（3）睾丸肿瘤标志物：AFP（−），HCG（−），LDH（+）。

（4）CT 描述：左侧睾丸可见结节状低密度影，增强扫描可见明显强化，边界欠清，腹膜后及淋巴结未见明显肿大腹股沟，胸部 CT 未见明显异常。考虑：左侧睾丸占位，考虑恶性。

（5）MRI：左侧睾丸内可见团片状长 T_1 混杂短 T_2 信号，DWI 高 b 值弥散受限高信号，ADC 呈低信号（图 7-10）。考虑：左侧睾丸占位性病变，精原细胞瘤可能性大。

（6）血常规、肝功能、肾功能、传染病检查：均未见异常。

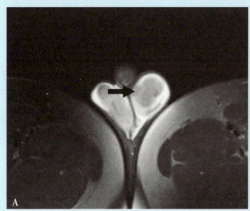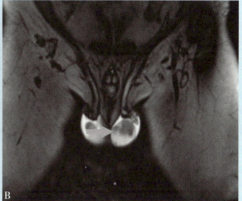

A. 睾丸肿瘤增强 MRI 检查横断面图；B. 睾丸肿瘤增强 MRI 检查冠状位图。

图 7-10　MRI 检查

2. 思维引导　睾丸肿物患者首先行超声检查，明确病变部位，对病情做出基本判断，TB-DNA（−）、T-SPOT（−）、尿结核菌素测定（−）不支持生殖系统结核，但存在假阴性可能。CT 和 MRI 作为诊断的重要影像学检查，能够更加清楚地显示肿块浸润，肿块与睾丸、阴囊的解剖关系。此外，还能够发现远处转移灶，可以检测到直径小于 2 cm 的淋巴结。肿瘤标志物（AFP、HCG、LDH）检测对于病情评估、术后检测有重要作用，51% 的睾丸肿瘤患者伴随肿瘤标志物数值升高。其中，卵黄囊瘤病例中几乎 100% 合并 AFP 升高，50% 畸胎瘤及 70% 的胚胎癌合并 AFP 升高，精原细胞瘤及绒毛膜癌病例中血清 AFP 一般正常。精原细胞瘤合并 AFP 升高通常意味着混杂胚胎癌等非精原细胞瘤成分。HCG 升高时，应高度怀疑绒毛膜癌可能。LDH 特异性不高，但往往提示肿瘤进展，80% 进展性睾丸肿瘤合并 LDH 升高，Ⅰ期精原细胞瘤病例中 LDH 升高者仅 30%，Ⅱ期达 59%，Ⅲ期更高。

（四）初步诊断

睾丸肿瘤（精原细胞瘤）。

二、诊疗经过

1. 诊疗过程

（1）完善相关检查检验，心电图、血常规、肝功能、肾功能、凝血试验、传染病，排除手术禁忌证。

（2）手术方式：左侧睾丸探查（备术中冰冻，备睾丸根治性切除术）。

（3）术前告知患者及家属睾丸恶性肿瘤可能性，讲解手术方案术中切除可疑病灶送快速冰冻病理检测,冰冻病理结果决定进一步手术方案,如术中冰冻结果为恶性肿瘤,则术中行睾丸根治性切除术,并根据术后常规病理,行进一步治疗,如放疗、化疗等。并告知患者及家属手术相关风险,如肿瘤复发、转移、出血、感染等。

(4)术中快速冰冻检查:左侧睾丸恶性肿瘤,考虑精原细胞瘤,待常规病理。术后病理结果:左侧睾丸精原细胞瘤。

(5)术后辅助治疗:辅助放疗、辅助卡铂方案化疗,患者1年内复查影像学检查未见复发。

2. 治疗方案的选择依据 任何怀疑睾丸肿瘤的患者均应该行经腹股沟睾丸探查,将睾丸及其周围筋膜拉出,确诊者应在内环口处分离精索,游离后高位结扎并切除睾丸;如诊断尚不明确,可切除可疑病变组织,术中送快速冰冻病理检测,根据结果选择根治性睾丸切除术或其他方案。睾丸肿瘤患者多行根治性睾丸切除手术,保留睾丸手术对肿瘤控制存在一定风险,有观点认为单侧孤立睾丸肿瘤或双侧睾丸肿瘤患者,睾酮水平正常,且瘤体小于睾丸体积30%时可考虑保留睾丸手术,这些患者术后需行辅助放疗(16~20 Gy),目前尚无可靠结果证实其安全性及有效性。此外,睾丸肿瘤分多种类型,不同类型治疗过程有所不同。

(1)精原细胞瘤:Ⅰ期睾丸精原细胞瘤患者行根治性睾丸切除手术,按照个体化原则进行术后辅助治疗,辅助治疗方案包括放疗、卡铂方案化疗。对于低危患者不需要术后辅助治疗,但需严密监测。高危患者术后接受2个周期卡铂方案化疗可明显降低复发率。Ⅱ期、Ⅲ期精原细胞瘤患者根据情况选择放疗或联合化疗方案治疗。

(2)非精原细胞瘤:临床Ⅰ期的非精原细胞瘤2年内复发率为14%~48%,对于高危患者(淋巴管、血管侵犯)术后进行2个周期博来霉素+依托泊苷+顺铂(BEP)方案辅助化疗,可大幅度降低复发率。目前有数据表明,亦可将2个周期化疗减少至单周期,以提高风险−获益比。对于肿瘤标志物不升高的Ⅱa~Ⅱb期非精原细胞瘤可选择保留神经的腹膜后淋巴结清扫,对于肿瘤标志物升高者,选择3~4个周期BEP方案化疗后再进行残存肿瘤切除。对于Ⅱc~Ⅲ期患者,根据个体化选择化疗方案。

(3)睾丸非生殖细胞瘤:睾丸非生殖细胞瘤种类繁多,其中多数为性索间质肿瘤,另有非特异性间质肿瘤。性索间质肿瘤主要包括睾丸间质细胞瘤和支持细胞瘤,不同种类非生殖细胞肿瘤治疗差异较大。①睾丸间质细胞瘤(Leydig cell tumor,LCT),多为良性,少数(约10%)可能出现恶变,恶性者常伴随以下特征:瘤体>5 cm;患者年龄较大;有丝分裂活性高;血管侵袭;细胞有明显异型性;MIB−1表达增加,组织坏死,边缘浸润;病变超出睾丸壁;DNA非整倍性。睾丸间质细胞瘤常表现为良性过程,尽可能行保留睾丸手术,尤其是术中冰冻结果确诊良性患者。②睾丸支持细胞瘤(Sertoli cell tumor,SCT):病灶多局限,良性为主,恶性Sertoli细胞瘤占10%~22%。恶性Sertoli细胞瘤常伴有以下特征:瘤体>5 cm;坏死;血管侵犯;有丝分裂活性高;细胞核仁多型性。Sertoli细胞瘤多为良性,行保留睾丸手术。但体积小的Sertoli细胞瘤常被误诊,故此时应行睾丸部分切除术,得到最终病理后再做进一步处理。

三、思考与讨论

睾丸癌患者多为中青年,经治疗后是否还有"安全生育"能力?综合治疗的重要性在睾丸肿瘤患者中体现了出来,部分患者在"治病"和"生育"之间艰难抉择,因此,保留生育能力和性能力成为睾丸肿瘤治疗的重要目标。实际上早期睾丸癌患者行睾丸根治性切除术后,另一侧睾丸仍保留生育能力。但术后辅助放疗、化疗对生育能力会产生一定影响。在接受治疗12~18个月后再考虑生育问题,以降低潜在胎儿畸形的危险性。其中孤立睾丸放疗,出现间质细胞功能不全的风险升高,对于有生育要求的此类患者,可考虑放缓放疗或者提前冷冻处理精液。此外,睾丸肿瘤各种治疗均可致性功能下降,尤其是腹膜后淋巴结清扫术可能损伤腹下神经及盆神经丛,可产生阳痿、逆行射精等并发症,造成不育症,有生育要求患者亦需要提前准备。

四、练习题

1.睾丸肿瘤种类繁多,最常见于哪些种类,又该如何选择合适的个体化治疗方案?

2.睾丸肿瘤治愈率高,得益于早期发现、早期治疗、严密随访,请问睾丸癌早期筛查需要检测哪些肿瘤标志物?各肿瘤标志物分别具有哪些临床意义?

3.生育能力和性能力在睾丸肿瘤的治疗中尤为重要,哪些治疗方案对生育和性能力影响较大?

五、推荐阅读

黄健,张旭.中国泌尿外科疾病和男科疾病诊断治疗指南[M].北京:科学出版社,2022.

案例28　阴囊佩吉特病

一、病历资料

(一)门诊接诊

1. **主诉**　发现阴茎根部皮肤红斑样皮损5年余。

2. **问诊要点**　红斑出现的诱因;有无全身黏膜其他部位的红斑;有无过敏性红斑的病史;红斑的发生、发展、消退等的演变情况。红斑的具体表现,起病缓急,伴不伴发热、腹泻、呼吸困难等不适;患者的诊治及恢复情况。

3. **问诊内容**

(1)诱发因素:发病前有无口服特殊的食物、药物。

(2)主要症状:红斑常见于急慢性过敏、荨麻疹、湿疹、局部血管病变等疾病。应同时询问红斑有何特点:形状、有无鳞屑、表面有无渗出,消退的缓急。初起的湿疹为红色斑丘疹,接着有渗液,最后结痂脱屑,反复发生,瘙痒较重;皮炎为边缘清楚的暗黄斑片或斑丘疹,表面被覆油脂性鳞屑或痂皮;皮肤过敏多为食物、药物导致皮肤表面干燥、发红、起斑点、眼肿、脱皮等表现。

(3)伴随症状:红斑样皮疹出现后局部有无渗出、结痂,有无发热、腹泻、呼吸困难等全身症状。

(4)诊治经过:做过何种检查,用过何种药物,便于作出初步诊断。

(5)既往史:一方面是继续寻找红斑样皮损原因,有无食物、药物过敏;有无皮肤湿疹的既往史;有无季节性过敏的临床表现。另一方面老年患者排除局部色素沉着、血管扩张等。

(6)个人史:长期接触某些致癌物质的职业,如染料、纺织、皮革、橡胶、塑料、油漆、印刷等,以及长期接受日光照射等发生皮肤癌的风险显著增加。

(7)家族史:阴囊湿疹样癌存在家族遗传倾向。

问诊结果

现病史:患者,男性,70岁,因"发现阴茎根部皮肤红斑样皮损5年余"就诊。5年前患者无明显诱因出现阴茎根部皮肤红斑样皮损,微隆起于正常皮肤,病灶表面粗糙,伴局部瘙痒、糜烂、结痂,无发热、腹泻、呼吸困难等症状,无尿频、尿急、尿痛等不适,多次就诊于当地医院,诊断为"阴囊湿疹",给予外用药物治疗(具体不详),未见好转,且皮损范围逐渐增大,如"地图样",可见红斑、结痂及糜烂,就诊于皮肤科,给予局部皮肤活检,病理提示阴囊佩吉特(Paget)病。门诊以"阴囊湿疹样癌"收入院。

既往史:既往体健,无特殊病史,吸烟是20年余,约每天20支,戒烟3年余,无嗜酒嗜好。

4. 思维引导　阴囊红斑样皮疹常见于：急慢性过敏、荨麻疹、皮炎、湿疹、局部血管病变及皮肤恶性肿瘤等,其各有特点。所以针对性的问诊,要注意掌握要点:有无明显的诱因、是否具有季节性、皮疹的发展过程及特点、既往治疗的效果及是否伴有渗出、恶臭等相关临床表现。如考虑皮肤恶性肿瘤,局部活检病理即可明确诊断。

（二）体格检查

1. 重点检查的内容及目的　患者考虑阴囊皮肤恶性肿瘤,重点检查泌尿生殖系统,有无双肾区压痛、叩击痛,是否合并输尿管走行区压痛,判断是否合并尿路的梗阻或感染。膀胱区是否膨隆,有无包块,前列腺直肠指诊判断前列腺增生情况。着重检查阴茎、阴囊的情况,了解肿瘤侵犯的深度,与睾丸、附睾、阴茎的关系,双侧腹股沟区淋巴结情况。

体格检查结果

T 36.0 ℃, R 22 次/min, P 90 次/min, BP 135/75 mmHg

　　患者一般状况可,发育正常,皮肤巩膜未见明显黄染,浅表淋巴结未扪及,腹部平软,无压痛,未触及包块,无移动性浊音,肠鸣音正常,双侧肾区无压痛、叩击痛,双侧输尿管走行区无压痛,耻骨上膀胱区无充盈,双侧腹股沟区未触及明显增大的淋巴结。会阴部发育成人型,尿道口无分泌物,双侧睾丸、附睾无肿大,阴茎根部上方偏左可见一大小约 4 cm×5 cm 的红斑样皮损,呈地图样,微隆起于正常皮肤,病灶表面粗糙,可见结痂和糜烂。直肠指诊:前列腺体积增大,Ⅱ度,质韧,无压痛及硬结,中央沟存在,指套无血迹。

---

2. 思维引导　双肾区及双侧输尿管走行区无压痛、叩击痛,膀胱区无压痛,不支持上尿路梗阻诊断,阴囊处可见病变部位,着重了解肿瘤侵犯的深度,特别是其与睾丸、附睾、阴茎甚至是大腿根部皮肤的关系。

（三）辅助检查

1. 主要内容及目的

（1）血常规、尿常规、生化、免疫功能、凝血功能:了解是否合并泌尿系统感染,完善术前常规化验检查。

（2）胸部 CT、腹部彩超、心脏彩超:了解有无胸腹脏器转移及心脏功能。

（3）泌尿系统 MRI:了解泌尿系统情况,了解腹膜后及盆腔淋巴结有无增大或转移。

（4）活检:最重要的检查手段,可在术前明确病变性质。

辅助检查结果

　　（1）尿常规、血常规、生化、免疫功能及凝血功能:均未见明显异常。

　　（2）腹部及心脏彩超:肝、胆、胰、脾均未见明显异常,心内结构未见明显异常。

　　（3）胸部 CT:双肺陈旧性炎性改变。

　　（4）泌尿生殖系统 MRI:双侧睾丸及阴茎形态未见明显异常,前列腺增生伴钙化,腹膜后及盆腔未见明显增大的淋巴结。

　　（5）术前查体及活检情况:病变部位活检病理符合 Paget 病改变（图 7-11）。

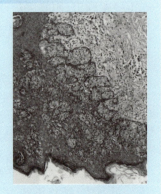

图 7-11　活检病理

2. 思维引导　患者病史较长,且既往治疗无明显好转的情况;查体发现病损范围大,表面粗糙不平,伴表面结痂、渗出;术前可以根据 CT 协助进行肿瘤分期,多参数核磁对于肿瘤的浸润深度及盆腔淋巴结转移情况判断更为准确,必要时需完善。活检检查为确诊检查,根据活检情况及盆腔淋巴结情况,可以初步判定肿瘤的 TNM 分期,并帮助制订手术方案。

(四)初步诊断

阴囊湿疹样癌。

二、诊疗经过

(1)完善相关检查,心电图、心脏及腹部彩超、胸部 CT、泌尿系统 MRI、血常规、肝功能、肾功能、凝血试验、传染病,评价有无转移,排除手术禁忌证。

(2)手术方式:阴囊皮肤癌广泛切除+皮瓣转移术。对于已确诊的病例,应以早期手术切除为首选治疗。范围应包括肉眼所见正常皮肤边缘 2 cm 以上,深度须达睾丸鞘膜层。如病变范围大可转移下腹部皮瓣或大腿前内侧皮瓣修复皮损。腹股沟淋巴结肿大者应活检,如肿瘤转移,须行淋巴结清扫术,包括同侧睾丸、精索及腹股沟淋巴结在内的广泛切除。

(3)术前告知患者及家属肿瘤术后可能出现复发,需要定期随访。

(4)术后病理结果:阴囊 Paget 病。

(5)预后:该病进展缓慢,但 C 期、D 期患者预后极差,本病对放化疗均不敏感。对于无法进行病灶彻底切除者,有人曾联合应用放疗及丝裂霉素、氟尿嘧啶化疗而使患者获得短暂生存获益。

三、思考与讨论

阴囊 Paget 病的分期依据:阴囊 Paget 病现仍延用 Ray 分期,依据临床表现和术后病理检查结果分为 4 期:①病变局限于阴囊者为 A_1 期,病变累及阴囊内器官如睾丸、精索及阴茎,但无转移为 A_2 期;②有腹股沟或髂血管周围淋巴结转移并可切除者为 B 期;③有髂腹股沟淋巴转移无法切除者为 C 期;④有髂腹股沟以远转移者为 D 期。

四、练习题

1. 阴囊皮肤红肿、湿疹、红斑及皮肤瘙痒是本病最常见的临床表现,如何与阴囊湿疹、皮炎进行鉴别诊断?

2. 阴囊 Paget 病手术方案的制订及切除范围如何?

3. 术后患者如何随访?

五、推荐阅读

[1]黄健,张旭.中国泌尿外科疾病和男科疾病诊断治疗指南[M].北京:科学出版社,2022.
[2]那彦群,李鸣.泌尿外科学高级教程[M].北京:人民军医出版社,2011.

案例 29　原发性醛固酮增多症

一、病历资料

(一)门诊接诊

1. 主诉　高血压 20 年余,发现低血钾 4 d。

2. 问诊要点　是否伴有肌无力或周期性麻痹、针刺感;近期饮食情况;近期是否口服利尿药物;是否伴有口渴、多尿,夜尿增多;一般降压药物疗效如何;有无高血压家族史;是否有心、脑、肾等器官并发症。

3. 问诊内容

(1)诱发因素:近期饮食情况;有无严重呕吐、腹泻等;近期是否口服利尿药物。

(2)主要症状:典型的表现为高血压、低血钾、高血钠、碱中毒及肌无力或周期性瘫痪。其主要临床表现是高血压和低血钾。血钾正常、高血压是大部分患者的早期症状,低血钾是疾病发展到一定阶段的表现。高血压以舒张压升高为主,一般降压药物效果不佳;70% 患者呈持续性低血钾,30% 为间歇性,患者表现为肌无力,甚至周期性瘫痪,首先累及四肢,重者发生软瘫,并影响呼吸和吞咽;另外低血钾也可引起厌食、恶性、呕吐和腹胀、肠蠕动消失等肠麻痹表现。也可出现低血钾心电图改变,表现为早期出现 ST 段压低,T 波降低、增宽或倒置,随后出现 QT 间期延长和 U 波,严重者出现 P 波幅度增高、QRS 增宽、室上性或室性心动过速、心房颤动。

(3)伴随症状:烦渴、多饮、多尿,以夜尿增多为主,主要由肾浓缩功能下降引起;是否有心、脑、肾等器官并发症。

(4)诊治经过:做过何种检查,用过何种药物。

(5)既往史:一方面是继续寻找低血钾原因,近期有无饮食差、长期腹泻,有无口服利尿药物;另一方面是长期高血压,容易引起心、脑、肾等器官并发症,原发性醛固酮增多症的心脑血管病变的发生率和死亡率高于相同程度的原发性高血压,对肾的损害高于相同程度的原发性高血压。

(6)个人史:烟酒嗜好,高血压患病风险增加。

(7)家族史:其中一种分型为家族性醛固酮增多症,高血压与低血钾不十分严重,常规降压药无效,但糖皮质激素可维持血压和血钾正常。

问诊结果

现病史:患者,女性,59 岁,因"高血压 20 年余,发现低血钾 4 d"就诊。20 年余前发现高血压,血压最高 210/110 mmHg,伴有头痛、头晕、心慌、胸闷,伴有全身乏力,未予治疗。10 年前间断口服降压药物(具体不详)治疗,血压控制不佳,2年前规律口服硝苯地平缓释片,血压控制可。4 d前出现下肢无力症状,无厌食、恶心、呕吐、腹胀,就诊于当地医院电解质:血钾2.95 mmol/L,给予补钾治疗后症状好转。现为求进一步治疗来医院就诊。

既往史:10年余前脑梗死病史,无明显后遗症。

4. 思维引导　原发性醛固酮增多症是由于肾上腺皮质球状带分泌过多的醛固酮,引起以高血压、低血钾、高血钠、低血浆肾素活性、碱中毒、周期性麻痹,以及血、尿醛固酮升高为特征的临床综合征。醛固酮的分泌是自主性或部分自主性的,过多醛固酮负反馈抑制肾素的分泌和血浆肾素的活性,故原发性醛固酮增多症也称为低肾素活性醛固酮增多症。

由于高血压、低血钾、碱中毒,患者可有以下症状:头痛、肌肉无力和抽搐、乏力、暂时性麻痹、针刺感、口渴、多尿,夜尿增多。低血钾时,患者的生理反射可以不正常。病程长时也可导致心、脑、肾等器官并发症。

原发性醛固酮增多症的典型临床表现为高血压、低血钾,结合患者出现下肢无力症状,所以首先考虑到诊断为原发性醛固酮增多症。绝大多数原发性醛固酮增多症的首发症状为高血压,高血压病患者中原发性醛固酮增多症占0.5%～16.0%,平均10%左右,是继发性高血压最常见的病因。高血压患者有下列情况时需考虑原发性醛固酮增多症:①一般降压药物疗效不明显或无效;②伴有不能解释的自发性低血钾或易触发低血钾;③伴有肌无力或周期性麻痹;④难治性高血压或高血压2级以上;⑤原发性醛固酮增多症患者一级亲属患高血压;⑥儿童、青少年高血压;⑦肾功能减退而尿液呈碱性。

针对低钾血症问诊:①是否存在消化道梗阻、长期禁食、昏迷、神经性厌食等导致钾摄入不足的因素;②是否存在严重呕吐、腹泻、持续胃肠减压、肠瘘等导致钾丢失过多的因素;③是否存在长期应用呋塞米或噻嗪类利尿剂等因素。

(二)体格检查

1. 重点检查的内容及目的　患者考虑原发性醛固酮增多症,重点监测血压情况,有无腹胀、肠鸣音减弱甚至消失,有无双肾区隆起、肿块、叩压痛、叩击痛;双下肢肌力、肌张力。

体格检查结果

T 36.5 ℃,R 18 次/min,P 72 次/min,BP 135/86 mmHg

患者一般状况可,发育正常,皮肤巩膜未见明显黄染,浅表淋巴结未扪及,腹部平软,无压痛,未触及包块,无移动性浊音,肠鸣音正常,双侧肾区无隆起、无压痛、叩击痛;双下肢肌力、肌张力正常。

2. 思维引导　体格检查没有太多阳性体征,无肠麻痹表现,双侧肾区无隆起,无压痛、叩击痛;双下肢肌力、肌张力正常。血压口服降压药物后控制可。患者院外已纠正低血钾,下肢无力症状已经改善,遂查体未见相关明显阳性体征。但若属于初次就诊患者,低血钾相关体征表现须详细查明。

(三)辅助检查

1. 主要内容及目的

(1)心电图:是否存在低血钾症表现。

(2)血生化、尿常规:了解血钾、血钠浓度,尿液 pH 值。

（3）血激素水平测定:血醛固酮、肾素、血管紧张素(立、卧位)，皮质醇节律(8:00、16:00、0:00)，促肾上腺皮质激素(ACTH)，24 h尿游离皮质醇、尿香草基扁桃酸(VMA)、尿钾、尿钠、尿醛固酮。以对肾上腺疾病进行诊断及鉴别诊断。

（4）血浆醛固酮/肾素浓度比值(ARR):ARR对于筛选血钾正常的原醛更有效。

（5）超声:常用于筛查，但难以发现直径<1 cm的肾上腺肿瘤。

（6）肾上腺CT平扫+增强:可检出直径>5 mm的肾上腺肿物，原发性醛固酮瘤呈低密度或等密度，强化不明显。

（7）心脏彩超、血常规、传染病等:评估一般状况，为手术做准备。

辅助检查结果

（1）心电图:窦性心律78 次/min,T波降低。

（2）血生化、尿常规:尿pH值7.7,血钾3.3 mmol/L,血钠146 mmol/L。

（3）血激素水平:醛固酮,立位412.62 pg/mL、卧位356.26 pg/mL。肾素,立位0.43 ng/(mL·h)、卧位0.86 ng/(mL·h)。血管紧张素Ⅱ,立位0.73 ng/mL,卧位0.77 ng/mL。皮质醇节律,(8:00)384.9 nmol/L,(16:00)174.9 nmol/L,(0:00)112.6 nmol/L。24 h尿VMA 75.5 μmol/24 h。ACTH:23.51 pg/mL。

（4）ARR:立位959.58、卧位414.26。

（5）CT平扫+增强:左侧肾上腺区见椭圆形低密度灶,边界清晰,增强扫描未见明显强化。诊断意见:左侧肾上腺占位,腺瘤可能(图8-1)。

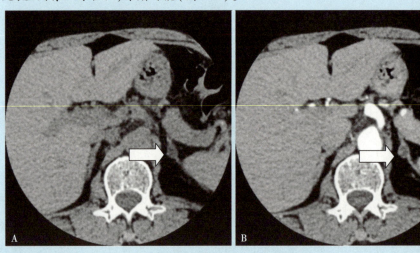

A. 肾上腺平扫CT横断面图,箭头处为肾上腺肿瘤;B. 肾上腺增强CT横断面图,肿瘤未见明显强化。

图8-1　肾上腺CT平扫及增强

2. 思维引导　本病例心电图存在低血钾表现,且血钾低、血钠高,尿pH值升高,血醛固酮增高且不受立卧位的影响,血激素水平的测定符合醛固酮腺瘤的表现。ARR增高≥40提示醛固酮分泌为肾上腺自主性,结合血浆醛固酮浓度>20 ng/dL,则ARR对诊断原发性醛固酮增多症的敏感性和特异性均达90%左右。原发性醛固酮瘤多为低密度或等密度,强化不明显,对直径<1 cm的醛固酮瘤检出率在90%以上。腺癌发现时直径一般>3 cm,有强化,边缘不清楚,有浸润表现。多排螺旋CT薄层扫描,对于发现直径<1 cm的肿瘤及增生有重要意义。

（四）初步诊断

①原发性醛固酮增多症;②左侧肾上腺占位(腺瘤可能);③高血压3级(极高危);④低钾血症;

⑤脑梗死。

二、诊疗经过

1.诊疗过程

（1）完善相关检查，心脏彩超、心电图、血常规、肝功能、肾功能、凝血试验、传染病，排除手术禁忌证。

（2）手术方式：腹腔镜左侧肾上腺切除术。

（3）术前准备：术前须控制高血压、纠正低血钾、碱中毒等。常用药物：螺内酯，螺内酯能特异性拮抗醛固酮，是术前准备的首选药物。每8 h口服1次，每次20～80 mg（60～240 mg/d）起，根据血压及血钾情况，逐日增加剂量，最大可增至每次120～140 mg（360～420 mg/d）；通过快速大剂量螺内酯治疗，配合药物补钾及长效缓释降压药物辅助降压，多数患者服药5～7 d后，血压及血钾可恢复正常。肾功能不全者，螺内酯量酌减，以防止高血钾。

（4）手术治疗情况：于全身麻醉下行经后腹膜途径腹腔镜下肾上腺切除术（laparoscopic adrenalectomy，LA）。取完全侧卧位，进入后腹膜腔后沿腰大肌向上分离至肾上腺位置，打开肾周筋膜及肾周脂肪囊，暴露肾上腺区，可见一直径约1 cm金黄色类圆形肿物（图8-2），使用超声刀切除肿物，保留部分肾上腺组织。

（5）术后病理结果：皮质腺瘤。

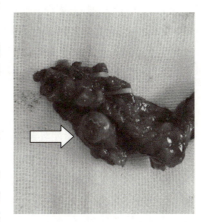

图8-2　术后大体标本

2.治疗方案的选择依据

治疗目的是预防醛固酮所致的高血压、低血钾、肾毒性，以及降低心血管损害的发病率和死亡率。

（1）手术治疗：①肾上腺醛固酮腺瘤（APA）；②单侧肾上腺增生（UNAH）；③分泌醛固酮肾上腺皮质癌或异位肿瘤；④由于药物不良反应不能耐受长期药物治疗的（双侧肾上腺增生）特发性醛固酮增多症（IHA）者。

APA：首选腹腔镜肾上腺肿瘤切除术或腹腔镜优势侧肾上腺全切术。如疑多发性APA或伴有结节样增生可能者，推荐优势侧肾上腺全切术。

UNAH：推荐醛固酮优势分泌侧腹腔镜肾上腺全切。

分泌醛固酮的肾上腺皮质癌（ACC）：肿瘤已经严重侵犯周围组织、肿瘤血管较难控制、分离困难、出血严重的患者可选择开放手术，其余应首选腹腔镜手术。

（2）药物治疗：主要是盐皮质激素受体拮抗剂，钙通道阻滞剂、血管紧张素转化酶抑制剂（ACEI）等。①IHA；②糖皮质激素可治性醛固酮增多症（GRA）；③不能耐受手术或不愿手术的APA者；④ARR阳性且不愿或不能接受进一步检查者。螺内酯：推荐首选。依普利酮：推荐于不能耐受螺内酯者。钙通道阻滞剂：主要用于降低血压，对醛固酮分泌物明显抑制作用，如硝苯地平、氨氯地平、尼卡地平。ACEI和血管紧张素受体阻滞剂：可能对部分血管紧张素Ⅱ敏感的IHA有一定治疗效果。糖皮质激素：推荐用于GRA。

本病例CT显示为左侧肾上腺区见椭圆形低密度灶，边界清晰，增强扫描未见明显强化。诊断意见：左侧肾上腺占位，腺瘤可能。结合血激素化验，符合醛固酮腺瘤诊断，选择行腹腔镜手术治疗。

三、思考与讨论

1.APA术后是否需要继续口服降压药物、补钾及补充激素

APA术后第1天即应停止钾盐、螺内酯和降压药物，如血压波动可据实调整药物。静脉补液应用适量生理盐水，无须氯化钾（除非血

钾<3 mmol/L）。术后最初几周推荐钠盐丰富的饮食,以免对侧肾上腺被长期抑制、醛固酮分泌不足导致高血钾。如有明显持续性低醛固酮表现,须暂时采用盐皮质激素替代疗法(氟氢可的松)。罕见情况可能需要糖皮质激素的补充。

2. APA 术后随访内容及方案

（1）随访内容：①临床症状。②血压的评估。③常规血生化检查。④内分泌学检查:血、尿醛固酮,血浆肾素活性水平。⑤腹部 CT 检查:了解对侧肾上腺和/或患侧残留腺体的情况。

（2）随访方案;①术后早期即可复查肾素活性和醛固酮,了解早期生化变化;②第 1 次随访术后 4~6 周,主要评估血压、血电解质及有无手术并发症;③术后 3 个月待对侧肾上腺正常功能恢复后,可根据情况行氢化可的松抑制实验等生化方法了解原醛症是否治愈;④每 6 个月 1 次,连续 2 年以上。

四、练习题

1. 双侧肾上腺的解剖学外观有何区别?
2. 肾上腺的组织学结构分为哪几部分,分别分泌什么激素?
3. 经腹途径和经腹膜后途径 LA 各有什么特点?
4. 肾上腺部分切除术与肾上腺全切术的疗效和安全性如何?

五、推荐阅读

[1]黄健,张旭.中国泌尿外科疾病和男科疾病诊断治疗指南[M].北京:科学出版社,2022.
[2]中华医学会内分泌学分会.原发性醛固酮增多症诊断治疗的专家共识(2020 版)[J].中华内分泌代谢杂志,2020,36(9):727-736.
[3]赵玉沛,陈孝平.外科学[M].3 版.北京:人民卫生出版社,2015.
[4]沈柏用,邓侠兴.住院医师规范化培训外科示范案例[M].上海:上海交通大学出版社,2016.

案例 30　皮质醇增多症

一、病历资料

(一)门诊接诊

1. 主诉　进行性体重增加 1 年,检查发现血压升高 1 周。

2. 问诊要点　体重增加快慢,身体发胖的位置,是否有暴饮暴食等饮食习惯改变;血压升高的具体状况,有无诱因,持续或间断性,有无头晕、头痛等并发症;有无乏力等伴随症状;月经周期、月经量变化情况;性情有无变化;有无性欲减退或异常增加等状况。

3. 问诊内容

（1）诱发因素:最近有没有甲状腺功能减退、抑郁、糖尿病、过敏、哮喘等疾病,服用特殊药物等,如抗抑郁、糖尿病药等。

（2）主要症状、体征:短期内体重增加,自觉面部、腹部发胖,记忆力减退,烦躁、失眠,月经周期紊乱,月经量减少。查体:血压 150/100 mmHg,向心性肥胖,满月脸,多血质貌,面部毛发增多,前胸及后背可见痤疮,双侧大腿内侧可见紫纹。

（3）伴随症状：头晕、头痛，乏力，多饮多食，性情变化、性欲变化等。

（4）诊治经过：做过何种检查，用过何种药物，治疗效果如何。

（5）既往史：一方面是继续寻找体重增加、血压升高的原因。另一方面代谢紊乱患者往往合并多种内科疾病，可能导致心脑等重要器官并发症，是评估患者手术耐受性制订手术方案的重要依据。

（6）个人史：从事长期接触某些致肥胖、高血压的职业。工作可能导致体重增加。

（7）家族史：有没有遗传因素引起的肥胖，家庭中有没有类似疾病的患者。

问诊结果

现病史：患者，女性，35 岁，职员，以"进行性体重增加 1 年，检查发现血压升高 1 周"为主诉就诊。1 年前无明显诱因出现食欲增加、体重增加，无多饮、多尿，无乏力、腹胀等表现，未在意，未行诊疗。近 1 周前偶感头晕，至当地卫生院求诊，检查发现血压升高，最高 150/100 mmHg，进一步检查彩超发现右侧肾上腺占位，现为进一步治疗入院。自发病来，饮食、睡眠可，体重增加约 10 kg。

既往史：既往体健，无特殊病史，否认吸烟、饮酒史。

4. 思维引导　肾上腺皮质增生，可导致多种内分泌疾病。年轻女性患者出现体重增加、血压升高、满月脸、水牛背、皮肤紫纹等典型症状时，根据患者的临床症状及体征，初步考虑皮质醇增多症诊断，需要通过肾上腺相关的内分泌生化检查进行定性及病因分型诊断，以及影像学检查进行定位诊断。可疑病例的筛查指征：①具有皮质醇增多症特征性的多种表现进行性加重；②代谢综合征，糖耐量受损或糖尿病、高血压、高脂血症和多囊卵巢综合征；③儿童进行性肥胖并发育迟缓；④肾上腺偶发瘤；⑤低促性腺素性功能减退症，女性月经紊乱和不育，男性性欲减退和勃起功能障碍；⑥与年龄不相符的病理特征如骨质疏松（<65 岁）。此例患者为青年女性，进行体重增加伴血压升高、月经紊乱病史，结合体检发现高血压、向心性肥胖、多血质貌及新发紫纹体征，初步考虑皮质醇增多症。

（二）体格检查

1. 重点检查的内容及目的　患者考虑肾上腺皮质增生，重点检查体脂分布、皮肤纹路、血压升高情况。

体格检查结果

T 36.2℃，R 18 次/min，P 86 次/min，BP 150/100 mmHg

神志清、精神可，一般状况可，发育正常。向心性肥胖，满月脸，水牛背，多血质貌，面部多毛，前胸及后背可见痤疮，双侧大腿内侧可见紫纹。全身皮肤黏膜未见异常色素沉着，未触及肿大淋巴结。双肺呼吸音清，未闻及干湿啰音。心界不大，心率 86 次/min，律齐，未闻及杂音。腹平软，未及明显包块。脊柱、四肢无异常，活动正常，无病理体征，外阴发育正常无畸形。

2. 思维引导　肾上腺皮质增生常见的体征如下（表 8-1）。

表 8-1　皮质醇增多症的临床表现

表现		发生率(%)
向心性肥胖		90 ~ 100
满月脸		90
糖代谢紊乱	糖耐量下降或糖尿病	60
蛋白质代谢紊乱	皮肤紫纹	70 ~ 90
	易出现瘀斑	65
	伤口愈合不良	51 ~ 70
	肌肉无力	50 ~ 70
	多血质面容	90
	儿童生长迟缓	70 ~ 80
高血压		75
骨量减少、骨质疏松或骨折		50
低钾性碱中毒		11 ~ 20
水肿		21 ~ 50
多毛及男性化		75
痤疮		0 ~ 20
脱发		11 ~ 20
性功能异常		90
心理异常(嗜睡和抑郁)		80
反复感染		21 ~ 50
肾结石		50

典型临床表现如向心性肥胖、宽大紫纹、多血质、皮肤薄等。80%左右皮质醇增多症有比较典型的临床表现,但没有典型临床表现并不能排除皮质醇增多症。

不同患者临床表现各异,满月脸、水牛背、皮肤紫纹为最经典表现,体重增加和向心性肥胖是最常见的体征,这是由于过量皮质醇引起脂肪代谢异常和脂肪分布异常的结果。多血质和肌病也是皮质醇增多症主要特征。高血压和糖尿病常见。部分患者可能以月经紊乱或精神心理异常为首诊主诉,少数甚至可出现类似躁狂、忧郁或精神分裂症样的表现。严重的骨质疏松可使患者丧失行走和劳动能力。性欲减退、勃起功能障碍、睾酮水平下降等性腺功能减退表现在男性患者较常见。50%伴有尿石病。此例患者体检发现高血压、向心性肥胖、多血质貌及新发紫纹体征,考虑皮质醇增多症。需要进一步定性诊断、病因分型诊断及定位诊断。

(三)辅助检查

1. 主要内容及目的　内分泌生化如 ACTH、皮质醇、VMA 等,CT/MRI 检查。

辅助检查结果

(1) ACTH:19.79 pg/mL。

(2) 皮质醇(0:00) 138.20 nmol/L;皮质醇(8:00) 397.20 nmol/L(参考值 172 ~ 497 nmol/L);皮质醇(16:00) 518.30 nmol/L(参考值 74.1 ~ 286.0 nmol/L)。

(3)VMA:135.00 μmol/24 h(参考值7~85 μm)。

(4)CT:肾上腺CT可见右侧肾上腺腺瘤,冠状面见肾上腺内侧支占位(图8-3)。

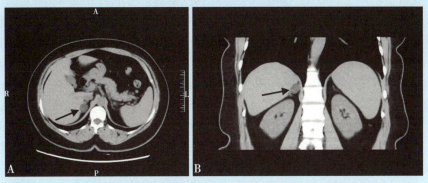

A.肾上腺肿瘤CT检查横断面图;B.肾上腺肿瘤CT检查冠状位图。

图8-3　右侧肾上腺瘤的CT表现

　　2.思维引导　皮质醇增多症的临床诊断主要依靠实验室和影像学检查,前者主要了解下丘脑-垂体-肾上腺轴系的功能状态,后者注重垂体和肾上腺形态学变化。

　　(1)内分泌生化检查,推荐下列4项检查至少任意1项用于定性诊断。①尿游离皮质醇(24 h-UFC,至少2次);②深夜血浆或唾液皮质醇(至少2次);③过夜1 mg小剂量地塞米松抑制试验(过夜1 mg-LDDST);④48 h-2 mg/d-小剂量地塞米松抑制试验(48 h-2 mg-LDDST)。对于高度怀疑的皮质醇增多症为加速诊断,可联合2项以上推荐的检查。不推荐下列检查用于定性诊断:①任意血浆皮质醇;②病因分型检查方法如ACTH水平、大剂量地塞米松抑制试验等。

　　诊断标准:①如果临床表现符合皮质醇增多症,24 h-UFC>正常上限的5倍,无须其他检查即可确诊。结果可疑,需48 h-LDDST确诊。②深夜唾液>4 nmol/L(145 ng/dL)。③深夜血浆皮质醇>50 nmol/L(1.8 μg/dL);如≤50 nmol/L,可排除皮质醇增多症。④过夜1 mg-LDDST 血皮质醇>50 nmol/L。

　　注意事项:①存在假性皮质醇增多症相关因素,UFC>正常上限4倍左右时,推荐48 h-2 mg-LDDST。②初次检查结果异常者,复查;后继评估推荐初次检查未进行的其他1项或2项检查。2项以上结果正常者,不推荐进一步筛查(疑周期性皮质醇增多症除外)。③临床怀疑为皮质醇增多症而24 h-UFC正常,LDDST可完全抑制者推荐促肾上腺皮质激素释放激素兴奋-地塞米松抑制试验(48 h-2 mg-LDDST-CRH)或午夜血浆皮质醇检查。④妊娠妇女初次评估时推荐24 h-UFC,不推荐LDDST。在妊娠第4~6个月和7~9个月,24 h-UFC 大于正常上限的3倍有意义。⑤服用抗癫痫药物的患者推荐午夜唾液或血浆皮质醇浓度,不推荐LDDST。⑥肾功能衰竭,肌酐清除率<60 mL/min,尤其<20 mL/min,尿液排泄的皮质醇会减少,推荐午夜血浆皮质醇浓度和过夜1 mg-LDDST。结果正常时可排除皮质醇增多症,但过夜LDDST阳性反应没有诊断意义。⑦周期性皮质醇增多症推荐24 h-UFC或唾液皮质醇,对于临床高度怀疑而最初的检查结果正常者建议在随访中重复检查,最好与周期性发作的时间相符。

　　(2)病因分型诊断:推荐下列生化检查用于皮质醇增多症病因诊断和功能定位。①血浆ACTH:2次ACTH<1.1 pmol/L(5 pg/mL),提示ACTH非依赖性皮质醇增多症(肾上腺来源)。持续ACTH>3.3 pmol/L(15 pg/mL),提示ACTH依赖性皮质醇增多症(来源垂体或异位ACTH)。②大剂量地塞米松抑制试验(HDDST):80%~90%的库欣病可被抑制;肾上腺皮质肿瘤不被抑制;异位ACTH综合征者,除支气管类癌外均不被抑制。③CRH刺激试验:对于库欣病诊断的敏感度为86%。与HDDST联合应用,可提高鉴别诊断能力。如同时HDDST被抑制,诊断库欣病的特异性为98%。

④岩下窦静脉插管分段取血(BIPSS)测 ACTH:推荐用于 CRH 兴奋试验和 HDDST 检查结果不一致，垂体肿瘤<5 mm 者。如果血 ACTH 中枢与外周比值≥2∶1 或 CRH 兴奋后比值≥3∶1 则诊断为库欣病。BIPSS 有助于垂体左右定位。如果无 ACTH 梯度差别则可能为异位 ACTH 综合征。

(3)推荐 CT/MRI 定位诊断:①垂体 MRI,推荐于 ACTH 依赖性皮质醇增多症。库欣病中垂体微腺瘤(直径<10 mm)占 90% 以上,但约 40% 鞍区 MRI 正常,扰相梯度序列 MRI 增加鞍区肿瘤发现率。正常人群中,垂体偶发瘤出现率为 10% 左右。故应强调生化检查鉴别库欣病和异位 ACTH 综合征的重要性。②肾上腺 CT/MRI,推荐用于 ACTH 非依赖性皮质醇增多症的诊断。CT 对肾上腺的分辨率最高,肾上腺 MRI 主要用于肾上腺疾病的分型。ACTH 依赖性皮质醇增多症也可有肾上腺结节,双侧可不对称,故生化检查功能定位是影像解剖定位的基础。人群中 5%~10% 有直径<1 cm 的肾上腺结节,分泌皮质醇的肾上腺良性肿瘤通常直径 2~4 cm,双侧分泌皮质醇的肾上腺肿瘤罕见。95% 的高功能良性腺瘤含有丰富的脂类,一般平扫 CT 值<10 Hu,有增强效应。MRI 可提示细胞内脂肪存在与否,有利于良性腺瘤的诊断。肿瘤周围的肾上腺和对侧的肾上腺组织可以正常或萎缩。肾上腺皮质腺瘤需要与原发性色素结节性肾上腺皮质病(primary pigmented adrenocortical disease, PPNAD)、非 ACTH 依赖性双侧肾上腺大结节样增生(ACTH – independent macronodular adrenal hyperplasia, AIMAH)和肾上腺皮质癌鉴别。四者均表现为 ACTH-非依赖性皮质醇增多症:PPNAD 影像学以双侧肾上腺大小、形态基本正常伴或不伴多发小结节为特点;AIMAH 双侧肾上腺形态失常,代之以独特的大小不等的多发结节,结节直径可达 5 cm。肾上腺皮质癌:一般直径>6 cm,密度不均,有坏死、出血和钙化,静脉增强剂清除延迟或不完全,在 MRI 的 T_2 加权像上表现为高信号。小的肾上腺皮质癌与腺瘤的影像表现相似,但是利用平扫、增强和增强剂清除 10 min 时的 CT 值可以鉴别腺瘤和肾上腺皮质癌,另外肾上腺皮质癌可以有邻近组织器官的直接浸润、区域淋巴结转移、静脉癌栓和远隔转移(肺、骨、肝)。③胸腹部 CT/MRI,推荐于垂体影像正常、CRH 兴奋试验无反应和 HDDST 无抑制的 ACTH 依赖性皮质醇增多症。查找异位内分泌肿瘤。5%~15% 的患者经过详细的检查仍不能发现具体的病因,应严密随访。④奥曲肽显像有利于发现异位 ACTH 综合征。

(四)初步诊断

右侧肾上腺皮质腺瘤。

二、诊疗经过

1. **术前准备** ①充分术前评估。②尽可能将血压控制在正常范围,血糖控制在 10 mmol/L 以下,纠正电解质和酸碱平衡紊乱,改善心脏功能。③术前应用广谱抗生素预防感染。④注意少数合并精神心理障碍患者的心理治疗。

2. **糖皮质激素替代治疗和肾上腺危象的处理**

(1)皮质激素治疗指征:①所有分泌皮质醇的病因肿瘤的切除。②库欣病、AIMAH、PPNAD 行双侧肾上腺全切或一侧肾上腺全切、对侧次全切者。③亚临床皮质醇增多症,肾上腺偶发瘤术后肾上腺皮质功能低减者。

(2)给药原则:应遵循下列基本原则。①术中、手术当日静脉给予氢化可的松。②术后禁食期间可选择静脉给予氢化可的松、地塞米松或醋酸可的松,进食后改为强的松口服。③皮质激素剂量逐渐递减至停药。遇疾病和生理应激因素或出现肾上腺皮质功能减退症状时应及时增加剂量 0.5~1.0 倍,症状明显者静脉给予氢化可的松。

(3)给药方案举例:①术中氢化可的松 100 mg 静脉滴注。②术后当日再静脉滴注氢化可的松 200 mg。③术后第 1 天给予静脉氢化可的松 200 mg(8∶00 125 mg,16∶00 75 mg),次日减量至

150 mg(8:00 100 mg,16:00 50 mg)。正常进食后改为强的松口服 20～30 mg/d,据病情减量至 15～20 mg/d 出院,此后每 4 周减 2.5 mg;注意观察是否有肾上腺皮质功能不全的症状例如食欲缺乏、恶心、心率快、神情淡漠、疲乏嗜睡等,监测血浆皮质醇和 ACTH,证实肾上腺皮质分泌功能恢复正常后,方可减停药,一般需 4～6 个月,但少数患者恢复过程可长达 1～2 年。

3.完善相关检查　胸片、心电图、肾上腺 CT 平扫+增强扫描、血常规、尿常规、肝功能、肾功能、凝血试验、术前免疫、肾上腺功能检查,评价肾上腺有无功能,明确手术指征,排除手术禁忌证。

4.术前扩容治疗　特拉唑嗪 2 mg 2 次/d 口服,每天监测血压、脉搏、心率变化。每 2 d 加量,从晚上开始,逐渐加量至血压平稳。

5.手术方式　对于肾上腺皮质增生的治疗,首选外科手术,手术方式主要分为 2 种:一是患侧肾上腺全切术,二是肾上腺腺瘤切除术。

该患者经过术前准备后,患者在全身麻醉下行腹腔镜右肾上腺腺瘤切除术,术中见右肾上腺有一3.5 cm×3.0 cm 的腺瘤,有完整包膜,棕黄色,残留肾上腺呈萎缩表现。行右肾上腺部分切除术。术后病检提示肾上腺皮质增生(图 8-4)。

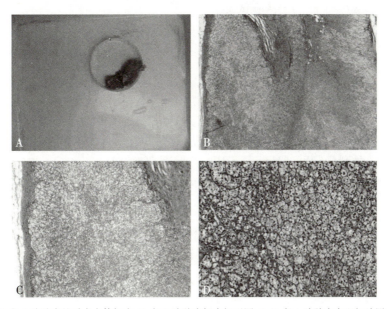

A. 肾上腺肿瘤的手术大体标本;B. 肾上腺肿瘤标本切开图;C、D. 肾上腺肿瘤病理切片图。

图 8-4　术后病理

三、思考与讨论

1.肾上腺术后出现肾上腺功能减退的原因　肾上腺皮质腺瘤或皮质癌分泌过量的皮质醇,负反馈抑制垂体分泌 ACTH,ACTH 分泌减少进而使得同侧及对侧正常肾上腺组织萎缩。切除分泌皮质醇的肿瘤后,必须给予补充糖皮质激素治疗,避免肾上腺危象的发生。糖皮质激素补充或替代治疗的指征包括:①分泌皮质醇的肿瘤切除术后;②库欣病、AIMAH、PPNAD 和异位 ACTH 综合征行双侧肾上腺全切或一侧肾上腺全切、对侧次全切者;③肾上腺偶发瘤切除术后肾上腺皮质功能低下者。

2.肾上腺危象　肾上腺危象是术后严重并发症,在外科学教材中也经常在围手术期管理中进行展开说明。肾上腺危象是因糖皮质激素不足引起的肾上腺皮质功能不全的一组临床综合征,主要表现有厌食、腹胀、腹泻、恶心、呕吐、精神不振、疲乏、嗜睡、肌肉僵硬、心动过速、血压下降和体温上升,处理不及时可危及患者生命。

3. 肾上腺危象处理方法　一经诊断,即应严密监护、及时治疗,最初 1～2 h 内迅速静脉滴注氢化可的松 100～200 mg;5～6 h 内达 500～600 mg,第 2～3 天可予氢化可的松 300 mg,然后每日减少 100 mg;患者可能有血压下降、心率过速、呕吐或腹泻、白细胞升高、电解质紊乱的症状,应予以补液、纠正电解质和酸碱平衡紊乱,应用血管活性药物纠正低血压。

4. 皮质醇增多症的鉴别诊断　精神心理疾病如抑郁、焦虑、强迫症,控制不佳的糖尿病,以及肥胖症等也可有类似皮质醇增多症的临床表现,应注意进行鉴别诊断。肥胖伴有月经紊乱的女性患者,应与多囊卵巢综合征相鉴别。

5. 随访　对于肾上腺皮质腺瘤的患者,患者出院后每 4 周强的松减量 2.5 mg,每 3 个月检查血浆皮质醇和 ACTH、24 h 尿皮质醇,并结合临床症状判断垂体-肾上腺轴内分泌功能恢复情况,调整泼尼松的用量并决定停药的时机。激素补充治疗过程中,遇疾病和生理应激因素或出现肾上腺皮质功能减退症状如食欲缺乏、恶心、腹泻、神志淡漠、心率快、血压低、发热等应及时增加 1 倍剂量。激素替代一般需 6～8 个月,少数患者需 1 年左右。在此期间,患者应每 3～6 个月复查血皮质醇及 ACTH、24 h 尿皮质醇,直至垂体-肾上腺轴内分泌功能恢复正常。对于双侧肾上腺皮质增生的患者,需要长期随访,了解肾上腺皮质功能状态。

四、练习题

肾上腺危象的原因、表现、治疗措施是什么?

五、推荐阅读

[1]黄健,张旭.中国泌尿外科疾病和男科疾病诊断治疗指南[M].北京:科学出版社,2022.
[2]赵玉沛,陈孝平.外科学[M].北京:人民卫生出版社,2015.
[3]沈柏用,邓侠兴.住院医师规范化培训外科示范案例[M].上海:上海交通大学出版社,2016.

案例 31　嗜铬细胞瘤

一、病历资料

(一)门诊接诊

1. 主诉　血压升高 1 年,伴阵发性头痛、心悸、多汗。

2. 问诊要点　发病年龄及病程;高血压的发病特点(持续性高血压、持续性高血压伴阵发性极度升高、阵发性高血压等);主要伴随症状(如发作性头痛、心悸、大汗或剧烈腹痛、原因不明的休克、阵发性心律失常等其他难以解释的临床表现);有无诱因(如因创伤、麻醉、手术、分娩、情绪激动等应激状态出现血压剧烈波动并伴有上述症状);降压药物治疗效果及不良反应;发病以来一般情况(如小便颜色、性质、次数有无异常,体重变化情况及睡眠情况等)。

3. 问诊内容

(1)诱发因素:有无创伤、剧烈运动、情绪波动等应激状态;是否自行停用降压药或未按医嘱服用降压药;有无服用可能引起血压升高的药物或食物等。

(2)主要症状:高血压的起病时间,不同年龄的高血压患者的疾病类型和发病率不同,如继发性高血压多见于年轻患者,而老年患者多为原发性高血压。病程长短,如原发性高血压多为慢性起病,而继发性高血压的病程因病因不同而长短不一,如肾性高血压和嗜铬细胞瘤引起的高血压通常是急性、短期的血压升高,而皮质醇增多症可能需数年才能发展为高血压。此外应重点询问高血压的发病特点,不同疾病所致高血压的发病特点不同,而嗜铬细胞瘤引起的高血压可有多种表现,如持续性高血压伴阵发性极度升高最多见,占50%以上,表现为在高血压的基础上,经常出现血压极度升高,严重者可因心力衰竭、肺水肿、脑出血而死亡;阵发性高血压占40%以上,女性多见,平时不表现出高血压,当受到外界刺激,如情绪激动、外伤、妊娠、分娩、麻醉、手术时血压突然升高;持续性高血压平时血压持续高于正常,易与原发性高血压相互混淆,多见于儿童。如为阵发性高血压还应询问其发作频率、持续时间,随着发病时间推移,发作频率有无增加,症状有无加重。

(3)伴随症状:不同类型高血压患者可有不同的伴随症状,问诊时应重点询问以便鉴别诊断。有无头痛、心悸、大汗;有无低钾血症、高钙血症,有无肌无力、周期性四肢麻痹;有无小便性状改变;有无怕冷/怕热;有无食欲亢进;有无夜间打鼾、日间嗜睡;有无性功能障碍;有无全身乏力;有无体重改变等。对于嗜铬细胞瘤患者,由于肾上腺素能受体 α 和 β 的不同亚型可广泛分布于全身多种组织和细胞,故嗜铬细胞瘤患者有多系统的症状和体征。①心血管循环系统:患者高血压发作时可有心悸、胸闷、濒死感;有的患者可发生心绞痛、急性冠状动脉缺血综合征甚至心肌梗死、低血压休克等。②消化系统:可有恶心、呕吐、腹痛、便秘、肠梗阻、胆石症等。③泌尿系统:常有血尿、蛋白尿、肾衰竭等。④神经、精神系统:患者表现为头痛、失眠、烦躁、紧张焦虑,有时需要与焦虑症、抑郁、惊恐状态等鉴别,严重时可发生脑血管意外、意识障碍等。⑤血液系统:可有发热、白细胞增多等。⑥内分泌代谢系统:可伴有糖、脂代谢紊乱,糖耐量受损或糖尿病(42%~58%);常有多汗、体重下降(23%~70%)、代谢率增高等表现。⑦腹部肿物:15%的患者在查体时可触及腹部肿瘤并因压迫肿瘤而致血压升高。⑧其他少见症状:如视力下降、高钙血症、低钾血症等。

(4)诊治经过:做过何种检查;用过何种药物;治疗是否有效;有无不良反应,使用 β 肾上腺素受体阻滞剂后出现血压反弹、体位性低血压,则可能为嗜铬细胞瘤。详细的诊疗经过可便于快速作出初步诊断。

(5)既往史:一方面是继续寻找为疾病提供临床诊断的相关病史,如有无心脑血管疾病,有无肾疾病,有无糖耐量异常或糖尿病病史等;由于部分嗜铬细胞瘤可能是相关临床综合征表现的一部分,还需明确患者有无多发性内分泌肿瘤 2 型(MEN-2)、希佩尔-林道病(von Hippel-Lindau disease,VHL 病)、神经纤维瘤病 I 型(NF I)等可伴发嗜铬细胞瘤的相关疾病。另一方面部分患者可能合并多种基础疾病,既往史也是评估患者手术耐受性、进一步制订手术方案的重要依据。

(6)个人史:早产儿和长期接触某些重金属如铅均可导致高血压的发生风险显著增加,而嗜铬细胞瘤的具体病因尚未完全明确,大约一半的患者存在基因突变现象,没有已知确定的个人工作生活环境、生活方式或饮食习惯等因素与嗜铬细胞瘤的发生相关。

(7)月经及婚育史:对于青春期未来月经的患者,则可能为先天性肾上腺增生;对于月经不规则、月经量异常的患者,则可能为皮质醇增多症或甲状腺功能紊乱所致。

(8)家族史:部分表现为高血压的疾病存在家族遗传倾向,可询问直系亲属中是否具有多囊肾、原发性醛固酮增多症、嗜铬细胞瘤及可伴发嗜铬细胞瘤的遗传综合征、利德尔(Liddle)综合征、早发的高血压或早发心脑血管病事件(<40 岁)患者。

问诊结果

现病史:患者,女性,45 岁,血压升高 1 年,伴阵发性头痛、心悸、多汗。患者于 1 年前开始出现阵发性头痛、心慌不适、大汗淋漓,当时测血压 240/160 mmHg,持续 10 min 左右自行缓解,未予重视。此后上述症状反复发作,多于情绪激动、剧烈运动或饮咖啡后出现,持续 10 min 至 1 h

不等,且发作频率逐渐增加,近 2 个月严重时每日可发作 3～4 次。发作时血压多在 210～260/120～160 mmHg,平时血压 150/90 mmHg。曾服降压零号、硝苯地平等多种药物,血压控制不理想。1 周前再次发作,测血压 260/160 mmHg,当地医院行 B 超检查提示左肾上腺肿物,约 5 cm×6 cm 大小。现为求进一步诊治来院,门诊以"左侧肾上腺占位"收住科。

既往史:平素身体良好,否认"心脏病、肾病、脑血管病"病史;糖尿病半年,口服二甲双胍治疗,自诉血糖控制可,其余特殊病史。

4. 思维引导　高血压是临床最常见的疾病之一,可分为原发性高血压和继发性高血压。原发性高血压没有明确病因,多与遗传和环境因素有关,中老年多见,起病隐匿,进展缓慢,病程十多年至数十年不等,早期症状少见,约半数患者因体检或因其他疾病就医时测量血压后才偶然发现,更有不少患者出现严重并发症或靶器官功能性或器质性损害后出现相应临床表现才就医。继发性高血压指的是一类导致血压升高的主要或部分病因明确的高血压。继发性高血压的常见病因包括肾性和肾血管疾病、内分泌疾病、神经源性疾病、主动脉缩窄和主动脉炎、急性应激等。与原发性高血压相比,继发性高血压因原发疾病的不同而有不同的伴随症状、体征或实验室检查结果,如有血尿、蛋白尿,可能为肾病变引起;小便次数,尤其是夜间小便次数增多,需考虑该患者是否因长期低钾血症导致肾小管上皮细胞空泡样变性引起其尿液浓缩功能下降;在体重方面,如体重增加,则可能存在皮质醇增多症或甲状腺功能减退症,如体重降低,则可能存在嗜铬细胞瘤或甲状腺功能亢进;睡眠方面,如突发夜间不能平卧或有端坐呼吸等,则可能为急性肾疾病肾动脉狭窄导致肺水肿或急性心功能不全;如夜间存在打鼾、憋气,白天嗜睡、注意力不集中、清晨血压升高,则可能源于睡眠呼吸暂停综合征等。

本例患者近 1 年来有持续性血压升高,且多在应激状态下出现血压的极度升高,并伴有典型的头痛、心悸、多汗症状。服用多种降压药物效果不佳,此外近 2 个月来症状加重且体重下降明显,符合嗜铬细胞瘤临床表现。

(二)体格检查

1. 重点检查的内容及目的　患者考虑嗜铬细胞瘤,查体应注意血压、心率和心律,肿瘤巨大者还可发现腹部肿块,肾门部肿块压迫肾血管者肾区可闻及血管杂音,还应注意有无上述临床综合征的其他系统体征。有些患者没有明显阳性体征。

体格检查结果

T 36.3 ℃,R 18 次/min,P 108 次/min,BP 158/92 mmHg

一般状况可,体态匀称,无向心性肥胖,无满月脸、水牛背。全身皮肤黏膜未见异常斑点、色素沉着或瘀点、瘀斑,颈部未触及肿大淋巴结。双肺呼吸音清,未闻及干湿啰音。心界不大,心率 108 次/min,律齐,心尖部可闻及 3/6 级收缩期吹风样杂音。腹平软,未及明显包块,腹部未闻及明显血管杂音。脊柱、四肢及外阴无异常。

2. 思维引导　嗜铬细胞瘤的体征如下。

(1)由于过量儿茶酚胺的作用,患者可有高血压、心动过速、心律不齐或其他心律失常、心前区血管杂音等。心力衰竭或合并儿茶酚胺心肌病者可有心界增大,甚至肺水肿者可闻及双肺湿啰音,咳粉红色泡沫样痰等。

(2)腰腹部肿块:肿瘤巨大者或体形较瘦者腹部可触及肿块,晚期患者可有锁骨上淋巴结转移。腰腹部肿块还多见于晚期肾肿瘤、重度肾积水、多囊肾等疾病,而嗜铬细胞瘤患者触及腰腹部肿块时常因压迫肿瘤而致血压升高,可作鉴别诊断。

(3)合并临床综合征者可有相应体征。MEN-2 者颈部甲状腺区可触及结节。NF Ⅰ型可有皮肤黏膜的咖啡牛奶斑、雀斑、皮肤多发神经纤维瘤结节、眼虹膜 Lisch 结节等。家族性副神经节瘤-嗜铬细胞瘤综合征者有颈部肿块。部分 VHL 病者可有中枢神经系统体征、附睾肿物等。部分肿瘤异位分泌 ACTH 或皮质醇,可有皮质醇增多症体征。

本例患者体格检查除心率快,血压高,心尖部可闻及 3/6 级收缩期吹风样杂音外并无其他明显阳性体征,同时不存在支持其他继发性高血压诊断的阳性体征。

(三)辅助检查

1. 主要内容及目的

(1)血常规、尿常规、生化、传染病等:评估患者一般状况,为手术做准备。

(2)定性检查:血浆游离 MNs 测定,血浆游离甲氧基肾上腺素(MN)及甲氧基去甲肾上腺素(NMN)合称 MNs,测定其血浆游离水平来诊断嗜铬细胞瘤的特异性和敏感性高,能反映嗜铬细胞瘤的功能状态,是嗜铬细胞瘤诊断首选的特异性标志物。24 h 尿香草扁桃酸测定:VMA 是肾上腺素和去甲肾上腺素的代谢产物,由尿液排出体外,通常需送检 24 h 尿标本 3 次。某些食物和药物(如咖啡、香蕉、柑橘类水果、阿司匹林等)可干扰上述测定值,故检查前必须停用。

(3)定位检查:超声,扫描范围广,可反复检查,多用于普查筛检。肾上腺嗜铬细胞瘤一般直径>3 cm,检出率较高。CT 对肾上腺嗜铬细胞瘤检出率近 100%,肿瘤内密度不均和明显强化为其特点,同时可了解肿瘤与周围血管、脏器的关系。间碘苄胍(MIBG)显像:MIBG 为去甲肾上腺素类似物,能被嗜铬细胞儿茶酚胺囊泡摄取。^{131}I-MIBG 和 ^{123}I-MIBG 可对嗜铬细胞瘤进行形态解剖和功能的定位,两者特异性均达 95%~100%,敏感性分别为 77%~90% 和 83%~100%。

(4)心脏专科检查:包括心电图和超声心动图,了解有无心律失常、心肌缺血,以及心脏功能状态。儿茶酚胺心肌病者心功能差,心脏射血分数降低,术前如不了解并充分准备,术中可能猝死。

(5)核医学肾血流显像:了解分肾功能,肿瘤巨大者往往与肾血管关系密切,术中可能切除一侧肾。

辅助检查结果

(1)一般检查:血钾 3.04 mmol/L,血常规、尿常规、生化、凝血功能、传染病及心脏超声等一般检查未见异常。

(2)血浆游离 MNs 测定:MN 16.6 nmol/L,NMN 47.3 nmol/L。

(3)24 h 尿香草扁桃酸测定:162.0 μmol/24 h。

(4)CT:左侧肾上腺约 5 cm×6 cm 大小肿块,考虑嗜铬细胞瘤可能(图 8-5、图 8-6)。

(5)MIBG 显像:左侧肾上腺显像明显,考虑嗜铬细胞瘤可能(图 8-7)。

(6)肾动态显像(ECT):双肾血流灌注及功能正常。

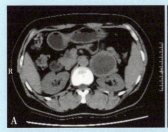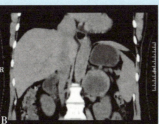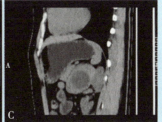

A.肾上腺嗜铬细胞瘤 CT 平扫横断面图;B.肾上腺嗜铬细胞瘤 CT 平扫冠状位图;C.肾上腺嗜铬细胞瘤 CT 平扫矢状位图。

图 8-5　嗜铬细胞瘤 CT 扫描

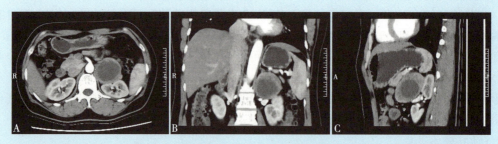

A.肾上腺嗜铬细胞瘤 CT 增强横断面图;B.肾上腺嗜铬细胞瘤 CT 增强冠状位图;C.肾上腺嗜铬细胞瘤 CT 增强矢状位图。

图 8-6　嗜铬细胞瘤 CT 增强扫描

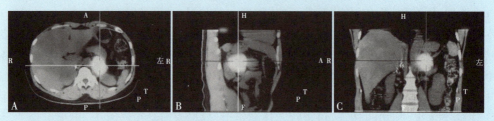

A.肾上腺嗜铬细胞瘤 CT 间碘苄胍显像横断面图;B.肾上腺嗜铬细胞瘤 CT 间碘苄胍显像冠状位图;
C.肾上腺嗜铬细胞瘤 CT 间碘苄胍显像矢状位图。

图 8-7　嗜铬细胞瘤间碘苄胍显像

2.思维引导　嗜铬细胞瘤诊断主要是根据临床表现对可疑患者的筛查、定性诊断、影像解剖和功能定位诊断等,对于有遗传倾向者尚需基因检测。目前推荐对以下人群进行嗜铬细胞瘤筛查:①有嗜铬细胞瘤的症状和体征,特别是有阵发性高血压伴头痛、心悸、多汗三联征、体位性低血压的患者。②服用多巴胺受体拮抗剂、拟交感神经类、阿片类、去甲肾上腺素(NE)或选择性 5-羟色胺再摄取抑制剂、单胺氧化酶抑制剂等药物而诱发嗜铬细胞瘤症状发作。③肾上腺意外瘤。④有嗜铬细胞瘤或嗜铬细胞瘤相关遗传综合征家族史。⑤有嗜铬细胞瘤既往史。

　　本例患者有典型的嗜铬细胞瘤症状,符合筛查指证,应进一步检查明确诊断。首先是定性诊断,目前常用的检测方法如下。①血浆游离 MNs 测定:MN 和 NMN 分别是肾上腺素(E)和 NE 的中间代谢产物(合称 MNs),其仅在肾上腺髓质嗜铬细胞或副神经节瘤体内代谢生成,并且以高浓度水平持续存在;MNs 的半衰期较儿茶酚胺长,也更加稳定,其特异性和敏感性高,能反映嗜铬细胞瘤的功能状态,故成为嗜铬细胞瘤诊断指南和共识首先被推荐的特异性标志物。因患者体位及应激状态均可影响儿茶酚胺及 MNs 水平,从仰卧位到直立位的血浆儿茶酚胺及 MNs 可升高 2~3 倍;坐位 NMN 水平的参考值上限是仰卧位的 2 倍;故建议患者检测前应仰卧位或坐位至少休息 30 min 后再采血,判断结果时采用相同体位的参考值。②24 h VMA 测定:VMA 是 NE 及 E 的最终代谢产物,24 h 尿中的正常值<7 mg/d(35 μmol/d);诊断嗜铬细胞瘤敏感性为 46%~77%,特异性为 86%~99%。诊断标准:上述指标≥正常上限 4 倍即可临床诊断,其中血浆游离 MNs 和尿游离 MNs 升高 4 倍以上者,诊断嗜铬细胞瘤的可能几乎 100%。当检测血或尿 MNs 水平不能完全排除嗜铬细胞瘤时,测定尿液儿茶酚胺则有助于确诊。正常人尿儿茶酚胺排泄量呈昼夜周期性变化,在活动时排泄量增多。尿儿茶酚胺(NE+E)正常排泄量为 591~890 nmol/d(100~150 μg/d),其中 80% 为 NE,20% 为 E。大多数嗜铬细胞瘤患者尿儿茶酚胺均明显增高;少数阵发性高血压患者,不发作时尿儿茶酚胺水平可正常。

　　本例患者血浆游离 MNs 测定:MN 16.6 nmol/L,NMN 47.3 nmol/L,24 h VMA 162.0 μmol/24 h,支持嗜铬细胞瘤的定性诊断,随后应及时进行肿瘤的定位检查,以决定有益有效的治疗方式。目前定位诊断包括如下检查。

（1）解剖影像学定位：①腹盆 CT 平扫+增强，一般首选。大多数嗜铬细胞瘤在 CT 上表现为密度不均匀的圆形或类圆形软组织影，肿瘤内常有坏死、出血或钙化，瘤体可被造影剂增强；多数瘤体大小为 3～5 cm，有的可达 20 cm 以上，如瘤体较小可有假阴性。少数肿瘤形态不规则，边界不清，浸润状，多提示恶性可能。三维（冠状位、矢状位）、横断位重建及计算机体层血管成像（CTA）可清楚显示肿瘤形态、供血及与周围组织的关系。增强 CT 诊断嗜铬细胞瘤的敏感性为 85%～98%，特异性为 70%。②MRI，敏感性与 CT 相仿，无辐射，无造影剂过敏之虞，显露与血管关系优于 CT，多用于以下情况：已有肿瘤转移的患者；体内存留金属异物伪影；对 CT 显影剂过敏；儿童、孕妇、已知种系突变和最近有过度辐射而需要减少放射性暴露的人群。肾上腺嗜铬细胞瘤的 T_1 加权像通常是低信号和等信号，由于嗜铬细胞本身含水量高，其肿瘤在 T_2 加权像呈高信号，犹如灯泡般明亮（灯泡征），对肿瘤性质的鉴别有帮助。MRI 定位诊断嗜铬细胞瘤的敏感性为 85%～100%，特异性为 67%。③彩色多普勒超声，敏感性低，一般不用于定位，但经济、便携，可用于初筛。

（2）功能影像学定位：MIBG 显像，MIBG 是肾上腺素能神经阻断剂，与去甲肾上腺素结构类似，可被肿瘤组织的小囊泡摄取并储存，用放射性^{131}I 标记 MIBG（^{131}I-MIBG）是第一个用于诊断和治疗嗜铬细胞瘤的分子影像技术。患者静脉注射^{131}I-MIBG 后 24 h，48 h 进行融合显像，如为高分泌功能的肿瘤则表现为^{131}I-MIBG 显影阳性。其敏感性为 78%～83%，特异性为 100%，当^{131}I-MIBG 为肿瘤阳性显影时则可确定嗜铬细胞瘤诊断。不能手术治疗的转移性嗜铬细胞瘤患者，如^{131}I-MIBG 显影阳性则可进行^{131}I-MIBG 治疗。

本例患者影像学定位检查结果和功能性定位结果均支持嗜铬细胞瘤诊断。

（四）初步诊断

①嗜铬细胞瘤；②嗜铬细胞瘤性高血压；③2 型糖尿病；④低钾血症。

二、诊疗经过

1. 诊疗过程

（1）方案制订：由于嗜铬细胞瘤有其内分泌代谢及血流动力学的特殊性，请内分泌科、心内科、麻醉科等相关科室会诊后商讨治疗方案，完善相关检查排除手术禁忌证后拟行手术治疗。

（2）术前准备：①纠正低血钾。②控制血糖。③肾上腺准备：口服酚苄明 10 mg，每 12 h 1 次，剂量渐增至 10 mg，每 6 h 1 次。服用 3 周，血压 120～130/80～90 mmHg，心率 85 次/min，血细胞比容 41%，四肢温暖。这表明术前准备充分，可行手术治疗。

（3）手术方式：经腹腔镜左侧肾上腺嗜铬细胞瘤切除术。

（4）术后注意事项：①术后 24～48 h 密切监测患者生命体征和血流动力学变化，应用血管活性药物维持其稳定。②注意引流管通畅与否，观察引流量及性状。嗜铬细胞瘤术后血压偏低，当血压纠正以及由于血管床扩张的原因，潜在的小出血点可能广泛渗血，也可能出现大量活动性出血，严重者不能犹豫等待，需再次手术探查止血。③术后注意患者发生继发性肾上腺皮质功能减退的可能性。④术后 2～4 周复查生化指标以明确是否成功切除肿瘤。

（5）术后病理结果回示：嗜铬细胞瘤（图 8-8）。

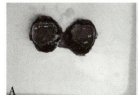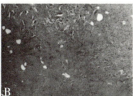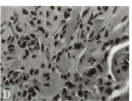

A. 肾上腺嗜铬细胞瘤大体标本；B、C、D. 肾上腺嗜铬细胞瘤临床病理切片图。

图 8-8　病理结果

(6)术后随访:①随访原因有肿瘤有无残留;病理难于鉴别良恶性,定性须结合其生物学行为;易复发,特别是家族发病者。②随访内容包括临床症状(如高血压)、生化指标(如血浆游离 MNs、24 h 尿儿茶酚胺和分馏的 MNs)、CT 扫描等。

2. 治疗方案的选择依据　手术切除是嗜铬细胞瘤最有效的治疗方法,根据病情、肿瘤的大小、部位及与周围血管的关系和术者的经验合理选择开放性手术或腹腔镜手术。多数学者认为直径<6 cm 者内可腹腔镜切除。肿瘤体积较大,或与周围组织器官、大血管关系密切,分离困难者应选择开放手术。

对于转移性嗜铬细胞瘤患者,如果条件允许,也应尽量手术切除原发和转移病灶,减瘤手术有利于其他治疗方式如放射性核素治疗、外放疗或化疗发挥疗效。放射性核素用于无法手术或多发转移、MIBG 或奥曲肽显像阳性者,最常用的药物是 ^{131}I-MIBG。外放疗用于无法手术切除的肿瘤和缓解骨转移所致疼痛。化疗有效率最高可达约 50%。抗血管生成靶向药物治疗可能有效。对于恶性或因故不能手术者应用 α 受体阻滞剂、β 受体阻滞剂控制高血压等对症治疗。

本患者左肾上腺嗜铬细胞瘤诊断明确,没有远处转移,应首选手术治疗。肿瘤体积不大,周围组织关系清晰,可行经腹腔镜手术切除术。

三、思考与讨论

嗜铬细胞瘤患者手术治疗前准备　嗜铬细胞瘤容易引起严重的高血压,增加患者心脑血管并发症的发生率。因此,嗜铬细胞瘤应积极手术治疗。术前充分的准备是手术成功的关键,未常规予 α 受体阻断药以前嗜铬细胞瘤手术死亡率达 24%~50%,充分的药物准备可使手术死亡率低于 3%。术前药物准备的目标在于阻断过量儿茶酚胺的作用,维持正常血压、心率/心律,改善心脏和其他脏器的功能纠正有效血容量不足,防止手术、麻醉诱发儿茶酚胺的大量释放所致的血压剧烈波动,减少急性心力衰竭、肺水肿等严重并发症的发生。术前准备方案如下。

(1)可用选择性 $α_1$ 肾上腺素受体阻滞剂或非选择性 α 肾上腺素受体阻滞剂控制血压,如治疗后血压未能控制,再加用钙通道阻滞剂。使用 α 肾上腺素受体阻滞剂后,如患者发生心动过速,则加用 β 肾上腺素受体阻滞剂。绝对不能在未用 α 肾上腺素受体阻滞剂之前先用 β 肾上腺素受体阻滞剂,以免发生急性心功能不全。α-甲基酪氨酸抑制儿茶酚胺合成,可与 α 肾上腺素受体阻滞剂短期联合使用控制血压,并减少围手术期血流动力学波动(目前国内无此药)。此外,患者应摄入高钠饮食和增加液体摄入,补充血容量,防止肿瘤切除后引起严重低血压。

(2)常用治疗药物

1)α 肾上腺素受体阻滞剂:①酚妥拉明是一种短效、非选择性 α 肾上腺素受体阻滞剂,对 $α_1$ 和 $α_2$ 两种受体的阻断作用相等,其作用迅速,半衰期短,故需要反复多次静脉注射或持续静脉滴注。常用于高血压诊断试验、治疗高血压危象或在手术中控制血压,但不适于长期治疗。②酚苄明是非选择性 α 肾上腺素受体阻滞剂,对 $α_1$ 受体的阻断作用较 $α_2$ 受体要强近百倍,口服后吸收缓慢,半衰期 12 h,作用时间长,控制血压较平稳,常用于手术前药物准备。初始剂量 5~10 mg,2 次/d,视血压控制情况逐渐加量,可每 2~3 d 增加 10~20 mg,平均剂量 0.5~1.0 mg/(kg·d),大多数患者须服 40~80 mg/d 才可控制血压,少数患者需要更大剂量,术前至少服药 2 周以上。不良反应有心动过速、体位性低血压、鼻黏膜充血致鼻塞等,故应监测卧、立位血压和心率变化,嘱咐患者起立动作要慢,以防摔倒。③哌唑嗪、特拉唑嗪、多沙唑嗪均为选择性突触后 $α_1$ 肾上腺素受体阻滞剂,不影响 $α_2$ 受体。在服用首次剂量后易发生严重体位性低血压,应嘱患者卧床休息避免摔倒,必要时逐渐加量。多沙唑嗪初始剂量 2 mg/d,终剂量 32 mg/d。④乌拉地尔也是非选择性 α 受体阻滞剂,可阻断突触后 $α_1$ 受体及外周 $α_2$ 受体,但以前者为主。还可激活中枢 5-羟色胺-1A 受体,降低延髓心血管调节中枢的交感神经反馈作用,因此在降压时对心率无明显影响。嗜铬细胞瘤高血压危象时可用静脉输液泵入,根据血压水平调整剂量。

2)β肾上腺素受体阻滞剂:用α肾上腺素受体阻滞剂后,β肾上腺素受体相对增强可致心动过速、心肌收缩力增强、心肌耗氧量增加。β肾上腺素受体阻滞剂可阻断心肌β受体,降低肾上腺兴奋性而使心率减慢,每搏输出量减少,血压下降。①普萘洛尔:非选择性β肾上腺素受体阻滞剂,可阻断心脏β_1受体及支气管、血管平滑肌β_2受体,初始剂量10 mg,2～3次/d,逐渐增加剂量以控制心率。②阿替洛尔:选择性β_1肾上腺素受体阻滞剂,因无明显抑制心肌收缩力的作用,故优于普萘洛尔。初始剂量25 mg,1次/d,终剂量50 mg/d。③美托洛尔:选择性β_1肾上腺素受体阻滞剂,可减慢心率,减少心输出量,初始剂量12.5 mg,2次/d,终剂量25 mg,2次/d。④艾司洛尔:短效的选择性β_1肾上腺素受体阻滞药,作用快而短暂,半寿期为9 min,可用于静脉滴注,迅速减慢心率。

(3)术前准备的标准:持续性高血压血压≤140/90 mmHg,阵发性高血压发作频率减少、幅度降低。血容量恢复:红细胞压积降低,体重增加,肢端温暖,无明显体位性低血压。高代谢症群及糖代谢异常改善。术前药物准备时间存在个体差异,一般为2～4周,伴严重并发症的患者,术前准备时间应相应延长。

四、练习题

1.嗜铬细胞瘤分泌的主要激素有哪些?作用的主要部位及临床表现是什么?
2.嗜铬细胞瘤的TMN系统分期是什么?

五、推荐阅读

[1]黄健,张旭.中国泌尿外科疾病和男科疾病诊断治疗指南[M].北京:科学出版社,2022.
[2]中华医学会内分泌学分会.嗜铬细胞瘤和副神经节瘤诊断治疗专家共识(2020版)[J].中华内分泌代谢杂志,2020,36(9):737-750.
[3]CALISSENDORFF J, JUHLIN C C, BANCOS I, et al. Pheochromocytomas and abdominal paragangliomas:a practical guidance[J]. Cancers,2022,14(4):917.
[4]METE O,ASA S L,GILL A J,et al. Overview of the 2022 WHO classification of paragangliomas and pheochromocytomas[J]. Endocr Pathol,2022,33(1):90-114.

第九章　泌尿、男生殖系统其他疾病

案例 32　肾血管性高血压

一、病历资料

（一）门诊接诊

1. 主诉　头痛 10 年余,血尿伴腰背部血管杂音半年。

2. 问诊要点　头痛的病因及诱因:有无外伤、劳累、情绪激动,有无着凉、饮酒、不洁饮餐史;头痛的部位(前额、枕部、颞侧、头顶、眶周)和性质(胀痛、刺痛、搏动样痛、有无放射痛);头痛的发生频率和持续时间(白天痛、夜间痛,持续性、间断性);有无加重和缓解因素;有无凝血功能障碍。其他伴随症状,是否存在肉眼血尿、排尿困难、尿痛、发热、腰疼表现。是否有恶心呕吐、畏光畏寒、疲劳乏力等不适。既往史:有无脑梗死病史,有无脑血管畸形、卵圆孔未闭、癫痫发作病史等。

3. 问诊内容

(1)诱发因素:有无外伤、劳累、情绪激动,有无着凉、饮酒、不洁饮餐史。

(2)主要症状:头痛可分为原发性和继发性,原发性头痛常见于偏头痛、神经官能症等;而继发性头痛的病因可涉及各种颅内和全身病变如脑血管疾病、颅内肿瘤、颅内感染、颅脑外伤、高血压病、中毒等。应询问头痛的起病方式、部位、性质。血尿常见于泌尿系统感染、泌尿系统结石、泌尿系统肿瘤、泌尿系统损伤等疾病。应同时询问血尿有何特点,伴不伴血块及血块的形态。血尿的伴随症状,排尿困难、尿痛、发热、腰疼表现。初始血尿提示病变在尿道,终末血尿提示血尿位于膀胱颈部、三角区或后尿道的前列腺和精囊,全程血尿提示血尿来自膀胱体或上尿路。团块状血块提示血块来自膀胱,条性血块提示来自上尿路。血管杂音是血流通过不正常通道使血流产生漩涡引起血管壁震动所致,而腰背部血管杂音多见于肾血管性高血压(RVH)和肾动脉狭窄(RAS),而动脉粥样硬化性肾动脉狭窄(ARAS)是引起 RVH 的主要原因,其他病因包括大动脉炎、神纤维肌营养不良、先天性肾血管发育畸形等。

(3)伴随症状:有无恶心呕吐、眩晕、视力障碍,有无失眠、焦虑、紧张,有无癫痫样发作。高血压是引发头痛的一大原因,而肾动脉狭窄、大动脉炎、动脉纤维肌性发育不良(FDM)等引起的动脉管腔狭窄是导致血管杂音的主要原因;需要仔细鉴别。有无排尿困难、尿痛、发热、腰疼等表现。泌尿系统感染患者往往会有尿频、尿急、尿痛、尿路刺激症状,部分患者伴发热;结石患者往往疼痛症状较重。晚期膀胱癌患者也会出现尿路刺激症状,常因肿瘤坏死、溃疡并发感染,少数广泛原位癌及肌层浸润性膀胱癌早期也会有膀胱刺激症状,预后较差。

(4)诊治经过:做过何种检查,用过何种药物,便于快速作出初步诊断。

(5)既往史:一方面是继续寻找头痛病因,有无外伤、劳累、情绪激动,有无着凉、饮酒、不洁饮餐史;有无脑梗死病史、癫痫发作史、凝血功能障碍病史等;中枢神经系统感染也是引起头痛的一大原因,其多呈全头痛、弥散性,很少呈现放射性,常伴有恶心、喷射性呕吐;若伴有颈部疼痛、颈项强直者,多见于蛛网膜下腔出血、脑膜炎等疾病。另一方面是寻找血尿原因,有无外伤,口服抗凝、抗血小板药物,有无凝血功能障碍病史,泌尿系统损伤血尿也是血尿的一大原因,容易被鉴别,抗凝及凝血功能障碍性疾病导致的血尿需要详细的问诊,误诊可能会带来比较严重的后果。再一方面,老年患者往往合并多种基础疾病,既往史也是评估患者手术耐受性、制订手术方案的重要依据。

（6）个人史:患者出生地、居住地和居留时间,尤其是疫源地和地方病流行区的居住史。职业及工作条件包括工种、劳动环境与工业毒物及放射性物质的接触情况及时间。起居与饮食习惯,烟酒嗜好及程度,有无嗜好毒、麻药品。

（7）家族史:高血压、肾细胞癌存在家族遗传倾向。

问诊结果

现病史:患者,男性,65 岁,因"头痛 10 多年,血尿伴腰背部血管杂音半年"就诊。10 多年前患者无明显诱因出现头痛,不伴恶心、呕吐,无眩晕、视力障碍,无多汗、面色改变,无失眠、紧张、焦虑,无记忆力、判断力减退及情感淡漠;曾于当地医院测血压 178/80 mmHg,未服用降压药,血压未监测。半年前出现血尿及腰背部血管杂音,不伴尿痛,无尿频、尿急、排尿困难,无腰痛、发热等,无腹痛,血尿间断出现,未特殊处理。近半年来血压最高达 200/85 mmHg;为进一步治疗入院。自发病来,患者精神一般、食欲尚可,无明显消瘦,大便正常,夜间睡眠差。

既往史:既往体健,无特殊病史,吸烟史 30 年余,约每天 20 支,饮酒 20 年余,约 100 mL/d,已戒酒。

4. 思维引导 肾血管性高血压是由动脉粥样硬化性肾动脉狭窄、大动脉炎和肾纤维肌营养不良、肾血管发育畸形等导致的一侧或双侧肾动脉及其分支狭窄从而导致的高血压。肾血管性高血压是继发性高血压最常见的种类之一。我国肾血管性高血压的病因以动脉粥样硬化（约 80%）为主,主要见于中老年患者;其次是大动脉炎（约 15%）,累及肾血管时常表现为血管壁全层炎症性改变所导致的血管管腔狭窄或闭塞,国内由大动脉炎引起的肾血管性高血压多见于年轻女性患者;之后是动脉纤维肌性发育不良（约 5%）,是国外引起年轻女性肾血管性高血压的最常见病因;而肾血管发育畸形是引起肾血管性高血压的少见病因,多数表现为重度顽固性高血压。

动脉粥样硬化性肾动脉狭窄所导致的肾血管性高血压,可有继发性高血压及缺血性肾病表现。临床特点有:①发病年龄超过 55 岁。②存在动脉粥样硬化性心血管疾病相关症状（如心绞痛等）;有较长的高血压病程,但突然恶化,降压药物治疗效果不佳;或有长期轻度高血压病史,用 1 种或 2 种药物控制理想的患者,突然发展为严重和顽固性高血压。③肾功能进行性下降:与肾素-血管紧张素-醛固酮系统（RAAS）的慢性激活,以及高血压导致左心室重构、心功能异常的发生有关,早期可表现为内生肌酐清除率下降;在给予血管紧张素转化酶抑制剂（ACEI）/血管紧张素Ⅱ受体阻滞剂（ARB）控制血压时容易出现血肌酐的升高>30%;随着时间的推移,这个过程会加速肾和心肌损伤的进展,最终,组织缺氧导致的血液流量长期减少会造成不可逆的肾损伤和纤维化,通常被称为缺血性肾病。④不明原因肾萎缩或两肾长轴径相差大于 1.5 cm。⑤血管杂音,约 40% 的患者在上腹部正中或脐两侧各 2~3 cm 可听到粗糙响亮的收缩期杂音或收缩期与舒张期双期杂音,但杂音强弱与肾动脉狭窄程度无平行关系。⑥速发性肺水肿反复发作（更常见于双侧肾动脉狭窄导致的急性失代偿性心力衰竭）。

（二）体格检查

1. 重点检查的内容及目的　患者考虑肾血管性高血压，重点检查泌尿系统，有无双肾区压痛、叩击痛，听诊中上腹部、腰背部是否存在血管杂音，是否合并输尿管走行区压痛，判断是否合并上尿路的梗阻或感染。

体格检查结果

T 36.0 ℃，R 18 次/min，P 76 次/min，BP 180/80 mmHg

患者一般状况可，发育正常，皮肤巩膜未见明显黄染，浅表淋巴结未扪及，腹部平软，无压痛，未触及包块，无移动性浊音，肠鸣音正常，双侧肾区无压痛、轻度叩击痛，脐两侧各 2～3 cm 及腰背部可听到粗糙的收缩期杂音，双侧输尿管走行区无压痛，耻骨上膀胱区无充盈，双侧睾丸、附睾无肿大，直肠指诊：前列腺体积增大，Ⅱ度，质韧，无压痛及硬结，中央沟存在，指套无血迹。

---

2. 思维引导　体格检查发现：双肾区及双侧输尿管走行区仅有轻度叩击痛，脐两侧各 2～3 cm 及腰背部可听到粗糙的收缩期杂音。考虑存在肾血管狭窄，应进一步检查，追溯病因。

（三）辅助检查

1. 主要内容及目的

(1)血、尿常规：明确血尿，并排除感染性病变。

(2)尿脱落细胞、尿液 FISH 检查：排除尿路上皮肿瘤证据。

(3)肾 CTA：提供主动脉和肾动脉的解剖图像，对肾血管精准成像。

(4)心脏彩超、生化、传染病等：评估一般状况，为手术做准备。

(5)24 h 动态血压，肾上腺相关激素检查等：进一步明确诊断。

(6)肾 ECT：了解分侧肾功能。

辅助检查结果

(1)尿常规：隐血(+)，红细胞计数 221 个/HP，尿蛋白(−)，尿白细胞(−)；凝血功能、传染病均正常。

(2)血常规、肝功能、肾功能：甘油三酯 2.31 mmol/L，尿素氮 13.7 mmol/L，肌酐 172 μmol/L，尿酸 364 μmol/L。

(3)RAAS，立位：肾素活性 1.85(参考值 0.05～0.79)μg/(L·h)，血管紧张素Ⅱ 228.47(参考值 27.80～52.20)ng/L，醛固酮 191.31(参考值 59.50～173.9 ng/L，ARR=10.51)。

(4)尿脱落细胞(−)，尿液 FISH 检测(−)。

(5)胸片：左心室增大，符合高血压性心脏病，主动脉粥样硬化。

(6)肾 CTA：右肾动脉起始部基本闭塞，左肾动脉起始部狭窄约 90%。

(7)肾 ECT：右肾明显缩小，功能严重受损；左肾功能未见明显异常。

---

2. 思维引导　高血压发病年龄超过 55 岁，出现腰背部或上腹部血管杂音，既往血压可控制，短期内突然恶化、血压难以控制，或出现恶性高血压、病情难以解释的突然加重；出现难以解释的肾功能持续下降或肾脏萎缩；伴有全身动脉明显硬化。高龄、体重指数高、血肌酐升高、高血压病史、糖尿病病史等都是动脉粥样硬化性肾动脉狭窄导致的肾血管性高血压的危险因素。具备上述特点的

患者需要进行完善的相关检查。

(四)初步诊断

肾血管性高血压。

二、诊疗经过

1. 诊疗过程 完善相关检查,心电图、胸部及上腹部 CT、血常规、肝功能、肾 CTA、肾 ECT 评价肾功能,动态血压监测。

2. 治疗方案的选择 患者右肾体积明显缩小,近似无功能,行腹腔镜下右侧无功能肾切除术。

3. 治疗方案的选择依据 治疗肾血管性高血压的总体目标,一是降低与血压升高相关的发病率和死亡率,二是改善肾的血液循环和功能。治疗主要包括药物治疗、肾动脉介入治疗和外科手术治疗,治疗方案的选择决定于肾动脉狭窄的病因、解剖结构和患者的一般状态,目的是控制高血压、逆转肾功能和改善预后。

(1)药物治疗:药物治疗是贯穿 RVH 整个病程必不可少的手段。不论何种原因肾动脉狭窄所致的高血压,均须严格控制血压,目标血压 140/90 mmHg。降压药物的选择需要根据患者肾动脉狭窄累及的范围、程度和肾功能状态而定,单侧肾动脉狭窄可以选用 ACEI、ARB、钙通道阻滞剂(CCB)、β 受体阻滞剂(BB),利尿剂可用于双侧肾动脉狭窄的患者。双侧严重肾动脉狭窄患者禁用 ACEI 或者 ARB,即使单侧肾动脉狭窄的患者使用 ACEI 或者 ARB 也要注意从小剂量开始,密切监测肾功能,根据肾功能的情况逐渐加量。理论上肾动脉狭窄的患者激活 RASS,RASS 抑制剂 ACEI 或者 ARB 应该是降压效果最好的药物,但是如果使用不当带来的肾损伤也最令人顾虑,已有研究关注包括双侧肾动脉狭窄在内的绝大多数患者可耐受 ACEI 或 ARB 类药物,长时间的使用不仅能够有效降低血压,而且也降低了主要复合终点事件(死亡、心肌梗死和脑卒中)的风险,因此建议在临床中进一步探索双侧肾动脉狭窄患者中如何使用 ACEI 或者 ARB。

动脉粥样硬化所致的肾动脉狭窄患者,除降压治疗同前外,他汀降脂治疗是基础,对于无禁忌证或者特殊原因的患者应该给予他汀治疗,降脂目标低密度脂蛋白胆固醇(LDL-C)<2.6 mmol/L,患者 LDL-C 达标后他汀长期维持。抗血小板治疗也是治疗常规,对于拟行肾动脉介入治疗的患者一般情况下需要双联抗血小板治疗 3~6 个月,其后使用阿司匹林或者氯吡格雷长期维持。

(2)血管介入治疗:经皮肾动脉血管成形术是继发于 FMD 的 RAS 患者的一线治疗方法,但对血压已经得到较好控制的患者和手术的风险大于其益处的患者则不需要。对于 FMD 的年轻患者,仅经皮肾动脉血管成形术可能不够,还需结合降压药物治疗(部分患者需要终身治疗)。

支架置入术是动脉粥样硬化性 RAS 的首选治疗方法。与单纯的血管成形术相比,支架置入术后血管的长期通畅性更高,目前动脉粥样硬化栓塞疾病的并发症发生率已经下降到很低的水平(1%~4%)。研究发现,对动脉狭窄≥70%且高血压不受药物控制的人群而言,肾动脉支架置入在降低血压方面具有持续的益处。尽管恢复了主要血管的通畅性,术后再狭窄的概率仍很高,10%~15%的患者会发生再狭窄。目前,随着血管重建术的发展,与技术相关的风险大大降低,中度并发症的发生率<10%。

(3)外科手术:对于肾动脉狭窄需要血运重建的患者,如果肾动脉解剖学特征不适合行血管介入治疗,或者介入治疗失败或产生严重并发症者,可予外科手术治疗。①动脉重建手术,自体或人工血管旁路移植、肾动脉直接再植、肾动脉内膜剥脱、肾自体移植。②肾切除手术,病变肾已无功能或几乎没有功能,但由此引起的高血压却难以控制的患者。肾切除的前提条件是对侧肾正常或可以成功重建并维持功能。③肾动脉交感神经切断术正成为治疗顽固性高血压的一种潜在有用的方法,目前还处于试验研究中,并没有广泛应用于临床。

三、思考与讨论 »»

肾血管性高血压的介入手术和外科手术治疗比较:随着介入治疗的出现,外科血管重建术在临床应用逐渐减少,但外科治疗的再发狭窄率低,对肾功能保护较好。另一方面,外科手术创伤大,技术要求高,有一定的死亡率。由于肾血管性高血压患者年龄一般较大,且往往合并其他并发症,常难以耐受外科治疗。故手术治疗主要用于介入治疗失败的病例。手术目的在于缓解高血压,防止肾萎缩与肾功能损害。手术治疗动脉粥样硬化 RVH 患者中 80%～90% 获益,围手术期死亡率<5%,所有系列研究表明,无肾功能不全的患者治疗效果最好,几个大的研究中心报告结果表明,手术在术后 10 年仍然保持良好的效果。近年来,对双侧 RAS 患者,采用手术与肾动脉成形术相结合方法进行治疗获得较好的疗效。目前外科治疗较少,在支架置入术不可行或不成功或须行腹部血管手术时可选择外科手术。

四、练习题 »»

1.肾血管性高血压如何诊断,需要和哪些疾病进行鉴别?

2.肾血管性高血压的药物治疗方案是什么? 手术标准是什么,具体手术方式?

五、推荐阅读 »»

[1]黄健,张旭.中国泌尿外科疾病和男科疾病诊断治疗指南[M].北京:科学出版社,2022.

[2]赵玉沛,陈孝平.外科学[M].3 版.北京:人民卫生出版社,2015.

[3]沈柏用,邓侠兴.住院医师规范化培训外科示范案例[M].上海:上海交通大学出版社,2016.

案例 33 女性压力性尿失禁

一、病历资料 »»

(一)门诊接诊

1.主诉 不自主排尿 2 年。

2.问诊要点 漏尿的诱因,如喷嚏、大笑、咳嗽、行走;生育史、手术史。漏尿的具体表现,在腹压增高时尿液不自主漏出,伴不伴血尿、尿频、尿急、尿痛、排尿困难。

3.问诊内容

(1)诱发因素:喷嚏、大笑、咳嗽、行走、搬运重物等腹压增加行为。

(2)主要症状:漏尿常见于泌尿系统感染、尿潴留、泌尿系统损伤等疾病。应同时询问漏尿有何特点,持续性、间断性、与活动是否相关。漏尿的伴随症状,血尿、尿频、尿急、尿痛、排尿困难等。持续性漏尿多为真性尿失禁,间断出现提示充盈性尿失禁,伴随膀胱刺激症状的多为急迫性尿失禁,与活动相关的提示压力性尿失禁。

(3)伴随症状:有无排尿困难等表现,尿道梗阻是充溢性尿失禁的常见原因。泌尿系统感染患者往往会有尿频、尿急、尿痛尿路刺激症状,部分患者伴发热。

(4)诊治经过:做过何种检查,用过何种药物,便于快速作出初步诊断。

(5)既往史:有无外伤史,尿路损伤会导致漏尿;有无手术史,妇科手术损伤泌尿系统会导致漏尿。

（6）个人史：吸烟与压力性尿失禁相关性尚有争议。

（7）生育史：生育的次数、初次生育年龄、生产方式、胎儿的大小及妊娠期间尿失禁的发生率均与产后尿失禁的发生有显著相关性。

（8）家族史：压力性尿失禁患者患病率与直系亲属患病率显著相关,白种女性患病率高于黑种女性。

问诊结果

现病史：患者,女性,58 岁,农民,因"不自主排尿 2 年"就诊。2 年前无明显诱因出现不自主排尿,大笑、打喷嚏、走路时病情加重,无尿痛、肉眼血尿,无发热、恶心、呕吐,2 年来未行诊治,上述症状逐渐加重。今为进一步诊治前来医院,遂以"压力性尿失禁"收入科。发病来,大便正常,小便如上述。

既往史：既往体健,无特殊病史。

---

4. 思维引导　漏尿是泌尿外科常见的临床症状之一,常见于下尿路病变,是尿失禁的典型表现,但尿失禁分为 4 种类型：持续性尿失禁、充盈性尿失禁、急迫性尿失禁和压力性尿失禁。不同的类型病因、临床表现和治疗方法完全不同,因此治疗前需明确类型。持续性尿失禁多见于外伤、手术,导致尿路损伤,引起尿液持续排出,治疗以手术修补为主。充盈性尿失禁见于尿道梗阻患者,"水满则溢",因梗阻导致膀胱过度充盈而致尿液被动溢出,表现为漏尿,治疗以解除梗阻为主。急迫性尿失禁,多见于泌尿系统感染,导致膀胱过度活动而引起尿液漏出,治疗以控制感染和膀胱不自主收缩为主。压力性尿失禁主要见于多次分娩或绝经女性,常因为盆底松弛,引起尿道阻力降低,当腹压增加时尿道阻力不足以对抗尿液流出动力,而出现漏尿现象,其治疗以加强尿道阻力为主。

（二）体格检查

1. 重点检查的内容及目的　患者考虑压力性尿失禁,重点检查泌尿系统,尿道外口有无分泌物,会阴区皮肤有无溃烂,膀胱充盈时增加腹压有无尿液漏出。

体格检查结果

T 36.2 ℃,R 22 次/min,P 101 次/min,BP 100/72 mmHg

患者一般状况可,发育正常,皮肤巩膜未见明显黄染,浅表淋巴结未扪及,肺部听诊未闻及干湿啰音,心脏听诊,律齐,无额外心音及杂音,腹部平软,无压痛、反跳痛、腹肌紧张,未触及包块,无移动性浊音,肠鸣音正常,四肢肌力、肌张力正常,双腰曲线对称,双肾区无压痛、叩击痛,腹平软,无压痛及反跳痛,未触及明显包块及肿块,下腹部无压痛、反跳痛,耻骨上区无压痛,无充盈,尿道外口无脓性分泌物,会阴部皮肤尿液浸渍,局部皮肤发红,未见糜烂。膀胱充盈增加腹压时立即可看到尿道内有尿液漏出。

---

2. 思维引导　通过查体发现,会阴部皮肤尿渍,局部皮肤发红,在腹压增加时可见尿液漏出,符合压力性尿失禁的表现。

（三）辅助检查

1. 主要内容及目的

（1）血、尿常规：明确尿液情况,并排除感染性病变。

（2）膀胱尿道造影：排除尿路损伤可能。

（3）泌尿系统彩超：排除梗阻可能。

（4）尿流动力学检查：最重要的检查手段。

（5）心脏彩超、生化、传染病等：评估一般状况，为手术做准备。

辅助检查结果

（1）尿常规、肝功能、肾功能、凝血功能：均正常。

（2）尿道膀胱造影：无造影剂外漏。

（3）泌尿系统彩超：无残余尿。

（4）尿流动力学检查：提示压力性尿失禁。

---

2. 思维引导   尿常规正常不支持泌尿系统感染，尿流动力学检查对压力性尿失禁有重要意义，是重要的定性诊断手段，特异性高，同时可以根据泌尿系统造影结果排除泌尿系统损伤。

（四）初步诊断

压力性尿失禁。

二、诊疗经过

1. 诊疗过程

（1）完善相关检查，心电图、胸片、血常规、肝功能、肾功能、电解质、尿常规、凝血试验、传染病，排除手术禁忌证。

（2）手术方式：经闭孔无张力尿道悬吊术。

（3）术前告知患者及家属有症状改善不佳、术后排尿困难的可能。

（4）术后漏尿症状明显改善，排尿稍困难，予以尿道扩张后，排尿可。

（5）出院后定期复查，避免劳累及增加腹压动作。

2. 治疗方案的选择依据   对于压力性尿失禁的治疗，有保守治疗、药物治疗、手术治疗。

（1）保守治疗：盆底肌训练，高度推荐，盆底肌训练对女性压力性尿失禁的预防和治疗作用已被众多的荟萃分析和随机对照研究所证实，此法方便易行、有效，适用于各种类型的压力性尿失禁。实施方法：持续收缩盆底肌（提肛运动）2～6 s，松弛休息 2～6 s，如此反复 10～15 次，每天训练 3～8 次，持续 8 周以上或更长。减肥：推荐，肥胖是女性压力性尿失禁的明确相关因素，减轻体重有助于预防压力性尿失禁的发生，患有压力性尿失禁的肥胖女生，减轻体重 5%～10%，尿失禁次数将减少 50% 以上。

（2）药物治疗：主要原理在于增加尿道闭合压，提高尿道关闭功能。推荐：选择性 α_1 肾上腺素受体激动剂，常用的有米多君、甲氧明，改善尿道平滑肌松弛情况，增加尿道阻力。

（3）手术治疗：主要用于非手术治疗效果不佳及中重度压力性尿失禁，严重影响生活质量者，或伴有盆腔脏器脱垂等盆底功能病变须行盆底重建的患者。高度推荐：无张力尿道中段吊带术，我国常用的为经阴道无张力尿道悬吊术（TVT）和经闭孔无张力尿道中段悬吊术（TVT-O）。推荐：Burch 阴道壁悬吊术、膀胱颈吊带术。可选：耻骨后膀胱尿道悬吊固定术（MMK）手术、针刺悬吊术、注射疗法、人工尿道括约肌。

三、思考与讨论

1. 增加手术的成功率的方法   TVT-O 是治疗压力性尿失禁的常用手术方法，此手术的难点，在于吊带松紧度的控制。吊带过松，达不到治疗效果，术后仍存在漏尿情况，吊带过紧，容易出现排尿困难,甚至尿潴留。为了弥补此种缺陷,术中可考虑椎管内麻醉(简称腰麻),让患者术中咳嗽,看是否仍有尿液漏出,以判断松紧度是否合适,术前判断压力性尿失禁的程度,指导手术操作。

2. 预防压力性尿失禁的方法 通过对发病人群进行健康教育了解压力性尿失禁的发病机制,使其在产后或盆底术后对本疾病的发生有一定的了解。如分娩后对高危产妇进行盆底康复训练和盆底肌肉锻炼,早期、及时的干预可降低压力性尿失禁的发生与进展。良好卫生清洁习惯,避免不洁性生活,减少尿道感染发生。围绝经期女性,排除禁忌证后可以进行激素替代治疗,改善或降低压力性尿失禁发生率,提高健康水平。积极治疗各种慢性疾病,如肺气肿、哮喘、支气管炎等,同时要进行适当的体育锻炼和盆底肌群锻炼。健康饮食习惯,增加富含膳食纤维食物的摄入,防止长期便秘而引起的腹压增高。

四、练习题

1. 如何鉴别尿失禁的类型?
2. 女性压力性尿失禁的诊断依据及临床分型是什么?
3. 女性压力性尿失禁有哪些治疗方式?

五、推荐阅读

[1]黄健,张旭.中国泌尿外科疾病和男科疾病诊断治疗指南[M].北京:科学出版社,2022.
[2]赵玉沛,陈孝平.外科学[M].北京:人民卫生出版社,2015.
[3]沈柏用,邓侠兴.住院医师规范化培训外科示范案例[M].上海:上海交通大学出版社,2016.

案例 34 精索静脉曲张

一、病历资料

(一)门诊接诊

1. 主诉 左侧阴囊坠胀不适 1 年余。

2. 问诊要点 阴囊坠胀不适或疼痛为精索静脉曲张的重要临床表现,患者慢性发病,问诊时应注意在长期病程中的主要症状及伴随症状特点、疾病演变过程、诊治经过、治疗效果等。还要询问患者职业特点、婚育状况等。

3. 问诊内容

(1)诱发因素:有无外伤、劳累、久站等。

(2)主要症状:阴囊坠胀不适或疼痛常见于精索静脉曲张、睾丸炎、附睾炎、睾丸附睾结核、睾丸鞘膜积液及睾丸肿瘤等疾病。精索静脉曲张患者多数无自觉不适而在体检时被发现,部分有症状者可表现为患侧阴囊部持续性或间歇性的坠胀感、隐痛和钝痛,应询问患者坠胀不适或疼痛是否在劳累、久站或行走时加重,平卧休息后症状可减轻或消失。注意询问婚育史,精索静脉曲张可导致男性不育,部分患者因不育症就诊时被查出。同时应注意鉴别瘦长体形患者可能存在的"胡桃夹综合征"。

(3)伴随症状:有无尿频、尿急、尿痛及肉眼血尿,急性附睾睾丸炎患者可伴有尿路刺激征及一侧睾丸和附睾疼痛和肿胀。有无放射痛,精索静脉曲张患者坠胀或疼痛感可向下腹部、腹股沟区或后腰部放射。有无发热,附睾睾丸炎、睾丸结核往往伴随发热症状,同时出现阴囊肿胀。需要仔细鉴别。

（4）诊治经过：是否做过检查、用过药物，便于快速作出初步诊断。

（5）既往史：询问有无左肾静脉或腔静脉瘤栓阻塞、肾肿瘤、腹膜后肿瘤、盆腔肿瘤、巨大肾积水或肾囊肿、异位血管压迫等既往病史。

（6）个人史：是否从事某些需要长期站立、高强度训练的特殊职业，如军人、厨师等；是否存在其他不育的原因，如睾丸功能异常、勃起困难等。

（7）婚育史：精索静脉曲张患者多为青壮年男性，严重者可合并不育，因此婚育史应特别重视。

（8）家族史：精索静脉曲张未报道存在家族遗传倾向。

问诊结果

现病史：患者，男性，26 岁，厨师，因"左侧阴囊坠胀不适 1 年余"就诊。1 年前患者无明显诱因出现左侧阴囊坠胀、疼痛，不伴放射痛，劳累或久立后加重，平卧后症状可缓解，无发热，无血尿，无尿频、尿急、尿痛，未予以治疗。近半个月来症状加重，遂至医院就诊。

既往史：既往体健，无特殊病史，否认烟酒史。

婚育史：已婚，近 1 年无避孕措施未育。

---

4. 思维引导　精索静脉曲张指的是阴囊蔓状静脉丛静脉的扩张和迂曲，是引起男性不育最常见的病因。精索静脉曲张的发病率占男性人群的 10%～15%，多见于青壮年，左侧多见，多数无自觉不适症状，有症状者表现为患侧阴囊坠胀不适或疼痛。可分为原发性精索静脉曲张和继发性精索静脉曲张。睾丸附睾炎患者表现为睾丸或附睾疼痛、肿胀，可伴有发热及尿路刺激征。睾丸附睾结核起病缓慢，可表现为无痛或疼痛性的阴囊肿胀，附睾首先受累，伴或不伴有全身结核中毒症状，可见阴囊皮肤窦道形成，超声检查和结核菌素试验可予以鉴别。鞘膜积液多无自觉症状，多于体检时偶然发现，积液较多、囊肿增大、张力增高，可引起下坠感、胀痛，透光试验和 B 超可予以鉴别。本例患者青年男性，职业原因长时间站立，阴囊左侧疼痛不适 1 年余，疼痛在劳累或久立后加重，平卧后症状可缓解，无发热，无阴囊肿胀，无结核、肿瘤病史，提示左侧精索静脉曲张可能。患者已婚，无避孕措施 1 年未育，提示不育症。

（二）体格检查

1. 重点检查的内容及目的　患者考虑诊断：左侧精索静脉曲张，重点检查患侧睾丸位置是否偏低，精索区是否触及"蚯蚓状"质软团块，做瓦尔萨尔瓦（Valsalva）动作是否可触及曲张的精索静脉及进行精索静脉曲张分级。观察患侧阴囊皮肤有无蚯蚓状肿块、红肿、窦道形成等，触诊需注意精索区域团块的质地、形状、压痛等情况，是否合并其他区域压痛。体检时要注意原发性和继发性精索静脉曲张的鉴别：由站立位变为平卧位，曲张静脉消失的为原发性。

体格检查结果

T 36.3 ℃，R 17 次/min，P 79 次/min，BP 116/75 mmHg

该患者一般状况可，发育正常，皮肤巩膜未见明显黄染，浅表淋巴结未扪及，腹部平软无压痛及肌紧张，肝、脾肋下未触及，未触及腹部包块，无移动性浊音，肠鸣音正常，双侧肾区无压痛、叩击痛，双侧输尿管走行区无压痛，耻骨上膀胱区无充盈。阴囊左侧松弛，左侧睾丸位置明显偏低，站立时阴囊皮肤无明显蚯蚓状肿块、红肿、窦道，左侧精索区域可触及蚯蚓状质软团块，做 Valsalva 动作精索静脉曲张更为明显。右侧精索区域未触及明显异常。双侧睾丸、附睾大小、形态正常，无触痛。肛门指诊未及异常。

2.思维引导 精索静脉曲张程度分度如下。①亚临床型:在休息或行Valsalva动作时,无症状或无法看到静脉曲张,但可通过超声检查发现。②Ⅰ度:触诊不明显,但Valsalva动作可触及曲张静脉。③Ⅱ度:外观无明显异常,在触诊时可触及曲张的静脉。④Ⅲ度:曲张静脉如蚯蚓团状,视诊和触诊均明显。体格检查阴囊皮肤无明显蚯蚓状肿块,左侧精索区域可触及蚯蚓状质软团块,做Valsalva动作精索静脉曲张更为明显;考虑为左侧精索静脉曲张Ⅱ度。

(三)辅助检查

1.主要内容及目的

(1)彩色多普勒超声检查:彩色多普勒超声检查可准确判断精索内静脉管径及静脉内血液反流现象,具有无创伤、可重复性好、检查准确的特点,应作为首选检查方法;超声检查还可以同时测量睾丸容积,了解睾丸是否受损;同时还可以初步判断腹膜后占位压迫及"胡桃夹综合征"导致的继发性精索静脉曲张。

(2)精液分析:检测精液是否正常以判断睾丸精子生成及发育功能是否正常,指南推荐精索静脉曲张导致不育的患者至少行2次精液分析。

(3)血常规、血生化、尿常规:排除感染性病变。

(4)胸片、心电图、传染病等:评估一般状况,为手术做准备。

辅助检查结果

(1)血常规、血生化、尿常规、凝血功能、传染病:均正常。

(2)精液分析:精液量4.2 mL,30 min液化,精子浓度12×10^6/mL;检查精子总数420个,A级11%,B级15%,精子存活率40%,形态正常,无畸形。

(3)胸片、心电图:均未见异常。

(4)彩色多普勒超声检查:彩超提示左侧精索静脉最大内径2.6 mm,Valsalva动作可探及反流血流信号;右侧精索静脉最大内径1.6 mm,Valsalva动作未探及反流血流信号;双侧睾丸大小基本正常,附睾未见明显异常。双肾、输尿管及膀胱未见异常,腹膜后未见明显肿大淋巴结,左肾静脉血流正常。

2.思维引导 彩超提示左侧精索静脉曲张,双肾、输尿管及膀胱未见异常,腹膜后未见明显肿大淋巴结,左肾静脉血流正常,排除继发性精索静脉曲张;双侧睾丸大小基本正常,附睾未见明显异常,可排除睾丸附睾炎症导致的阴囊疼痛;精子浓度、精子活率、A级和B级精子总数低于正常精液标准,不排除为精索静脉曲张所致;结合患者症状及体格检查,考虑诊断为原发性左侧精索静脉曲张Ⅱ度合并不育。

(四)初步诊断

①左侧精索静脉曲张Ⅱ度;②不育。

二、诊疗经过

1.诊疗过程

(1)完善相关检查,彩色多普勒超声检查、心电图、胸片、血常规、尿常规、粪常规、肝功能、肾功能、凝血功能、传染病,排除手术禁忌证。

(2)手术方式:显微镜下左侧精索静脉结扎术。

(3)术前告知患者及家属术后症状改善不佳的可能,术后可能发生阴囊水肿、神经损伤、急性附睾炎等并发症。术后第3天办理出院,1周后来院切口拆线。

(4)术后第1次随诊可在术后1~2周进行,主要检查有无手术并发症,第2次随访在术后3个月进行,主要检查精液质量及精索静脉超声检查,以后每月定期随访,直至女方受孕。常规随访内容包括病史询问、体格检查、精液分析、睾丸及精索超声检查。

2.治疗方案的选择依据　结合国内外文献及经验,精索静脉曲张一般以手术治疗为主,部分患者采用(或联用)药物治疗。手术适应证:①阴囊触诊时可以明确触及曲张静脉或者症状明显,查体发现睾丸明显缩小,即使已经生育,患者有治疗愿望也可以考虑手术。②合并男性不育,排除其他引起不育的疾病,女方生育能力正常者,无论曲张程度,应及时手术。③临床观察发现,前列腺炎及精囊炎在精索静脉曲张患者中发病率明显增加,约为正常人的2倍,如同时存在,且前列腺炎久治不愈,可选择手术治疗。④青少年时期的精索静脉曲张,往往导致睾丸病理性改变,因此对于青少年期精索静脉曲张伴有睾丸体积缩小的患者,提倡早期手术治疗。⑤精索静脉曲张伴非梗阻性少精症的患者,一般主张同时行睾丸活检和精索静脉曲张手术,有助于术后实施辅助生殖技术。手术禁忌证:精索内静脉高位结扎术的禁忌证主要是腹腔感染及盆腔开放手术病史导致广泛粘连。

手术方式主要包括:传统开放手术的精索内静脉高位结扎(经腹股沟入路或者经腹膜后入路)、腹腔镜精索静脉高位结扎(图9-1)、显微镜精索静脉结扎(图9-2)、精索静脉介入栓塞术。

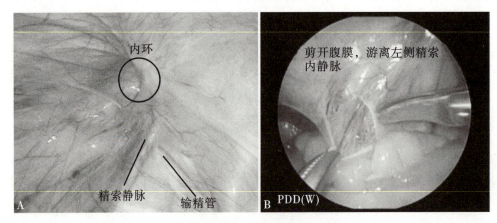

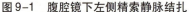

A.腹腔镜下精索静脉位置及周围毗邻视图;B.腹腔镜手术中精索静脉视图。

图9-1　腹腔镜下左侧精索静脉结扎

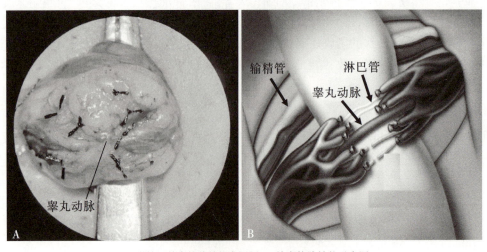

A.显微镜下精索静脉结扎术视图;B.精索静脉结扎示意图。

图9-2　显微镜下精索静脉结扎

（1）开放手术：开放手术途径主要有 2 种，即经腹股沟管精索内静脉高位结扎术和经腹膜后精索内静脉高位结扎术。经腹股沟管精索内静脉高位结扎术：因手术位置较表浅，术野暴露广，解剖变异较小，局部麻醉等方面的优势而被广泛采用。手术缺点是静脉分支及伴行动脉分支较多，淋巴管丰富，如果损伤，可能引起术后睾丸萎缩，而且复发率较高（13.3%）。这些缺点，限制了该术式的进一步发展。经腹膜后精索内静脉高位结扎术：主要有 Palomo 手术和改良的 Palomo 手术。Palomo 手术同时结扎精索静脉内淋巴管，术后复发率较低，但是术后容易出现鞘膜积液、阴囊水肿及无菌性附睾炎。而改良后的 Palomo 手术仅结扎精索内动静脉，解决了淋巴回流障碍，减少了鞘膜积液的发生，而且改良术式切口上移，可以避免损伤腹壁下动、静脉。

（2）腹腔镜手术：腹腔镜手术具有效果可靠、损伤小、并发症少、可同时行双侧手术等优点，因此一般认为腹腔镜手术主要适用于双侧高位结扎术、肥胖、有腹股沟手术史及开放手术术后复发的患者。当然，腹腔镜手术也可能造成一些腹腔内并发症，如肠管、膀胱及腹腔内血管损伤。此外，手术需要全身麻醉，受到设备、费用及术者水平的限制，在基层医院较难推广。

（3）显微镜下手术：显微外科手术术后复发率低（0.8%～4.0%）、并发症少，主要优点在于能够结扎除输精管静脉外的所有引流静脉，保留动脉、淋巴管及神经。

（4）精索静脉介入栓塞术：介入放射科学的发展为精索静脉曲张的手术带来了新的手术方式，使用精索内静脉栓塞或注入硬化剂等方法已经被发达国家广泛采用。但是根据一些学者的研究，注入硬化剂术后复发率也较高（9%），但是介入手术仍然是未来的发展方向。介入手术具有痛苦小、避免相应并发症等特点，但是受制于费用及操作技术，该技术在我国仍未广泛开展。

手术并发症：阴囊水肿或睾丸鞘膜积液、睾丸萎缩、神经损伤、急性附睾炎、阴囊及网膜气肿，其他并发症如术后腰背痛、睾丸疼痛等。术前应向患者及其家属告知手术风险以及术中、术后可能发生的并发症。

该患者症状严重，已严重影响生活质量和工作；精液分析结果显示精液质量降低、精子数量减少；符合外科手术适应证。首选的治疗方案为显微镜下左侧精索静脉结扎术。

三、思考与讨论

1. 精索静脉曲张导致不育的原因 目前，对于精索静脉曲张引起不育的原因尚未能完全研究清楚，可能与以下因素有关：①精索静脉内血液淤滞，使睾丸局部温度升高，生精小管变性影响精子的发生。②血液滞留影响血液循环，睾丸组织内二氧化碳蓄积，影响精子的形成。③左侧精索静脉反流，随之而带来的肾上腺及肾分泌的代谢产物，如类固醇、儿茶酚胺、5-羟色胺等，可能引起血管收缩，造成精子过早脱落。④因两侧睾丸之间静脉血管的交通支非常丰富，左侧精索静脉血液中的一些物质，也能影响到对侧睾丸内精子的形成。

2. 精索静脉曲张不同治疗方案的随访 随访内容：病史询问、体格检查、阴囊内容物 B 超、精液分析、疼痛评分等。①未行手术治疗的成年患者，精液质量正常，有生育要求者，至少应每 1～2 年随访 1 次。未行手术治疗的青少年患者，若睾丸大小正常，至少应每年随访 1 次。②接受药物治疗的患者，随访时限为 3～6 个月，第 1 次随访可在用药后 2～4 周进行，3～6 个月再进行疗效评估，若无确切疗效，精液分析示精液质量仍异常、相关疼痛症状仍较为严重，可推荐手术治疗。③接受手术的患者，第 1 次随访可在术后 1～2 周进行，主要检查有无手术相关并发症；第 2 次随访在术后 3 个月进行，此后每 3 个月随访 1 次，至少随访 1 年或至患者配偶成功受孕。④对精索静脉曲张伴有不育患者的治疗和随访过程中，不仅要关注男性患者的情况，同时还要关注女性伴侣的情况，如女方年龄、生育能力状况等因素，并充分考虑夫妇双方在生育方面的需求和意愿。

3. 青春期精索静脉曲张的处置策略 在青春期以前较少发生精索静脉曲张，表明精索静脉曲张可能与激素水平有关系，对青春期男孩手术与否以及何时手术还有争论，对这类患者手术目的在于预防将来不育。虽然有许多方法企图筛选出其中影响生育的高危人群,但目前尚没有可信赖的指标。早期发现他们存在精索静脉曲张并密切随访是非常重要的,定期检测患者睾丸体积变化,观察是否存在缩小或发育滞后;通过精液分析精子的数量和质量,精子的形态、活力是否有不利改变。一旦这些指标有明显改变或出现疼痛症状,则手术是必要的。没有证据表明对于没有睾丸萎缩和内分泌异常的青少年实施治疗会带来额外好处。

四、练习题

1. 精索静脉曲张是否会影响男性性功能?
2. 精索静脉曲张术后复发的原因可能有哪些?
3. 儿童和青少年行精索静脉曲张结扎术,会使他们在哪些方面获益?

五、推荐阅读

[1]黄健,张旭.中国泌尿外科疾病和男科疾病诊断治疗指南[M].北京:科学出版社,2022.
[2]陈孝平,汪建平,赵继宗.外科学[M].北京:人民卫生出版社,2019.
[3]叶章群,周立群.外科学:泌尿外科分册[M].北京:人民卫生出版社,2018.

案例 35   鞘膜积液

一、病历资料

(一)门诊接诊

1. 主诉　发现左侧阴囊增大半年。

2. 问诊要点　阴囊增大的诱因:有无创伤、炎症(原发);有无睾丸炎、附睾炎、睾丸扭转、阴囊手术等。部位:是位于阴囊处、精索处或是腹股沟处(是否可触及睾丸)。质地:囊性肿块形状、表面是否光滑、有无囊性感。影响因素:阴囊增大是否随体位改变而改变。伴随症状:是否有下坠感、胀痛及牵扯痛。

3. 问诊内容

(1)诱发因素:有无创伤、炎症、睾丸附睾炎、阴囊手术等。

(2)主要症状:阴囊增大常见于鞘膜积液、睾丸附睾炎、睾丸扭转等。应同时注意有无阴囊红肿、皮温变化、是否随体位改变、是否可触及睾丸及睾丸附睾质地、表面光滑情况等。

(3)伴随症状:有无阴囊坠胀感、胀痛、牵扯痛。睾丸附睾炎:可伴有阴囊肿胀和疼痛,睾丸质地硬、变大、睾丸附睾炎界限不清。睾丸扭转:可表现阴囊肿胀、发红,主要表现为疼痛,棉签试验消失(提睾肌反射消失)、阴囊抬高试验(提托睾丸疼痛加重)。腹股沟斜疝:肿大的阴囊有时可见肠型、闻及肠鸣音,平卧位时阴囊内容物可回纳,咳嗽时内环处有冲击感,透光试验呈阴性。睾丸肿瘤:为实质性肿块,质地坚硬,患侧睾丸有沉重感,透光试验阴性。

(4)诊治经过:做过何种检查,用过何种药物,便于快速作出初步诊断。

(5)既往史:了解是否有与阴囊相关疾病,是否有外伤、感染、睾丸附睾炎等病史。进一步了解有无基础疾病及先天性疾病,为手术治疗做准备。

(6)个人史:主要了解有无梅毒、结核、丝虫病接触史。

(7)家族史:无确切家族遗传倾向。

问诊结果

现病史:患者,男性,55 岁,工人。因"发现左侧阴囊增大半年"为主诉入院。半前患者发现左侧阴囊肿大,质软,无局部红肿,无尿频、尿急、尿痛及排尿困难,无阴囊坠胀感、牵扯痛,无发热、寒战、恶心、呕吐、腹胀,未处理,后阴囊逐渐增大,为求进一步治疗来院,门诊医师询问病史、检查患者后以"左侧睾丸鞘膜积液"为诊断收入院。

既往史:既往体健,无特殊病史,无吸烟、嗜酒嗜好。

4. 思维引导　鞘膜囊内集聚的液体增多而形成囊肿,称为鞘膜积液,有睾丸鞘膜积液、精索鞘膜积液等。患者通常没有明显不适感,触摸较柔软,摸不到睾丸和附睾,透光试验阳性。附睾囊肿较大时也可以出现类似症状。此外,老年男性常见的疝气,比如腹股沟斜疝,疝内容物掉入阴囊中,会引起阴囊增大,但透光试验呈阴性。急性附睾炎或者睾丸炎出现阴囊增大的同时会伴有红肿疼痛。阴囊出现损伤时形成血肿时也会出现阴囊增大。睾丸肿瘤也是阴囊增大的常见原因之一,患者睾丸体积明显增大,无明显疼痛感,触诊有沉重感。此外,严重的精索静脉曲张,也会造成阴囊下垂、皮肤松弛、体积变大。

针对阴囊增大的问诊,要掌握以下要点:是否有阴囊红肿,皮温变化,是否可触到睾丸及睾丸质地、大小及按压痛。并进一步检查囊性肿块位于睾丸、精索或是腹股沟处。并询问是否随体位改变而改变,可为诊断分型提供依据。

(二)体格检查

1. 重点检查的内容及目的　患者考虑鞘膜积液,须重点检查泌尿生殖系统,有无阴囊增大,阴囊红肿,皮温变化,是否触及睾丸,睾丸大小、界限、质地及是否有按压痛。并了解囊性肿块部位,以及是否随体位改变,了解分型并进行透光试验。

体格检查结果

T 36.3 ℃,R 21 次/min,P 70 次/min,BP 135/80 mmHg

患者一般状况可,发育正常,皮肤巩膜未见明显黄染,浅表淋巴结未扪及,腹部平软,无压痛,未触及包块,无移动性浊音,肠鸣音正常,双侧肾区无压痛、叩击痛,双侧输尿管走行区无压痛,耻骨上膀胱区无充盈,外生殖器发育正常,左侧阴囊明显肿大可触及囊性包块,无压痛,睾丸及附睾未触及,透光试验阳性;右侧睾丸附睾阴囊内可触及,质韧无压痛,未触及结节。

2. 思维引导　体格检查发现患者左侧阴囊增大,未触及睾丸及附睾,透光试验阳性,支持睾丸鞘膜积液。

(三)辅助检查

1. 主要内容及目的

(1)血、尿常规:排除感染性病变。

(2)生殖器官彩超:明确睾丸鞘膜囊内液性暗区范围,并排除睾丸、附睾疾病及精索静脉曲张。

(3)生化、传染病等:评估一般状况,为手术做准备。

辅助检查结果

(1)尿常规:隐血(-),尿蛋白(-),尿白细胞(-);肝功能、肾功能、凝血功能、传染病均正常。

(2)血常规:WBC $7.45×10^9/L$,N% 59.9%。

(3)生殖器官彩超:左侧睾丸鞘膜积液,范围约 69 mm×48 mm。

2.思维引导　血常规、尿常规正常,排除感染性疾病及阴囊外伤。生殖器官彩超可明确诊断及排除睾丸、附睾疾病。

(四)初步诊断

左侧睾丸鞘膜积液。

二、诊疗经过

1.诊疗过程

(1)完善相关检查,心电图、胸部 X 线、血常规、肝功能、肾功能、凝血试验、传染病,评价身体状况,排除手术禁忌证。

(2)手术方式:左侧睾丸鞘膜翻转术。

(3)术前告知患者及家属手术风险,出血、水肿、感染,如损伤精索动脉则可能出现睾丸萎缩,损伤输精管或附睾则可引起精子减少。

(4)术后随访:主要目的是检查是否复发。如伴有不育则需要进一步检查以排除精索损伤。

2.治疗方案的选择依据　非手术治疗:2 岁以下儿童的鞘膜积液多可自行吸收,可暂不治疗。婴幼儿的睾丸鞘膜积液禁忌抽吸。成人无症状较小鞘膜积液也可不必治疗。此外,原发病治疗成功后,继发性鞘膜积液往往可自行消退而不需要手术治疗。

手术治疗(图 9-3):①鞘膜翻转术,临床最常用。尤其适用于鞘膜无明显增厚者。②鞘膜切除术,临床常用。适用于鞘膜明显增厚者,手术复发机会少。③鞘膜折叠术(Lord 手术),适用于鞘膜较薄、无并发症者。④交通性鞘膜积液,需要做鞘状突高位切断及结扎手术,同时行鞘膜翻转术或切除术。⑤小儿的鞘膜积液增多因鞘状突未闭引起,手术行鞘状突高位切断及结扎手术,不必行鞘膜翻转术或切除术,囊肿内积液可打开放液或穿刺排除,亦可不做处理。⑥精索鞘膜积液,需要将囊肿全部剥离切

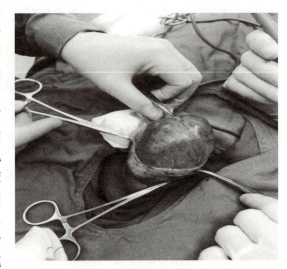

图 9-3　左侧睾丸鞘膜积液术

除。⑦做疝修补或其他阴囊手术者,应考虑同时行鞘膜手术,可防止术后继发积液。

三、思考与讨论

1.小儿手术方式及对生育的影响　小儿鞘膜积液在 1 岁以内有自行消退的机会,可不急于手术。但如果张力较高,会影响睾丸血液循环,导致睾丸萎缩,应行手术治疗。小儿鞘膜积液传统的手术方法需要在腹股沟管内精索旁找到鞘突管,行高位结扎。由于精索旁有蔓状静脉丛在其前外

侧,输精管和动脉在其内,提睾肌在其四周,且鞘突管有时难以寻找,故容易损伤精索血管、输精管和神经、提睾肌,造成局部血肿,瘢痕粘连,局部皮肤麻痹,有的还会导致睾丸萎缩。如误切断输精管,会损害患儿成年后生育能力。

2.微创手术治疗优点　应用微型腹腔镜治疗小儿鞘膜积液的最大优点是行缝扎内环口鞘突管时,无须经过和解剖腹股沟管,精索血管、输精管和神经、提睾肌亦不受损伤。同时,腹腔镜有放大作用,可清晰显示内环口周围的精索血管及输精管。缝合时,只需要稍加注意,完全能够避免损伤。

四、练习题

1.小儿鞘膜积液治疗最佳时机是什么?
2.婴儿巨大鞘膜积液手术方式如何选择?

五、推荐阅读

[1]黄健,张旭.中国泌尿外科疾病和男科疾病诊断治疗指南[M].北京:科学出版社,2022.
[2]赵玉沛,陈孝平.外科学[M].北京:人民卫生出版社,2015.
[3]沈柏用,邓侠兴.住院医师规范化培训外科示范案例[M].上海:上海交通大学出版社,2016.

案例 36　神经源性膀胱

一、病历资料

(一)门诊接诊

1.主诉　尿频、尿急伴漏尿 3 年。

2.问诊要点　尿频、尿急的诱因,有无中枢神经系统病变、周围神经病变、尿路感染、脊柱盆底手术史;有无重症肌无力等神经病变。尿频、尿急的具体表现,日间、夜间排尿次数及频率,是否合并性功能障碍、盆腔脏器脱垂、便秘或大便失禁等。

3.问诊内容

(1)诱发因素:有无遗传性及先天性疾病史、代谢性疾病史、神经系统病史、外伤史、既往治疗史(特别是相关手术史)、生活方式及生活质量的调查、尿路感染病史,女性还应询问月经及婚育史。

(2)主要症状:①泌尿生殖系统症状,包括下尿路症状,症状开始的时间,储尿期症状包括尿急、尿频、夜尿、尿失禁、遗尿等,排尿期症状包括排尿困难、膀胱排空不全、尿潴留、尿痛等,排尿后症状包括尿滴沥等,上述症状可以排尿日记形式加以记录;膀胱感觉异常(有无异常的膀胱充盈感及尿意等);泌尿系统管理方式的调查(如腹压排尿、叩击排尿、挤压排尿、自行漏尿、间歇导尿、长期留置导尿管、留置膀胱造瘘管等);性功能障碍症状(生殖器有无缺损、生殖器区域敏感性、男性勃起功能障碍、女性是否存在性交困难等);腰痛、盆底疼痛、血尿、脓尿等。②肠道症状,频繁排便、便秘或大便失禁;直肠感觉异常、里急后重感;排便习惯改变等。③神经系统症状,神经系统原发病起始期、进展期及治疗后的症状,包括肢体感觉和运动障碍、肢体痉挛、自主神经反射亢进、精神症状及理解力等。

(3)伴随症状:有无排尿困难、尿痛、发热、腰疼等表现。泌尿系统梗阻是尿频的重要诱因,却容易被忽视,老年男性前列腺增生引起残余尿量增多,尿频是早期症状。泌尿系统感染患者往往会有尿频、尿急、尿痛等尿路刺激症状,部分患者伴发热;结石患者往往疼痛症状较重。晚期神经源性膀胱患者也会出现上尿路梗阻症状,常因上尿路积水并发感染,引起肾功能不全,预后较差。血压增高等自主神经症状,需要仔细鉴别。

（4）诊治经过:做过何种检查,用过何种药物,便于快速作出初步诊断。

（5）既往史:一方面是继续寻找尿频原因,有无颈椎及脊柱外伤、前列腺增生、尿道狭窄,有无神经病遗传病史,有无相关手术史,有无糖尿病病史,有无尿路感染病史。

（6）个人史:生活方式及生活质量的调查,了解吸烟、饮酒、药物成瘾等情况,评估下尿路功能障碍对生活质量的干扰程度等。

（7）家族史:神经系统疾病多有家族遗传倾向。

问诊结果

现病史:患者,男性,17 岁,因"尿频、尿急伴漏尿 3 年"就诊。3 年前患者无明显诱因出现尿频、尿急、尿不尽、漏尿症状,约每小时漏尿 1 次,每次尿量约 30 mL,夜尿 7～8 次,不伴疼痛,无腰痛、发热等,无腹痛、恶心、呕吐,症状渐加重。在当地按"尿潴留"给予留置导尿治疗,为进一步治疗入院。自发病来,患者精神、食欲尚可,无明显消瘦,大便正常,夜间睡眠差。

既往史:既往有脊柱裂病史,12 岁时行脊髓及神经根松解手术治疗。

---

4. 思维引导　尿频、漏尿是泌尿外科最常见的临床症状之一,老年男性多因前列腺增生引起残余尿量增多,引起尿频症状,年轻患者多因脊柱裂等手术史、先天性神经病变等因素出现储尿及排尿功能障碍,糖尿病患者因血糖控制不佳,引起盆底神经变性也会引起排尿功能障碍。患者尿频、漏尿症状严重,既往有脊柱裂手术史,应该考虑神经源性膀胱。所以针对尿频、漏尿的问诊,要注意掌握要点:夜尿情况,是否存在尿失禁,是否存在遗尿,排尿困难症状的严重程度,残余尿量,是否存在尿潴留,是否存在上尿路积水情况,肾功能是否异常,肾功能损失的程度,是否伴有消化道症状。

神经源性膀胱的病因:①中枢神经系统因素,包括脑血管意外、颅脑肿瘤、脑积水、脑瘫、智力障碍、基底节病变、多系统萎缩、多发性硬化、脊髓病变、椎间盘病变及椎管狭窄等。②外周神经系统因素,糖尿病、酗酒、药物滥用,其他不常见的神经病变,如卟啉病、结节病等。③感染性疾病,获得性免疫缺陷综合征、急性感染性多发性神经根炎、带状疱疹及人 T 淋巴细胞病毒感染、莱姆病、脊髓灰质炎、梅毒及结核病等。④医源性因素,脊柱手术、根治性盆腔手术如直肠癌根治术、根治性子宫全切术、前列腺癌根治术、区域脊髓麻醉等。⑤其他因素,欣曼（Hinman）综合征、重症肌无力、系统性红斑狼疮及家族性淀粉样变性、多发性神经病变等。

（二）体格检查

1. 重点检查的内容及目的　患者考虑神经源性膀胱,重点检查泌尿系统,有无双肾区压痛、叩击痛,是否合并输尿管走行区压痛,判断是否合并上尿路梗阻或感染。膀胱区是否膨隆,有无包块,肛门指诊检查括约肌是否存在松弛情况,下肢发育及活动情况。

体格检查结果

T 36.0 ℃,R 18 次/min,P 76 次/min,BP 135/85 mmHg

患者一般状况可,发育正常,背部正中有一长约 8 cm 手术瘢痕,皮肤巩膜未见明显黄染,浅表淋巴结未扪及,腹部平软,无压痛,未触及包块,无移动性浊音,肠鸣音正常,双侧肾区无压痛、叩击痛,双侧输尿管走行区无压痛,耻骨上膀胱区充盈,于耻骨上 5 cm 可叩击膀胱浊音区,双侧睾丸、附睾无肿大,直肠指诊:肛门括约肌松弛,前列腺体积正常,质韧,无压痛及硬结,中央沟存在,指套无血迹。

2. 思维引导　体格检查可见手术瘢痕及膀胱高度充盈,双肾区及双侧输尿管走行区无压痛、叩击痛。患者有脊柱手术史,应想到神经是否受损。患者膀胱高度充盈,应想到神经源性膀胱的可能性。

(三)辅助检查

1. 主要内容及目的

(1)血、尿常规:排除贫血、尿路感染。

(2)泌尿系统超声:计算残余尿量,检查是否存在上尿路积水,膀胱形态的变化,是否存在膀胱憩室。

(3)泌尿系统 CTU:双肾形态、上尿路积水情况、膀胱容量估算及形态变化。

(4)影像尿流动力学检查:最重要的检查手段,测定逼尿肌压力,查看逼尿肌括约肌协调情况,双肾形态、上尿路积水情况、膀胱容量估算及形态变化,排除尿道狭窄等情况。

(5)生化、传染病等:评估一般状况,为下一步治疗或手术做准备。

辅助检查结果

(1)尿常规:隐血(+),红细胞计数 31 个/HP,尿蛋白(−),尿白细胞(+);肝功能、凝血功能、传染病均正常;肾功能,肌酐 189 mmol/L。

(2)影像尿流动力学检查:逼尿肌无主动收缩、膀胱过度活动、膀胱憩室(圣诞树样改变)、膀胱输尿管轻度反流。

(3)彩超:膀胱壁增厚,多发憩室,双侧输尿管扩张、双肾积水。

(4)CT 增强扫描:膀胱多发憩室、双肾积水、双侧输尿管全程扩张。

---

2. 思维引导　尿白细胞(−)不支持泌尿系统感染,影像尿动力检查对神经源性膀胱有重要意义,是重要的定性诊断手段,尤其是合并上尿路返流的患者,尿动力检查中逼尿肌压力的测定对于神经源性膀胱的定性有重要参考意义,尿道造影可排除尿道病变。CTU 检查可以显示全尿路情况,有助于膀胱及上尿路形态的观察,判断更为准确,必要时需完善。肾功能的检查有助于判断上尿路反流对肾损害的严重程度。

(四)初步诊断

神经源性膀胱。

二、诊疗经过

1. 诊疗过程

(1)完善相关检查,心电图、胸部及腹部 CT、影像尿流动力学检查,血常规、肝功能、肾功能、凝血试验、传染病,排除手术禁忌证。

(2)治疗方式:留置导尿、膀胱扩大术后间断导尿或腹压排尿。

(3)术前告知患者及家属上尿路积水及肾功能有可能进一步加重,须定期复查。

2. 治疗方案的选择依据　神经源性膀胱的治疗目标如下。①保护上尿路(肾)功能;②恢复(或部分恢复)下尿路功能;③改善尿失禁;④提高患者生活质量。其中治疗的首要目的是保护肾功能,使患者能够长期生存;次要目标是提高患者生活质量。

3. 常用的治疗方法

(1)非手术治疗方法:包括以下方法。①辅助排尿:包括扳机点排尿、Crede 手法排尿、Valsalva 排尿。②下尿路康复:包括行为疗法(生活习惯改变、膀胱训练、盆底肌锻炼)、盆底生物反馈。③导尿治疗:包括间歇导尿、留置导尿或膀胱造瘘。④外部集尿器。⑤电刺激:包括外周临时电刺激、膀胱腔内电刺激、盆底肌电刺激、外周阴部电刺激。⑥针灸。

(2)口服药物治疗:神经源性膀胱的药物治疗效果与作用于膀胱尿道的神经递质及受体分布相关。乙酰胆碱是人膀胱逼尿肌产生收缩的主要神经递质。α肾上腺素受体兴奋可以使尿道平滑肌收缩、导致尿道内口关闭。①治疗逼尿肌过度活动的药物:M受体阻滞剂(如托特罗定、索利那新等)、$β_3$肾上腺素受体激动剂、磷酸二酯酶V型抑制剂(PDE5I)。②治疗逼尿肌收缩无力的药物:M受体激动剂(氯贝胆碱)及乙酰胆碱酯酶抑制剂药物(溴比斯的明)。③降低膀胱出口阻力的药物:α受体阻滞剂(如坦索罗辛、阿夫唑嗪等)。④减少尿液产生的药物:去氨加压素。⑤增加膀胱出口阻力的药物:α受体激动剂。

(3)外科治疗方法:神经源性膀胱的手术治疗方法分为以下几种。①重建储尿功能的术式,通过扩大膀胱容量和/或增加尿道控尿能力实现;②重建排尿功能的术式,通过增加膀胱收缩力和/或降低尿道阻力实现;③同时重建储尿和排尿功能的术式;④尿流改道术。

1)重建储尿功能的术式:①扩大膀胱容量的术式。A型肉毒素膀胱壁注射术,适应证为药物等非手术治疗无效但膀胱壁尚未严重纤维化的神经源性逼尿肌过度活动患者。膀胱内药物灌注术,抗毒蕈碱药物通过膀胱灌注,可以降低逼尿肌过多活动。自体膀胱扩大术(逼尿肌切除术),通过剥除膀胱壁肥厚增生的逼尿肌组织,同时保留膀胱黏膜的完整性,形成"人工憩室",从而改善膀胱顺应性、降低储尿期膀胱内压力,达到保护上尿路的目的。适应证:适用于膀胱壁增厚和逼尿肌纤维化的患者,经过M受体阻滞剂等口服药物或A型肉毒素注射治疗无效的神经源性的患者,推荐术前膀胱测压容量成人不应低于200~300 mL,或同年龄正常膀胱容量的70%,术后大多数患者须配合间歇导尿。肠道膀胱扩大术,是治疗保守及微创治疗无效、需要扩大膀胱容积、降低膀胱压力、纠正输尿管反流的神经源性膀胱患者的长期有效和可靠的方法。适应证:逼尿肌严重纤维化或膀胱挛缩、膀胱顺应性极差、合并膀胱输尿管反流、壁段输尿管狭窄或输尿管迂曲梗阻的患者。②增加尿道控尿能力的术式。填充剂注射术,可改善尿失禁症状。适应证:尿道固有括约肌功能缺陷,但逼尿肌功能正常,通过注射剂增加尿道封闭作用提高尿控能力。尿道吊带术,中段尿道吊带术是指通过吊带自中段尿道下方将膀胱颈或尿道向耻骨上方向悬吊,固定中段尿道(在女性患者),或者压迫球部尿道(在男性患者),以提高控尿能力。适应证:尿道闭合功能不全的患者。人工尿道括约肌置入术,适应证:尿道括约肌去神经支配导致的神经源性括约肌功能不全。其他术式,功能性括约肌扩大术、膀胱颈和尿道重建术等。

2)重建排尿功能的术式:①增加膀胱收缩力的术式。横纹肌重建膀胱,主要包括腹直肌转位膀胱重建术、背阔肌逼尿肌成形术、腹内斜肌瓣逼尿肌成形术等。适应证:逼尿肌无反射、膀胱出口阻力较低的神经源性膀胱患者。②降低尿道阻力的术式。对上尿路的保护可能是必要的。A型肉毒毒素(BTX-A)尿道括约肌注射术,适应证为非手术治疗无效的逼尿肌-外括约肌协同失调(DESD)患者,儿童建议剂量是100U。尿道外括约肌切开术,该手术为不可逆的破坏性手术,该手术主要目的在于降低DESD导致的病理性膀胱内高压状态。适应证主要指征是男性脊髓损伤患者DESD,次要指征有频繁发作的自主神经反射亢进、因DESD导致的残余尿量增多与反复泌尿系统感染发作、因尿道假道或狭窄而间歇导尿困难、因膀胱引流不充分导致严重上尿路损害的患者。膀胱颈切开术,仅适用于膀胱颈部继发性改变(纤维化),不推荐用于逼尿肌肥大导致的膀胱颈部增厚。尿道支架置入术,适应证同尿道外括约肌切断术。

3)同时重建储尿和排尿功能的术式:①骶神经后根切断术+骶神经前根电刺激术,骶神经后根切断术能够有效降低逼尿肌过度活动。骶神经前根电刺激术(sacral anterior stimulation,SARS)目的是刺激逼尿肌产生收缩。适应证:DESD合并反射性尿失禁、残余尿增多的骶髓以上完全性脊髓损伤患者,即植入部位以上完全受损的患者。禁忌证:通过完全切断骶神经后根可以改善膀胱顺应性、抑制逼尿肌无抑制收缩,因此,膀胱壁严重纤维化的患者不适合此术式。②骶神经调控术(SNM),通过刺激传入神经,可以恢复尿路系统兴奋和抑制信号的正常平衡关系。骶神经调控对神经源性膀胱的治疗是有效且安全的,但尚缺乏随机对照试验研究的支持,最适合的神经病学患者群体类别尚不清楚。

4)尿流改道术:①可控尿流改道术。适应证:神经源性膀胱合并膀胱肿瘤;膀胱严重挛缩合并膀胱出口功能不全;患者长期留置导尿管产生尿道瘘、骶尾部压力性损伤等严重并发症;患者因肢体畸形、尿道狭窄、尿道瘘、过度肥胖等原因经尿道间歇导尿困难者。②不可控尿流改道术。最常用的术式是回肠膀胱术。适应证:神经源性膀胱患者经腹壁造口间歇导尿困难或因上尿路积水、严重肾功能损伤等原因无法接受可控尿流改道时,可考虑不可控尿道联合集尿袋。③终止尿流改道。适应证:长期可控性尿流改道后疾病已经缓解,随着医疗技术的更新,已经有更好控制逼尿肌压力和尿失禁方法的,不再需要不可控尿流改道。

三、思考与讨论

1. 神经源性膀胱常见并发症/合并症的处理

(1)膀胱输尿管反流的处理:继发于神经源性膀胱的膀胱输尿管反流(VUR),是常见的并发症之一,治疗不及时会引起上尿路积水和感染,最终导致肾衰竭。膀胱高压是造成神经源性膀胱继发VUR的主要因素。在治疗VUR前通过影像尿动力学等检查明确诊断,治疗方式有间歇导尿等非手术治疗,膀胱扩大术等降低膀胱压力的手术方式,输尿管膀胱再植手术等。

(2)泌尿系统感染的处理:泌尿系统感染或尿路感染(urinary tract infect,UTI)包括症状性UTI及无症状菌尿。UTI是神经源性膀胱最常见的并发症之一。通过临床症状或体征,结合实验室证据可确立诊断。推荐确立诊断的"金标准"应包括尿培养和尿液分析结果。无症状时一般不考虑药物治疗,抗菌药物无法改善临床结局,还会导致耐药菌株显著性增加。治疗前应先积极解除神经源性膀胱导致UTI的解剖和功能上的危险因素与诱发因素。再次经确诊的神经源性膀胱者UTI属于复杂性感染,一般应使用特异性强或窄谱的抗菌药物。对神经源性膀胱患者反复发生的UTI,首先应考虑膀胱管理不善的可能性(如持续或间断膀胱高压及反流、膀胱排空不佳、膀胱结石等)。预防神经源性膀胱UTI首要措施是正确处理膀胱功能障碍(包括降低膀胱内压、排空膀胱等)、处理反流、避免长期留置导尿管、选择正确排尿方法、去除泌尿系统结石等。

2. 神经源性膀胱的治疗过程中,清洁间歇性导尿术的应用

清洁间歇性导尿术(clean intermittent catheterizationg,CIC)是指在清洁条件下,定时用导尿管经尿道或膀胱其他输出道(膀胱造瘘或改道)插入膀胱,规律排空尿液的方法。一般使用一次性的无菌导尿管导尿,导完尿后尿管即丢弃。采用CIC可以为排空障碍的患者保护肾功能和参加社会活动创造条件。CIC也是一种特殊的导尿术,其操作特点是不需要消毒,保持清洁就行。但毕竟CIC需要每天多次经尿道插入导尿管进行导尿,而导尿是个需要一定技巧、容易引起痛苦和泌尿系统感染的操作方法。

CIC的广泛应用离不开导管材质和设计的不断进步。新技术、新材料的不断出现大大降低了操作过程中的损伤程度、感染等概率。临床护士要了解各种类型导尿管的特点,以便指导患者做出正确、合理的选择。

作为临床医师和护士,应精确掌握尿道、膀胱的解剖及生理,严格掌握无菌导尿术的操作,对患者做好思想安抚工作,增加患者依从性,为患者及家属培训CIC技术。影像尿流动力学检查、导尿日记可以对CIC进行精准指导。

四、练习题

1. 神经源性膀胱诊断与鉴别诊断是什么?

2. 神经源性膀胱的治疗方式是什么?

五、推荐阅读

[1]黄健,张旭.中国泌尿外科疾病和男科疾病诊断治疗指南[M].北京:科学出版社,2022.
[2]文建国.清洁间歇性导尿术文建国2021 观点[M].北京:科学技术文献出版社,2021.
[3]廖利民.尿动力学[M].2 版.北京:科学出版社,2023.

案例 37　睾丸扭转

一、病历资料

(一)门诊接诊

1. 主诉　右侧阴囊肿胀疼痛 20 h。

2. 问诊要点　疼痛的时间、诱因、急缓,有无外伤。疼痛的具体表现,持续性、间断性疼痛,有无加重情况,腹股沟及下腹有无放射性疼痛。疼痛的伴随症状,有无发热、恶心、呕吐、阴囊肿胀表现。

3. 问诊内容

(1)诱发因素:外伤、剧烈活动。

(2)主要症状:阴囊肿胀疼痛常见于睾丸扭转、急性附睾炎、睾丸附件扭转、睾丸脓肿、腹股沟斜疝、睾丸外伤、睾丸肿瘤等疾病。应同时询问疼痛起病时间,疼痛缓急,疼痛性质,疼痛加重情况,以及治疗经过。阴囊急性疼痛一般首先考虑睾丸扭转,多发生在睡眠中或者睡眠后刚起床。如果患者疼痛轻微,几天内逐渐加重,应考虑急性睾丸附睾炎、睾丸附件扭转。如果患者疼痛间歇发作,间歇期完全缓解,需要考虑间歇性睾丸扭转的诊断。典型的睾丸扭转常有恶心、呕吐,以及牵涉性腹痛。

(3)伴随症状:有无发热、恶心呕吐、阴囊肿胀等表现。

(4)治疗经过:是否做过阴囊超声检查,是否用过抗生素,治疗后疼痛是否缓解,便于快速作出初步诊断。

(5)既往史:既往有睾丸扭转病史患者,如果对侧未行睾丸固定,再次发生睾丸扭转可能性较一般发病率高。如果对侧已行睾丸固定,仍不能完全排除睾丸扭转可能。

(6)个人史:新生儿至 70 岁老人均可发生睾丸扭转,12~18 岁的青少年为本病高发年龄段,约占 65%,新生儿期是第二高发期。

(7)家族史:睾丸扭转无家族遗传倾向。

> **问诊结果**
>
> 现病史:患者,男性,12 岁,学生,因“右侧阴囊肿胀疼痛 20 h”就诊。20 h 前患者无明显诱因出现右侧阴囊肿胀疼痛,疼痛较剧烈,可向腹股沟区放射,伴恶心、呕吐,无发热。在当地医院考虑附睾炎行抗感染治疗,抗感染治疗后疼痛无明显较轻。急诊来门诊查彩超示右侧睾丸扭转,遂以睾丸扭转急诊收入院。
>
> 既往史:既往体健,无特殊病史。

4. 思维引导　睾丸扭转是泌尿外科最常见的急症之一,正确及时的诊断是治疗的关键。睾丸扭转治疗的目的是挽救睾丸。挽救睾丸的关键在于患者从发病到就诊的时间,以及医生的诊断正确率。从患病到就诊的时间越短越好。睾丸突发疼痛患者就诊时临床医师要想到睾丸扭转的可能性,一旦明确诊断,尽快予以手术治疗,这对提高睾丸挽救率至关重要。青少年突发睾丸疼痛,首先要考虑到睾丸扭转。针对睾丸扭转的问诊,要注意掌握以下要点:有无外伤,是急性还是慢性,是持续性还是间断性,有没有伴随发热、恶心呕吐。睾丸扭转的诱因:剧烈活动,外伤。

(二)体格检查

1. 重点检查的内容及目的　患者考虑睾丸扭转,重点检查阴囊,是否疼痛,有无外伤,是否合并阴囊红肿,睾丸是否增大、抬高,有无压痛。

体格检查结果

T 36.7℃,R 25 次/min,P 125 次/min,BP 116/75 mmHg

患者一般状况可,发育正常,皮肤巩膜未见明显黄染,浅表淋巴结未扪及,腹部平软,无压痛,未触及包块,无移动性浊音,肠鸣音正常,双侧肾区无压痛、叩击痛,双侧输尿管走行区无压痛,耻骨上膀胱区无充盈。右侧阴囊壁红肿明显,右侧睾丸位置抬高,近外环口处明显增大,质硬,压痛明显,睾丸与附睾界限不能触清,阴囊抬高试验阳性。

---

2. 思维引导　经上述检查患者阴囊壁红肿明显,右侧睾丸位置抬高,近外环口处明显增大,质硬,压痛明显,睾丸与附睾界限不能触清,阴囊抬高试验阳性,基本可以确诊睾丸扭转。如果碰到患者上述症状不典型或对睾丸扭转诊断有疑问可以急诊行超声检查,进一步明确诊断。

(三)辅助检查

1. 主要内容及目的

(1)血、尿常规:排除感染性病变。

(2)多普勒超声血流检查:可灵敏检测睾丸及精索的血流量,音量大小与血流量大小呈正比。在睾丸扭转时血流量减少或消失。而急性附睾炎时血流量增大。该项检查对睾丸扭转的诊断率可达81.8%。但在扭转早期,静脉瘀滞而动脉搏动仍存在时,可造成假阴性。

(3)胸片、心电图、生化、传染病等:评估一般状况,为急诊手术做准备。

辅助检查结果

(1)血常规、尿常规、肝功能、肾功能、凝血功能均正常。

(2)彩超:右侧睾丸不均质改变,未见明显血流信号。

(3)心电图、胸片、传染病检查:均未见异常。

---

2. 思维引导　查体阴囊肿胀、睾丸触痛、阴囊抬高试验阳性是重要的定性诊断手段,特别是阴囊超声,根据睾丸血供情况可做出明确诊断,需要注意较早期睾丸扭转血供可减少不明显。

(四)初步诊断

右侧睾丸扭转。

(五)鉴别诊断

青少年患者如没有外伤史而突发一侧阴囊内睾丸疼痛,应考虑到本病的可能。依据典型的临床表现及超声检查不难作出明确诊断。本病主要应与下列疾病相鉴别。

1. 急性附睾炎

（1）睾丸扭转多发于青少年，而急性附睾炎多发生在成年人。

（2）睾丸扭转起病急，局部症状较重，全身症状较轻。而急性附睾炎起病较缓，常伴有发热、外周血白细胞增多。

（3）附睾炎时能比较清楚地触及肿大和疼痛的附睾轮廓。而睾丸扭转时，附睾的轮廓往往触不清楚。

（4）睾丸扭转时睾丸往往上提呈横位，而附睾炎时睾丸常呈下垂状。

（5）阴囊抬高试验附睾炎患者抬高患侧阴囊时疼痛缓解，而睾丸扭转时疼痛加剧。

2. 绞窄性腹内疝
应特别注意与腹腔内睾丸扭转鉴别。腹内疝具有典型的肠梗阻症状和体征。腹腔内型睾丸扭转没有肠梗阻的体征，而且疼痛点比较固定，甚至在轻柔手法下可触及腹腔内肿大的睾丸。

3. 睾丸附件扭转
睾丸附件扭转起病亦急，亦好发于青少年。但睾丸本身无变化，仅于睾丸的上方或侧方扪及豌豆大的痛性肿块。

4. 其他
还须与睾丸脓肿、腹股沟斜疝、外伤和肿瘤相鉴别。

二、诊疗经过

1. 诊疗过程

（1）急诊安排手术，急查心电图、胸片，血常规、生化、传染病。

（2）手术方式：右侧睾丸扭转探查术+左侧睾丸固定术。

（3）术前告知患者及家属睾丸扭转时间较长，睾丸存在坏死可能，如睾丸复位后无血循环恢复需切除睾丸。

（4）术中情况：右侧阴囊皮肤水肿，右侧睾丸顺时针扭转720°（图9-4），逆时针旋转720°后使用温热盐水纱布湿敷15 min（图9-5）。睾丸附睾连接处部分颜色无明显恢复，针刺后无出血，小口切开后仍无出血，确定睾丸已坏死，告知患者家属后切除坏死睾丸；同切口分离出左侧睾丸，见左侧睾丸正常（图9-6），于睾丸左、右侧及下方各缝合一针，将其固定，彻底止血、清点器械纱布无误后，依次关闭切口。

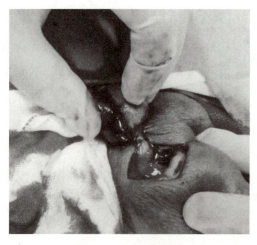 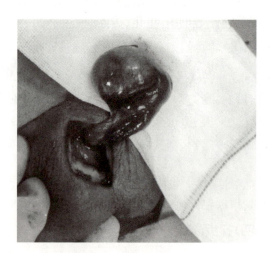

图9-4　术中睾丸扭转　　　　　　　　　　图9-5　睾丸扭转复位后

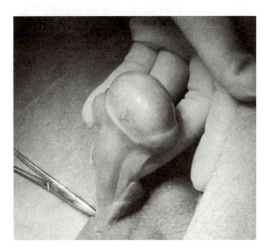

图9-6　术中对侧正常睾丸

（5）出院后应该长期随访并注意观察以下内容：①观察睾丸大小，一般术后随访3～6个月。有随访资料表明，术后仍有17%～23%的患者发生睾丸萎缩。②性功能，要随访到青春期，一般单侧睾丸扭转附加对侧预防性睾丸固定者不会有性功能下降。③生精功能，也应随访到青春期，50%～68%的手术后患者可出现精液异常，这可能由于单侧睾丸不可能产生两个睾丸所产生的精子，受损或萎缩的睾丸可产生一些异常物质影响对侧睾丸。

2. 治疗方案的选择依据　对于睾丸扭转治疗目的是挽救睾丸。挽救睾丸的关键在于患者从发病到就诊的时间，以及医生首诊的确诊率。患病后就诊的时间愈早愈好。更重要的是临床医师对于睾丸突发疼痛者就诊时要想到睾丸扭转的可能性，一旦明确诊断，尽快予以手术治疗，这对提高睾丸的挽救率至关重要。

（1）手术复位及睾丸精索固定：作出诊断后要争取时间尽早手术复位，力争在出现症状6 h内完成手术。在手术探查中，一旦明确睾丸扭转，应立即将睾丸复位，并用温热盐水纱布湿敷10～15 min。若睾丸血循环恢复良好，色泽转润，应予以保留，并将睾丸、精索与阴囊内层鞘膜间断缝合固定，以防术后再次扭转，反之则应切除睾丸。即使对睾丸扭转的诊断有怀疑时，也应及时进行手术探查，这是一个重要的治疗原则。睾丸扭转的解剖缺陷常为双侧性，对侧睾丸亦具有扭转的因素，在手术中处理好患侧睾丸和精索后还须手术固定对侧睾丸，尤其是患侧睾丸已被切除者。

（2）手法复位：在发病初期，可试行手法复位。肌内注射哌替啶（杜冷丁）和阿托品半小时后，将处于横位并上提的睾丸进行轻柔的手法复位。根据睾丸多由外侧向中线扭转的方向，如果是右侧睾丸扭转，则将患睾呈逆时针方向旋转360°，若睾丸于手法旋转复位位置稍下降，上提的精索紧张感松弛，则说明复位成功。然后用"丁"字带托起阴囊，让患睾充分休息。同样，左侧睾丸扭转手法复位时则应呈顺时针方向旋转。须注意，手法复位不能防止以后再次发生扭转。真正根本的治疗方法仍在于手术复位，并行睾丸、精索固定术。手动复位应谨慎尝试，如果有手术资源，则不应常规尝试。

三、思考与讨论

1. 睾丸扭转症状　通常睾丸扭转表现为突然发作的、严重的、单侧的阴囊疼痛，常常伴随恶心、呕吐。症状可能在休息、睡醒、运动后或睾丸创伤时出现，一个急诊室的回顾性研究发现急性阴囊症状患者存在以下因素时增加了睾丸扭转的可能性：病程短于24 h，恶心和/或呕吐，腹痛。然而，间歇性睾丸扭转可以表现为短暂的、可自行缓解的严重睾丸疼痛。超过 20% 的患者表现为孤立的腹部或侧腹部疼痛，而没有睾丸或阴囊本身的疼痛。因此，对于男性患者的腹部或侧腹部疼痛需要进行睾丸的评估。

2. 睾丸扭转体征　睾丸扭转的患者通常在平卧位可触及增大的高位睾丸。扭曲的睾丸伴有触痛，并且通常比对侧的正常睾丸更硬或更大。首先检查正常的精索后，触诊扭曲的精索可能会发现一个坚硬的"结"，在扭转点是柔软的。在晚期扭转中，可能会发生皮肤颜色变化（发红）或皮肤硬结。虽然提睾反射通常不存在或减弱，但正常的提睾反射不能排除睾丸扭转。一项研究表明，多达 40% 的睾丸扭转患者存在提睾反射。

3. TWIST 评分　TWIST 评分（Testicular work-up for Ischemia and Suspected Torsion，睾丸缺血和疑似扭转的诊察）部分 7 分，用以评估睾丸扭转的概率。它的临床参数包括：恶心/呕吐（1 分）；睾丸肿胀（2 分）；睾丸发硬（2 分）；提睾反射缺失（1 分）；高位睾丸（1 分）。

最初的推论是从一个小样本研究得出的。然而，它在多个儿科和成人人群中得到了验证。6～7 分的高分有近乎完美的阳性预测值，在这样的情况下，如果还伴有长时间的疼痛（>6 h），应该考虑直接手术探查而不是超声确诊。因此，建议对中等评分（3～5 分）伴有非典型表现，或存在早期表现且可以在不延误治疗的情况下获得超声诊断的青春期前儿童进行超声检查。在非典型表现中临床判断应该取代 TWIST 评分，例如，扭转-复位和容易混淆但关键的诊断（如睾丸肿瘤）。

4. 确诊的成像方式　带有多普勒血流评估的睾丸超声是一线成像方式；然而，影像学不应延误急诊外科会诊和评估。与对侧相比，超声可能显示增大、充血的睾丸，回声增强和异常多普勒血流。扭曲的精索全长呈螺旋状，称为漩涡征，具有诊断意义，敏感性和特异性在所有征象中最高。使用多普勒超声对睾丸扭转的敏感性>86%，特异性接近 90%。不幸的是，急诊医生进行的床旁超声检查并不可靠。由于局限性和漏诊风险，那些高度可疑或怀疑部分扭转的病例可能需要专科医生进行评估。

5. 睾丸扭转的即时处理　睾丸扭转是外科急症，一旦超声确诊或认为高度可疑，应当紧急外科会诊。及时手术干预（<6 h）睾丸挽救成功率为 90%～100%，而在 12～24 h 后救治的病例中只有 10% 的睾丸存活率。睾丸扭转的治疗流程已被证明可以减少从急诊分诊到手术的时间来降低睾丸切除术的发生率。对于儿科患者，提倡在 TWIST 评分为 0 分的患者中排除睾丸扭转，并在有高风险睾丸扭转可能（TWIST 评分 6～7 分）的情况下避免超声延迟，特别是伴有>6 h 的疼痛。外科手术修复包括复位受影响的睾丸和考虑到对侧扭转的风险而施行的双侧睾丸固定术。在晚期扭转的情况下，由于睾丸无法存活，通常会进行睾丸切除术。如果手术存在严重延误，例如，在偏远的乡村环境中，可以通过旋转睾丸（朝向同侧大腿）来尝试手动复位。正常检查疼痛缓解被视为手动复位成功，应通过超声确认。如果感到（手动复位）尝试困难或由于可能加剧扭转程度而出现的疼痛明显增加，则应终止手动复位。手动复位应谨慎尝试，如果有手术资源，则不应常规尝试。

四、练习题

1. 怎样及时诊断睾丸扭转？
2. 睾丸扭转患者怎样才能避免漏诊？
3. 哪些新的检查方法和手段能帮助快速诊断睾丸扭转？
4. 睾丸扭转术中是否需要对侧睾丸固定？
5. 怎样评判睾丸扭转术中坏死切除对以后生育及性功能影响？

五、推荐阅读 》》》

[1]孙颖浩.吴阶平泌尿外科学(全3册)[M].北京:人民卫生出版社,2017.

[2]吴孟超,吴在德.黄家驷转诊外科学[M].8版.北京:人民卫生出版社,2020.

[3]中华医学会男科学分会.睾丸扭断与治疗指南[J].中华男科学杂志,2021,28(3):252-261.

[4]MARKUS HOHENFELLNER,RICHARD A SANTUCCI.泌尿外科急症[M].何志嵩,李学松,译.北京:人民卫生出版社,2010.

[5]李汉忠,袁铭.泌尿外科急症诊断与处理[M].北京:中国协和医科大学出版社,2008.

第十章　男性不育及性功能障碍

案例 38　男性不育症

一、病历资料

(一)门诊接诊

1. **主诉**　婚后(同居)2年,未避孕未育2年。
2. **问诊要点**　要全面了解家族史、婚育史、性生活史,以及其他对生育可能造成影响的因素,还要了解患者生育力监测及是否进行过治疗等情况;同时还要了解女方的病史,记录患者个人信息。
3. **问诊内容**

(1)婚育史:需要了解结婚或者同居时间,尝试妊娠怀孕的时间;应该详细了解既往生育史,包括既往使其他异性受孕情况。注意在私密场合询问,以获得可靠的病史。同时还应了解女方的基本生育力的情况,比如年龄、月经是否规律、常规检查情况,特别要了解女方输卵管检查的通畅情况。

(2)性生活史:需要了解勃起功能情况、性生活频率和质量、射精情况(包括是否可以正常排出精液,以及能否在阴道内射精等)。初步了解是否为性功能障碍导致的不育。

(3)生育力检测及治疗史:需要详细询问并记录既往不育相关的检查和治疗情况,尤其是精液分析结果。了解患者曾经的治疗手段、治疗时间、是否正确实施,以及治疗效果等。

(4)既往史:主要包括生长发育史、过去疾病史、传染病史、用药史等。要重点询问与生育相关的疾病和因素,主要包括附睾炎、睾丸炎等泌尿生殖器官感染史,发热史,手术外伤史,内分泌疾病史等可能影响睾丸的生精功能、性功能和附属性腺功能的疾病,了解是否有对生育有影响的不良生活习惯、环境与职业因素等;同时要了解有无化疗、放疗,以及应用影响生育的药物等情况。高温环境作业者、有电磁辐射与放射线接触史者、长途驾驶员等对生育也有一定影响。不育往往与很多基础及长期的内科疾病息息相关,所以既往史也是判断不育症病因的重要依据之一。

(5)家族史、遗传性疾病史:父母身体状况、有无近亲结婚,有无遗传性疾病史,母亲生育情况,以及兄妹健康、生育情况等。应充分了解有无影响优生优育的家族性遗传因素;必要时描绘出家族系图。

(6)配偶病史:主要了解月经史、生育史、避孕史(女方是否曾使用宫内节育器)、妇科疾病和其他可能影响生育的疾病史和生活工作因素等。

问诊结果

患者,男性,29岁,因"婚后(同居)2年,未避孕未育2年"就诊。

现病史:患者于2年前结婚,婚后未采取任何避孕措施至今未孕,平时夫妻关系和睦,性欲和性生活正常。患者半年前曾在当地医院就诊,给予精液检查,精液分析提示患者精液精子密度正常,精子活力低下,近半年间断采用中成药物及中西医结合等方法进行治疗,但精液质量改善不明显,为进一步治疗前来医院。追问病史,患者诉平时偶有左侧阴囊坠胀不适,活动劳累后加重,休息后好转。

既往及家族史:既往体健,无糖尿病、心血管病、肝炎、肾炎、肿瘤及结核等病史,否认高温工作环境、电磁辐射与放射线、重金属等接触史,无烟酒等不良嗜好,无生育史。父母身体健康、无近亲结婚,无遗传性疾病史,无影响优生优育的家族性遗传病史。

配偶病史:夫妻感情良好,平素月经规律,无相关影响生育的疾病史和生活工作因素等,女方已行相关妇产科检查,未发现异常。

4.思维引导　世界卫生组织(WHO)规定,男性不育症是指育龄夫妻,有正常性生活而且未采取任何避孕措施,由于男方因素导致女方在1年内未能自然受孕者。男性不育症分为原发性不育和继发性不育。原发性不育是指男子从未使女性受孕;继发性不育是指男子曾有使女性受孕史。不孕不育的发病率约为15%,男女因素各占一半。男性不育症的影响因素通常有几方面:①不育的持续时间,随着时间延长怀孕概率越低;②原发性还是继发性不育;③精液分析结果,是评估男性生育力的重要依据;④女方年龄和生育能力。

男性不育症不是一种独立疾病,而是由某一种或者很多种疾病和/或因素造成的结果,根据疾病和因素感染或影响生殖环节的不同,分为睾丸前、睾丸和睾丸后3个因素,病因不明的称为特发性男性不育。①睾丸前因素:该类患者生育功能的损害主要系下丘脑、垂体疾病等因素所致,如原发性低促性腺激素性性腺功能减退症、选择性黄体生成素(LH)缺乏症、垂体功能不足、高催乳素血症、内源性或外源性激素异常(雄激素或雌激素过多、糖皮质激素过多、甲状腺功能亢进或减退)等。②睾丸因素:包括先天性异常(染色体或基因异常、隐睾等)、睾丸炎、睾丸损伤、精索静脉曲张等。③睾丸后因素:包括梗阻因素(附睾梗阻、输精管梗阻、射精管梗阻)、性功能相关因素(性欲减退、勃起功能障碍、射精功能障碍等)、精子成熟相关因素(纤毛不动综合征、成熟障碍)以及某些特发性病因。

所以针对男性不育的问诊,需要全面地了解患者的各个方面的情况,排除有关疾病及因素,进一步再进行必要的检查及化验。该患者为青年男性,婚后未采取任何避孕措施2年未育,女方已行相关妇科检查未见异常,要考虑男方因素,通过问诊基本排除睾丸前及睾丸后因素,平素偶有左侧阴囊坠胀不适,活动劳累后加重,休息后好转,精液检查提示精子活力低下,需进一步明确是否有睾丸因素及精索静脉曲张存在。

(二)体格检查

1.重点检查的内容及目的　全身检查:重点应注意体型及第二性征。重点了解体毛分布情况以及有无男性乳房发育等表现,应特别注意腹股沟区域是否有瘢痕。生殖系统检查:应注意有无阴茎畸形,阴茎检查时应注意有无尿道下裂、尿道上裂、尿道外口狭窄等可能妨碍性交或者阴道内射精的疾病。患者考虑睾丸因素,检查阴囊时应重点注意睾丸及附睾的位置、质地、大小,有无压痛、肿块及鞘膜积液,有无精索静脉曲张及其程度,输精管检查时应注意有无阙如、增粗、结节或者触痛等。其他检查:射精功能障碍的患者,可进行以下检查以排除神经系统疾病:球海绵体反射等。

体格检查结果

T 36.5 ℃,R 18 次/min,P 76 次/min,BP 125/80 mmHg

患者一般状态良好,体态匀称,营养发育良好,胡须自然分布,喉结存在,甲状腺不大,乳腺无明显发育。心、肺、腹无明显异常。腹股沟区无瘢痕。生理反射存在,病理反射未引出。生殖器检查:阴茎正常大小,包皮不长,双侧睾丸大小正常,质地中等,无触痛,双侧附睾及输精管无异常。站立位时可见左侧阴囊较右侧下垂,外表可见迂曲血管,可扪及蚯蚓团块状软性肿物,平卧位,曲张静脉可渐缩小,右侧精索静脉无异常。

2. 思维引导 体格检查发现:站立位时可见左侧阴囊较右侧下垂,外表可见迂曲血管,可扪及蚯蚓团块状软性肿物,平卧位,曲张静脉可渐缩小,右侧精索静脉无异常。须考虑到存在精索静脉曲张的因素,进一步行 B 超检查,明确静脉曲张诊断及程度。

(三)辅助检查

1. 主要内容及目的

(1)精液分析:了解明确精液情况,是否存在少弱精症。

(2)生殖内分泌激素检查:一般建议上午 10 时前空腹血液检测,了解体内激素分泌及平衡情况。

(3)生殖系统超声检查:包括阴囊超声及经直肠超声。阴囊超声主要检测双侧睾丸、附睾、精索静脉及近端输精管。通过测量睾丸上下径、左右径、前后径,并用共识校正后计算睾丸体积(体积=睾丸上下径×左右径×前后径×0.71)。经直肠超声主要针对前列腺、精囊、输精管和射精管进行检查。

(4)可选择检查项目:根据病史、体格检查,以及精液分析、超声等结果,可选择一些相关检查,如精浆生化检查、男性生殖遗传学检查、精子 DNA 完整性检查、生殖道相关支原体及衣原体等病原微生物检测、抗精子抗体检测、睾丸活检、盆腔 MRI 影像学检查等。

辅助检查结果

(1)精液分析:患者禁欲 5 d,在医院内以手淫方法取得精液,立即送检,精液乳白色,量 4.0 mL,pH 7.5,液化时间 20 min,精子密度 $114×10^6$/mL,精子前向运动率 19%,存活率 78%。

(2)生殖内分泌激素检查:患者晨起 7 时空腹抽血化验,睾酮(T)、雌二醇(E_2)、催乳素(PRL)、黄体生成素(LH)、卵泡刺激素(FSH)等结果均正常。

(3)精浆生化检查、抗精子抗体等检查:均提示正常。

(4)生殖系统超声检查:前列腺切面内径 30 mm×23 mm×18 mm,轮廓清晰,包膜光滑,实质光点回声分布均匀,精囊腺及输精管形态、大小正常,壁光滑,回声均匀;左侧睾丸切面内径 43 mm×17 mm,右侧睾丸切面内径 41 mm×18 mm,形态、大小及内部回声未见明显异常,左侧附睾头切面内径 6 mm×6 mm,右侧附睾头切面内径 7 mm×6 mm,形态、大小未见明显异常;左侧精索静脉内径 2.9 mm,走行迂曲,Valsava 动作后可见静脉反流,内径 3.5 mm,右侧精索静脉内径 1.5 mm,走行未见明显异常。

2. 思维引导 患者,男性,29 岁,因"婚后(同居)2 年,未避孕未育 2 年"就诊,平时偶有左侧阴囊坠胀不适,活动劳累后加重,休息后好转,配偶身体健康,检查无异常,体格检查可见站立位时可见左侧阴囊较右侧下垂,外表可见迂曲血管,可扪及蚯蚓团块状软性肿物,平卧位时曲张静脉可渐缩小,右侧精索静脉无异常。精液分析提示精子前向运动率19%,少于32%。生殖内分泌激素检查各项激素、精浆生化检查及抗精子抗体等检查均提示正常。B超提示左侧精索静脉内径2.9 mm,走行迂曲,Valsava动作后可见静脉反流,内径3.5 mm,右侧精索静脉内径1.5 mm,走行未见明显异常。根据患者的病史、体格检查及各项检查化验,基本可以排除睾丸前因素及睾丸后因素相关疾病导致的不育,而且精索静脉曲张诊断明确,同时结合《中国男科疾病诊断治疗指南与专家共识(2016版》中各种精液状态的诊断名称,可以将患者判定为精索静脉曲张引起的弱精症。弱精症是男性不育症最常见的临床表现之一,在《中国男科疾病诊断治疗指南与专家共识(2016版》将精液分析中前向运动(PR)精子百分率低于32%称为弱精子症。

(四)初步诊断

①原发性不育症;②精索静脉曲张(左侧);③弱精子症。

二、诊疗经过

1. 诊疗过程

(1)完善相关检查,心电图、胸片、血常规、肝功能、肾功能、凝血试验、传染病,排除手术禁忌证。

(2)手术方式:显微镜下精索静脉结扎术。

(3)术前需要充分告知患者及家属手术各种风险情况并进行沟通,使患者及家属能对病情及手术等充分了解。

(4)患者合并有精液活力下降,除手术之外可同时加用改善精液质量、提高精子活力的药物(左卡尼汀、维生素E)。

(5)出院时告知患者及家属出院后须定期随访,第1次随访可在术后1~2周进行,主要检查有无手术相关并发症;第2次随访在术后3个月进行,此后每3个月随访1次,随访至患者配偶成功受孕。

2. 治疗方案的选择依据

对于男性不育患者,首先应根据生活习惯、工作环境等进行有针对性的生殖健康宣教,然后根据患者及配偶的具体情况,推荐选择药物治疗、手术治疗或辅助生殖技术。药物治疗在临床上广泛使用,创伤和费用较小,患者易于接受。进行药物治疗应该至少覆盖1~2个生精周期(即3~6个月),同时进一步评价药物治疗的适应证和疗效。该例患者诊断考虑不育的原因为精索静脉曲张、弱精子症,需要针对两方面因素同时进行治疗。

(1)精索静脉曲张是男科临床常见疾病之一,为一种血管病变,指精索内蔓状静脉丛的异常扩张、伸长和迂曲,可导致疼痛不适及进行性睾丸功能减退,也是导致男性不育的常见原因之一。原发性精索静脉曲张的治疗应根据患者是否伴有不育或精液质量异常、有无临床症状、静脉曲张程度及有无其他并发症等情况区别对待。治疗方法包括一般治疗、药物治疗和手术治疗。继发性精索静脉曲张应积极寻找和治疗原发病。

1)一般治疗:包括生活方式和饮食的调节、物理疗法等。生活方式和饮食的调节如控制烟酒、饮食清淡、回避增加腹压的运动,能一定程度上改善精液质量。物理疗法包括降温疗法和阴囊托法等。

2)药物治疗:针对精索静脉曲张的药物如下。①七叶皂苷类:代表性药物为迈之灵(经荟萃分析证实呈现最佳量效关系),具有抗炎、抗渗出、保护静脉管壁的胶原纤维作用,逐步恢复静脉管壁的弹性和收缩功能,增加静脉血液回流速度,降低静脉压,从而改善由精索静脉曲张所引起的症状,如睾丸肿胀、疼痛等。有文献显示能改善部分精索静脉曲张患者的精液质量。②黄酮类:代表性药物为柑橘黄酮,为微粒化纯化黄酮,其小肠吸收率是非微粒化黄酮类药物的2倍,具有抗感染、抗氧化作用,可快速提高静脉张力,降低毛细血管通透性,提高淋巴回流率,减轻水肿。可改善临床型精索静脉曲张引起的疼痛症状,并且能延缓亚临床型精索静脉曲张向临床型发展。③改善精液质量的药物:对于合并生殖功能损害且有生育要求的精索静脉曲张患者,可使用促进精子发生、改善精液质量的药物,包括一些中医中药的治疗。

3)手术治疗的适应证(成人型):①同时具备以下3个条件,存在不育、精液质量异常、女方生育能力正常,或虽患有引起不孕的相关疾病,但可能治愈(推荐)。且有文献报道,对于需要进行辅助生殖技术的患者来说,如果合并有精索静脉曲张,那么在手术后,可能提高辅助生育的成功率。②虽暂无生育要求,但检查发现精液质量异常者(可选)。③精索静脉曲张所伴发的相关症状(如会阴部或睾丸的坠胀、疼痛等)较严重,明显影响生活质量,经保守治疗改善不明显,可考虑行手术治疗。④Ⅱ度或Ⅲ度精索静脉曲张,血清睾酮水平明显下降,排除其他疾病所致者(可选)。

4)手术方式的选择:精索静脉曲张的外科治疗是目前最常见的男性不育外科治疗手段之一,包括手术治疗和介入技术(顺行或逆行)。手术治疗包括传统经腹股沟途径、经腹膜后途径、经腹股沟下途径精索静脉结扎术,显微技术腹股沟途径或腹股沟下途径精索静脉结扎术,腹腔精索静脉结扎术等。虽然多项荟萃分析显示近年来显微手术越来越受到关注,但在选择治疗方式时应该充分考虑疾病的具体情况、医院的条件、术者的经验等因素,需要与患者做充分的沟通并尊重患者的意愿。

(2)弱精子症:治疗精子活力低下的药物种类很多,各种药物有各自的作用机制,总的目的是通过提高精子能量,参与精子的代谢过程,提高精子或精液内某些酶的活性,以增强精子活力及帮助精子活动。对于弱精子症患者的基础性药物治疗主要包括3大类:抗氧化治疗、改善细胞能量代谢的治疗,以及改善全身和生殖系统(睾丸、附睾等)微循环的治疗。

1)抗氧化治疗:可改善全身或局部的微环境,对精子生成以及保护精子的结构和功能都有积极意义。每一种抗氧化药物都具有特定的作用机制,其作用不能互相替代,且具有协同作用,从而达到对细胞的全面保护。维生素 E 是最主要的抗氧化剂之一,在体内可通过对抗活性氧(ROS)所导致的膜脂质过氧化损伤,保护精子的结构与功能,提高男性精子的浓度、活力,以及形态正常精子百分率。大量研究发现,使用药品级(含量大于90%)天然维生素 E 治疗由少弱精子症、畸形精子症、精子 DNA 损伤,以及精索静脉曲张导致的男性不育是安全有效的,其他抗氧化治疗药物有硫辛酸、谷胱甘肽,以及乙酰半胱氨酸等。

2)改善细胞能量代谢的治疗:该类药物可在提高细胞线粒体氧化功能等多个方面改善全身组织和细胞代谢能力,并且多兼具抗氧化作用,进而调节睾丸支持细胞功能、改善精子的形成和成熟过程。附睾内精子主要依靠长链脂肪酸和磷脂等物质在线粒体内通过 β-氧化供能,但脂肪酸不能直接透过线粒体内膜,必须由卡尼汀转运完成。卡尼汀不但将脂肪酸和磷脂转运进入线粒体内,同时也可以将脂肪酸转运至附睾上皮,再经附睾上皮转运至附睾管腔和精子细胞内。常用的药物有左卡尼汀等。

3)改善全身和生殖系统微循环的治疗:此类药物通过提高血管的弹性及收缩功能、改善血流状态、增加组织血流量来改善全身或局部组织的微循环功能,通过改善睾丸与附睾血液循环,提供睾丸生成和成熟的理想微环境,进而促进睾丸的生精作用,以及附睾内的精子成熟,此外,还可促进精子 ATP 酶的活性,增加精子活力,改善顶体功能,有利于顶体反应顺利进行,促进精子穿透透明带,常用的药物有七叶皂苷类、胰激肽原酶等。

三、思考与讨论

对于绝大多数的弱精子症患者,医生首先都应该尽可能采用简单方便的中西药物治疗来使其恢复自然的生育功能,或者发现有造成弱精现象的需要外科手术来处理的相关因素应积极对症处理,但是对具体的弱精子症患者,在经过一段时间的治疗无效时就应该考虑选择实验室的方法,而不是盲目、无休止地采用药物治疗。目前生殖生理学和辅助生殖技术迅猛发展,创造了更多的治疗不育症的方法。辅助生殖技术(ART)是指运用各种医疗措施,使患者受孕方法的统称,包括人工授精、试管婴儿和供精辅助生育,试管婴儿技术包括体外受精-胚胎移植(IVF-ET)、卵胞质内单精子注射(ICSI)、植入前遗传学诊断(PGD)/植入前遗传学筛查(PGS)。所以临床医师应该对不育患者进行规范的检查和正确的诊断,进而制订合理的治疗方案,首选药物治疗或手术治疗等常规治疗,以期改善精液质量,增加自然妊娠率,必要时再运用 ART。基本原则:①优先选择简单、便宜、创伤小的方法和技术,再选择复杂、昂贵、创伤大的方法;②优先考虑自然生育、再依次考虑宫腔内人工授精(IUI)、IVF、ICSI 和 PGD 等辅助生殖技术,根据不同的适应证,选择针对性的辅助生殖技术;③注意女方生育力;④降低子代治疗风险、降低夫妇及社会治疗成本。

活动力是精子受精的重要因素,但并不代表受精能力,弱精子症所谓的弱是指精子跑得慢,按照欧洲泌尿外科协会和世界卫生组织第 5 版标准,前向运动精子的百分率低于 32% 就叫弱精子症,但是只要一个精子,使得精卵结合就可能怀孕,所以弱精子症也可以生孩子。只是无弱精症的男性,夫妻怀孕的概率比较大,如果男性的精子比较弱,甚至有重度的弱精症,则怀孕的概率就会降低。所以有无弱精症只是会影响怀孕的概率,而不是不怀孕,只要有精子都有可能怀孕。

四、练习题

1. 男性不育症的常见病因有哪些?对于男性不育症的分类是如何划分的?
2. 精液分析中各项指标的正常值范围是多少?
3. 弱精子症的定义是什么?弱精子症的鉴别诊断有哪些?
4. 精索静脉曲张的程度怎么划分?为什么常见的精索静脉曲张左侧多于右侧?

五、推荐阅读

[1]黄健,张旭.中国泌尿外科疾病和男科疾病诊断治疗指南[M].北京:科学出版社,2022.

[2]陈孝平,汪建平,赵继宗.外科学[M].北京:人民卫生出版社,2018.

[3]沈柏用,邓侠兴.住院医师规范化培训外科示范案例[M].上海:上海交通大学出版社,2016.

[4]姜辉,邓春华.中国男科疾病诊断治疗指南与专家共识(2016 版)[M].北京:人民卫生出版社,2017.

[5]ALAN J WEIN,LOUISR KAVOUSSI,AIANW PARTIN,等.坎贝尔-沃尔什泌尿外科学[M].夏术阶,纪志刚,译.11 版.郑州:河南科学技术出版社,2020.

案例 39 勃起功能障碍

一、病历资料

(一)门诊接诊

1. **主诉** 性功能减退 10 年,加重 2 年。

2. **问诊要点** 性功能减退的诱因,有无外伤史、口服抗抑郁、抗雄激素等药物病史;有无放疗、盆腔肿瘤病史。性功能减退的具体表现及起病过程,性交时阴茎勃起状况,勃起硬度是否足够插入阴道,阴茎是否能够维持足够的勃起硬度直到性交完成;有无早泄、不射精、射精痛等射精功能障碍;有无性幻想;有无性高潮异常等。婚姻、性伴侣及性交频率,患者的婚姻状况(未婚、已婚、离异),患者性生活的频率,是否同居,是否有规律的性生活。

3. 问诊内容

(1)诱发因素:有无外伤、口服抗抑郁药、抗雄激素、5-羟色胺再摄取抑制药等药物史。注意询问有无特殊性消遣性药物服用史(酒精饮料、海洛因、可卡因、大麻、美沙酮及合成药物、合成类固醇等)。

(2)主要症状:勃起功能障碍(erectile dysfuntion,ED)发生情况,是突发还是逐渐发生的;起病后是每次性生活都存在ED还是仅在某些特殊的情况下发生,ED的发生是否与环境、性伴侣等情况有关;ED的程度是否逐渐加重;有无经过规范检查及治疗,疗效如何。非性交时阴茎勃起状况:有无夜间勃起和晨间勃起,勃起的频率如何,勃起的硬度情况如何等;有无自慰,自慰方式及频率如何,自慰时阴茎勃起硬度、维持等状况如何;性幻想或视、听、嗅、触等刺激下阴茎能否勃起,勃起硬度如何。

(3)伴随症状:有无情绪低落、焦虑、烦躁、反应迟钝;有无头晕、头痛、心慌气短、视力下降、肢体感觉障碍及无力。

(4)诊治经过:做过何种检查及治疗,用过何种药物,便于快速作出初步诊断。

(5)既往史:是否有高血压、高脂血症、糖尿病、代谢综合征、肝肾功能不全等;多发性硬化、重症肌无力、脑萎缩、睡眠障碍等;阴茎畸形、阴茎硬结症、前列腺疾病等;性腺功能减退症、甲状腺疾病、高催乳素血症。有无精神心理性疾病,如抑郁、焦虑、恐惧和罪恶感等。有无盆腔外伤或手术史,有无骨盆骨折尿道损伤史、有无生殖器外伤史;有无服用可能会导致ED的药物。有无不良生活习惯或不良嗜好,如吸烟、嗜酒、吸毒、不洁性生活,饮食习惯如何等。

(6)个人史:生长发育过程中是否有不良的性经历或精神创伤;是否存在因工作和/或生活压力增大导致的焦虑、抑郁、紧张等不良情绪,是否存在因ED导致的抑郁、焦虑情绪;性自信如何;是否存在不适当或特殊的性刺激方式;是否存在特殊的社会、家庭环境、宗教、传统观念等导致的错误性观念、性观念认识错误或性无知。已婚男性的还需要询问夫妻关系如何,是否缺乏交流,是否互相感到厌恶或不合作等;是否有性交,有无其他固定的性伴侣,性伴侣情况(如性伴侣性别、性伴侣对患者的求医态度如何);患者性生活的频率,是同居规律的性生活,还是两地分居仅周末、月中或某个特定的时间存在性生活。

(7)家族史:家族中是否存在遗传性先天疾病病史,尤其是男生殖系统疾病病史。

问诊结果

现病史:患者,男性,45岁,已婚,大学文化。因为近10年来性功能明显减退,近2年来几乎没有满意的性生活。经过多种方法治疗效果不明显,于2022年2月来门诊求治。患者从2012年初开始自觉性功能逐渐减退,但性欲望基本正常,阴茎晨起自发性勃起频率逐渐减少,且偶尔出现晨起阴茎勃起硬度也不坚挺,性生活频率从原来的每周2~3次,逐渐减少到每周1次,而且性生活质量明显下降,阴茎勃起不坚,时间短暂,1~2 min即软缩或随体位变换而松软,射精无力,快感不明显,精液量也明显减少,经常有阴茎在进入阴道前就疲软的情况。10年来,患者曾经服用了很多滋阴补肾的中药进行治疗,效果不明显。患者4年前曾在外院诊治,通过阴茎海绵体造影和生理盐水灌注试验等检查发现了勃起前和勃起后均出现阴茎背深静脉漏,注入造影剂后发现迅速排入扩张的背深静脉,诊断为阴茎背深静脉漏,并进行手术治疗,结扎阴茎背深静脉、阴茎背浅静脉和手术视野内的白膜周围的小静脉。患者于手术后当晚就有比较满意的阴茎勃起。治疗后3个月内性功能有明显改善,术后3个月后逐渐又出现了勃起不佳,并感觉性功能逐渐变差,恢复到了治疗前水平。近2年来没有理想满意的性生活,近半年来没有性生活。

既往史:否认高血压、甲状腺功能亢进、性传播疾病、精神抑郁症等病史。无泌尿生殖系手术及外伤史。无溃疡病、肝病及肾病史。

个人史:嗜好吸烟10~15支/d,连续多年;饮酒少量。年轻时较爱运动,因为近年来心情不佳,几乎没有体育运动。患者夫妻彼此感情很好,妻子对患者的性功能异常表示理解,支持并配合患者寻求治疗。结婚24年,生育2子1女,均健康。

4. 思维引导 阴茎勃起(penile erection)是一个由神经、内分泌、血管和阴茎海绵体组织精密调节、协调完成的复杂生理现象,包括阴茎动脉的充盈、小梁平滑肌的舒张、海绵体静脉闭塞等机制,精神、心理因素在勃起过程中也起重要作用。阴茎勃起功能障碍是指男性不能持续获得和维持足够的阴茎勃起以完成满意的性生活。ED是男性最常见的性功能障碍之一,是一种影响身心健康的慢性疾病,不仅影响患者及其伴侣的生活质量,也可能是心血管疾病的早期症状和危险信号。所以针对阴茎勃起功能障碍的问诊,要注意掌握要点:患者性生活史,包括ED总是在何种情况下发生,阴茎勃起时的状况,患者的婚姻情况,性交频率,精神、心理、社会及家庭因素。有无全身伴发其他疾病病史,有无精神心理疾病,有无中枢神经、腰椎外伤或手术史,有无曾经服用可能导致ED的药物。需要注意的是,为了便于医患之间更易沟通,使医生更容易制订治疗对策,病史采集应该在轻松舒适的环境下进行,应设法消除患者的羞涩、尴尬和难以启齿的心理状态,这在某些患者不愿主动叙述他们的病史时尤其重要。应鼓励患者的配偶参与ED的问诊。

(二)体格检查

1. 重点检查的内容及目的 除一般常规体格检查外,体格检查的重点为第二性征、生殖系统及局部神经系统检查。50岁以上男性建议行直肠指诊。既往3~6个月内如患者未行血压及心率检查,应行血压及心率测定。第二性征检查:注意患者皮肤、体型、脂肪分布、骨骼及肌肉发育情况,有无喉结,胡须和体毛分布与疏密程度,有无男性乳腺发育等。生殖系统检查:注意阴茎发育情况,有无畸形和硬结,睾丸数量、大小、位置、质地等是否正常。局部神经系统检查:注意患者下腹部、会阴、阴茎及下肢的痛觉、触觉、温度觉;球海绵体反射、提睾肌反射等。

体格检查结果

T 36.0 ℃,R 18次/min,P 76次/min,BP 123/78 mmHg

第二性征如正常成年男性,喉结突出,胡须、体毛、阴毛分布正常。阴茎正常成人大小,包皮不长。双侧睾丸,质地中等,无触痛。双侧附睾未触及异常。双侧输精管光滑无结节。未触及精索静脉曲张。肛诊前列腺:稍大、质地中等、中央沟稍浅,无结节,表面光滑,无触痛。下腹部、会阴、阴茎及下肢痛觉、触觉、温度觉未见异常;球海绵体反射、提睾肌反射存在。

2. 思维引导 体格检查无典型阳性发现,不支持存在潜在神经性、内分泌性病变诱发ED的证据。

(三)辅助检查

1. 主要内容及目的

(1)实验室检查:①空腹血糖、血脂、睾酮。②黄体生成素(LH)、卵泡刺激素(FSH)、催乳素(PRL)、游离睾酮。③血常规、尿常规、大便常规、血生化、糖化血红蛋白、甲状腺功能。④怀疑前列腺癌患者建议检查前列腺特异性抗原。目的:虽然大多数男性ED患者可能无法通过实验室检查获得准确诊断,但可借此发现引起男性ED的部分原因及并存疾病。

(2)特殊检查:包括以下几种。①夜间勃起功能检测(nocturnal penile tumescence and rigidity,

NPTR）：在 2 个晚上检测中，单次阴茎头部勃起硬度超过 60% 的时间大于 10 min，即认为是正常勃起。②视听性刺激勃起检测（audiovisual sexual stimulation，AVSS）：一种清醒状态下、结合视听刺激进行的无创性功能检查方式，其判定可参考 NPTR 标准。③阴茎海绵体注射（intracavemosal injection，ICI）血管活性药物试验：用于评估阴茎血管功能，反应阳性提示正常的动脉充血和静脉闭塞功能。④阴茎彩色多普勒超声检查（color Doppler duplex ultrasound，CDDU）：用于评价阴茎内血管功能。常用参数有海绵体动脉直径、收缩期阴茎动脉最大血流速度（peak systolic velocity，PSV），舒张期流速（end-diastolic velocity，EDV）和阻力指数（resistance index，RI）。一般认为，$PSV \geq 30$ cm/s，$EDV > 5$ cm/s，$RI < 0.8$ 为正常。$PSV < 30$ cm/s，提示动脉供血不足；$EDV > 5$ cm/s，$RI < 0.8$，提示阴茎静脉闭塞功能不全。⑤阴茎海绵体造影：主要用于静脉性 ED 的鉴别诊断。⑥神经检查：ED 患者的神经检查主要包括阴茎感觉阈值测定、球海绵体反射潜伏时间、阴茎海绵体肌电图、躯体感觉诱发电位及括约肌肌电图等。

辅助检查结果

（1）前列腺液常规：pH 6.7，卵磷脂小体（+++），WBC 1~3 个/HP，RBC 0 个/HP。

（2）内分泌激素：FSH 5.948 IU/L，LH 6.867 IU/L，PRL 9.31 ng/mL，雌二醇（E_2）11.35 pg/mL，睾酮（T）375 ng/dL。

（3）血、尿、大便常规：均大致正常。

（4）红细胞沉降率、血糖及血脂均未见异常；肝功能、肾功能均正常。

（5）国际勃起功能指数（IIEF-5）调查问卷：8 分。

（6）夜间勃起功能检测（NPTR）：两个晚上检查中，最佳波形阴茎头部勃起硬度不超过 40%，勃起时间小于 5 min。

（7）阴茎血压测量（PBI）：PBI 值在 0.8（正常范围）。

（8）阴茎背动脉多普勒超声显像：EDV 8 cm/s，RI 0.5。

（9）球海绵体肌反射、球海绵体肌反射潜伏时间、阴部神经躯体感觉激发电位、阴茎海绵体肌电描记等检查：均未发现明显异常。

（10）阴茎海绵体内注射血管活性药物试验：联合应用罂粟碱 30 mg 加酚妥拉明 1 mg，于注射后 4 min 即可见阴茎开始增大，在注射 10 min 内阴茎勃起不充分，而且硬度差，30%~40%，勃起角接近 60°。注射 20 min 内阴茎的勃起硬度和勃起角度无改变，在持续不到 30 min 内完全疲软萎缩。

（11）动力性阴茎海绵体造影检查：两侧阴茎海绵体显影，约 6 min 后清楚地显示出静脉漏的部位及流量，可见阴茎的阴部内静脉、膀胱前列腺周围静脉丛均开始有轻度的显影，显影的静脉中可见到不同程度的扩张、增粗、扭曲等改变，并出现造影剂快速排空的海绵体框。

（12）B 超：肝、肾、脾、胰及前列腺未见明显异常。

（13）心电图：窦性心律，正常心电图。

---

2. 思维引导 患者经检查，血常规及血生化、性激素、甲状腺激素正常，心电图、B 超正常，初步排除一些全身疾病所诱发勃起功能障碍的可能，如心血管疾病、高脂血症、糖尿病、内分泌性疾病。初步将患者 ED 定位为原发病。患者进行 IIEF-5 调查问卷评为 8 分，可诊断为中度勃起功能障碍，NPTR 与 ICI 试验亦表现为有临床意义的 ED。PSV、PBI 正常，初步排除动脉性 ED，而 EDV、RI 异常，初步考虑患者为静脉血管性 ED。阴茎海绵体造影检查清晰显示出静脉漏。

（四）初步诊断

阴茎勃起功能障碍（中度，血管性）。

二、诊疗经过

1. 诊疗过程 鉴于 ED 患者更容易出现幸福感降低，自信心和自尊心下降等心理问题，首先予以患者教育、心理疏导，这将有助于性功能恢复。在与患者沟通时，应尽量建立良好的互信关系，使患者能够坦诚病情，同时要注意患者情绪，对疑有抑郁或其他精神疾患时，建议到精神科或心理门诊就诊咨询。在心理疏导过程中，应使患者正确认识 ED 及其发生的原因，积极帮助患者寻找导致 ED 的诱因及危险因素，改善或消除焦虑抑郁等精神因素，避免过度关注疾病，转移注意力，帮助患者夫妻进行有效沟通，树立夫妻双方信心，学习性技巧，鼓励多尝试选择改善患者性功能为主的简便、易行的治疗方案。适当调动患者及其伴侣对性生活的兴趣。

药物方面，嘱患者服用复方玄驹胶囊，3 次/d，每次 3 粒。患者 1 个月后门诊复诊，诉服用一段时间的复方玄驹胶囊后，性欲望和性功能有轻微的提高，精液量也有所增加，但是仍然不能完成性生活。再次嘱咐患者在每一次性生活前 1 h 空腹服用 50 mg 西地那非，同时口服复方玄驹胶囊。半个月后患者复诊，反应口服西地那非后阴茎勃起硬度明显改善，可以进行性生活。但不良反应较重，表现为明显的头痛，颜面潮红等不适症状，并因不良反应自动终止口服西地那非。与患者沟通，患者治疗意愿较为强烈，遂建议患者继续口服复方玄驹胶囊，并予物理治疗。具体方法：①予以负压吸引装置（VED）联合低能量体外冲击波治疗勃起功能障碍。真空负压吸引装置治疗，设定负压值为 0.015 ~ 0.025 kPa。每次治疗时间为 30 min，1 次/d。10 d 为 1 个疗程，共治疗 6 个疗程。②低能量体外冲击波治疗，将阴茎分为阴茎干远端、中部、近端和左、右阴茎脚等 5 个治疗部位，每个部位每次予以 300 次震波（能量密度为 0.09 mJ/mm^2，频率为 120 次/min）。每周治疗 2 次，连续 3 周；间断 3 周后再连续治疗 3 周，共 12 次。2 个月后患者获得了良好的效果，至今患者夫妻间恢复了比较满意的性生活。

2. 治疗方案的选择依据 根据《中国男科疾病诊断治疗指南与专家共识》（2016 版）关于勃起功能障碍诊疗流程指导意见（图 10-1）。

三、思考与讨论

1. 以本例患者为例，医师在诊治 ED 过程中的注意事项 本例患者的病症给患者带来了极大的精神压力和经济负担，患者 10 年的诊治历程，值得临床医生深刻思考。合并有器质性 ED 患者单纯采用滋阴补肾的中药效果不佳，而且绝大多数的性保健品并没有其说明书上提到的那些功能。这就要求医师对出现勃起功能障碍的患者进行必要的检查，明确其病因。只有对因施治，才能避免盲目地应用滋阴补肾的中药和各种性保健品，从而达到避免误诊误治的目的，也可以使患者不必遭受经济上的损失和精神上的压力。静脉漏性 ED 静脉结扎手术后的远期效果较差，疗效逐年递减，可能的预后影响因素很多，单纯的静脉结扎术效果不佳，除了单纯性严重静脉漏可以进行手术治疗外，绝大多数静脉漏患者一般都采取其他的方法解决性功能问题。随着新的无创或微创治疗方法的出现和完善，例如，口服药物、海绵体内自我注射和负压吸引装置、低能量体外冲击波治疗等，综合治疗将会获得最佳效果。

2. 发生勃起功能障碍的常见病因类型 ED 患者大致分为器质型、心理型、混合型 3 种类型，大部分患者为混合型。具体有下列 7 种。

（1）血管源性：心血管疾病（高血压、冠心病、周围血管病变等）、糖尿病相关血管病变、高脂血症、吸烟、盆腔手术或放疗（前列腺根治切除术、盆腔或后腹膜放疗）。

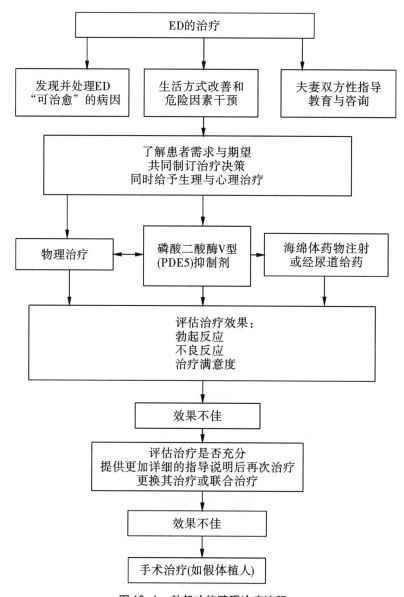

图 10-1   勃起功能障碍诊疗流程
来自《中国男科疾病诊断治疗指南与专家共识》(2016 版)

(2)神经源性:中枢神经系统疾病、退行性疾病(多发性硬化、帕金森综合征、多系统萎缩等)、脊髓创伤或疾病、脑卒中、中枢神经系统肿瘤、周围神经系统疾病、糖尿病相关周围神经病变、慢性肾功能衰竭、多发性神经病、手术(盆腔和后腹膜手术)、尿道手术(尿道狭窄手术、尿道成形术等)。

(3)解剖性或结构性:尿道下裂、尿道上裂、小阴茎、阴茎硬结症、阴茎癌、包茎。

(4)激素性:性腺功能减退症、高催乳素血症、甲状腺功能亢进、甲状腺功能减退、皮质醇增多症、肾上腺皮质功能减退、全垂体功能减退、多种内分泌紊乱。

(5)药物相关:降压药(噻嗪类利尿剂等)、抗抑郁药(选择性 5-羟色胺再摄取抑制药、三环类抗抑郁药)、抗精神病药(精神安定药等)、抗雄药(促性腺激素释放激素类似物、雄激素拮抗剂)、休闲类药物(酒精、海洛因、可卡因、大麻、美沙酮、合成药物、蛋白同化甾类药物等)。

(6)心理性:一般型(如缺乏性唤起和性舒适感障碍)、情景型(如配偶相关的事件、性表现相关事件、生活压力)。

（7）创伤性：阴茎破裂、骨盆骨折。

四、练习题

1. 接诊勃起功能障碍患者,有哪些问诊要点及技巧?
2. 勃起功能障碍治疗方法中,其一线、二线、三线治疗主要方法有哪些?
3. 与勃起功能障碍治疗相关的新的方法你了解多少? 比如体外低能量冲击波治疗及最新药物进展。

五、推荐阅读

[1]陈孝平,汪建平,赵继宗.外科学[M].9 版.北京:人民卫生出版社,2019.
[2]姜辉,邓春华.中国男科疾病诊断治疗指南与专家共识（2016 版）[M].北京:人民卫生出版社,2016.
[3]戴玉田,姜辉.男科学[M].北京:人民卫生出版,2021.

案例40　早　泄

一、病历资料

（一）门诊接诊

1. 主诉　性生活时间过短 5 年余。

2. 问诊要点　初次性交的时间,初次阴茎插入阴道内到射精开始的时间,初次发生射精过快的时间,插入阴道前或插入阴道后射精发生在 1 min 以内的次数（是否超过一半情况）,是否能控制或延迟射精,有没有消极的身心影响,如苦恼、忧虑、沮丧或躲避性生活等。早泄（premature ejaculation,PE）的具体表现,每次阴茎插入阴道的情况（是否能插入阴道）,插入阴道后射精开始的时间,插入阴道后控制射精的能力。早泄的伴随症状,有没有消极的身心影响,如苦恼、忧虑、沮丧或躲避性生活,性伴侣是否沮丧,影响夫妻感情。

3. 问诊内容

（1）诱发因素:①焦虑、紧张的精神状态;②性生活次数过少;③勃起功能障碍;④前列腺炎;⑤某些药物的使用或停用;⑥慢性骨盆疼痛综合征;⑦精索静脉曲张;⑧甲状腺疾病;⑨具有易感性基因;⑩配偶的不良心理状态。

（2）主要症状:射精总是或者几乎总是发生在阴茎插入阴道 1 min 以内;不能在全部或几乎全部进入阴道后延迟射精;消极的个人精神心理因素,比如苦恼、忧虑、挫折感和/或逃避性生活等。原发性早泄:①尝试性交时总是或几乎总是早泄;②与任何性伴侣性交时均出现早泄;③射精潜伏时间大多数在 1 min 以内;④从初次性交开始一直如此;⑤不能控制射精（非必须）。继发性早泄:①一生中某个时期出现的快速射精;②发病前射精正常;③常具有明确的原因（身体或心理问题）;④不能控制射精。

（3）伴随症状:有无包皮过长、包茎、包皮龟头炎、前列腺炎/慢性骨盆疼痛综合征,有无勃起功能障碍等表现,前列腺炎:26%～77% 的慢性前列腺炎患者报告射精过快。在继发性 PE 的患者中,常伴发前列腺炎症状。勃起功能障碍（ED）:临床上患者常会混淆 PE 和 ED,应注意鉴别。

（4）诊治经过:做过何种检查,用过何种治疗方法、何种药物,效果如何,便于快速作出初步诊断。

(5)既往史:一方面是继续寻找早泄的原因,有无甲状腺疾病病史、精神心理病史,精神因素心理因素和人际关系因素可能导致或加剧 PE。这些因素包括成长性因素(如性虐待、儿童时期性态度内向),个人心理因素(如身体形象、抑郁、性交焦虑、情感表达障碍)和/或人际关系因素(如亲密关系减少,伴侣之间矛盾冲突)。另一方面有无心脑血管病史、药物过敏史、手术史,既往史也是评估患者手术耐受性制订手术方案的重要依据。

(6)个人史:自述手淫经历 18 年,多次在紧张环境下进行手淫,追求过快射精约 1 min,无不洁性生活经历。

(7)家族史:遗传变异可引起与 PE 相关的神经生物学差异。

问诊结果

现病史:患者,男性,35 岁,专业技术人员,因"性生活时间过短 5 年余"就诊。5 年多前至今对性生活不满意,性生活时间过短,1~2 min 即射精,阴茎勃起正常,可完成性生活,偶有手淫,每月 1~2 次,患者曾在医院就诊,给予复方利多卡因喷雾剂外用,诉效果尚可,但效果不定。口服达泊西汀有效但头痛等不良反应明显,无法继续口服。行阴茎神经电生理检查示阴茎脊神经躯体感觉诱发电位(DNSEP)潜伏期缩短(36.9 ms),波幅未见异常;阴茎头躯体感觉诱发电位(GPSEP)潜伏期缩短(36.5 ms),波幅未见异常。现患者为求进一步治疗来门诊就诊,门诊以"早泄"收治入院。

既往史:平素健康状况良好。自诉"血糖升高"病史 1 年余,未规律监测血糖、未服药。2015 年曾行"包皮环切术"、2020 年曾行"腹腔镜下胆囊切除术",手术顺利,恢复好。既往无结核、肝炎史,无外伤史。过敏史:暂无过敏信息。无急性心肌梗死病史,无肺功能异常史,无恶性肿瘤病史,无炎症性肠病病史,无静脉血栓栓塞症病史。近一个月内无脓毒症、严重肺病、充血性心力衰竭、脑卒中史。无输血史。无其他慢性病史。无特殊药物服用史。

4. 思维引导   随着社会的发展,性生活已经不仅仅是繁衍后代的需要,更是夫妻双方情感交流的重要方式,其中射精是男性性反应过程中尤其重要的环节。射精功能障碍是性功能障碍中常见的疾病,可分为早泄、射精困难、不射精症、逆向射精和射精痛等,其中早泄是射精功能障碍中最常见的疾病,约 90%。

(二)体格检查

1. 重点检查的内容及目的   患者考虑早泄,重点是男性外生殖和第二性征检查,是否伴随包皮过长、包茎、阴茎头包皮炎、阴茎弯曲畸形、阴茎硬结症等生殖器异常,另外还应该检查其他血管、内分泌和神经系统,排除其他慢性疾病、内分泌疾病、自主神经病、慢性前列腺炎等。另外,体格检查还有助于消除患者对自己生殖器异常的误判及由此产生的心理障碍。

体格检查结果

T 36.0 ℃,R 18 次/min,P 68 次/min,BP 127/78 mmHg

患者一般状况可,发育正常,皮肤巩膜未见明显黄染,浅表淋巴结未扪及,腹部平软,无压痛,未触及包块,无移动性浊音,肠鸣音正常,双侧肾区无压痛、叩击痛,双侧输尿管走行区无压痛,耻骨上膀胱区无充盈,阴茎发育正常,包皮环切术后,未见红肿、畸形、未触及结节,双侧睾丸、附睾无肿大,直肠指诊:前列腺体积无增大,质韧,无压痛及硬结,中央沟存在,指套无血迹。

2. **思维引导**　阴道内射精潜伏时间(IELT)即阴茎插入阴道到射精开始的时间。使用秒表记录 IELT 能够客观地评价射精时间,因此在科学研究中被广泛应用,但由于存在无意识的破坏性快感的缺点,这种方法在日常的诊疗过程中很少被用到,通常使用自我评估的 IELT 来替代。早泄评估问卷量表如下(表 10-1、表 10-2、表 10-3)。

表 10-1　早泄简表

问题	0	1	2	3	4
你对性交时射精的控制力如何	很差	差	一般	好	很好
你对性生活的满意度如何	很差	差	一般	好	很好
你对性生活中过早射精的烦恼程度如何	很差	差	一般	好	很好
性生活中过早射精影响你和伴侣的关系吗	很差	差	一般	好	很好

表 10-2　早泄指数

定义	1	2	3	4	5
你的性欲或兴趣如何	非常低	低	一般	高	非常高
你能勃起足够的硬度插入阴道吗	几乎没有	很少	半数	多数	总是
你能维持勃起完成性交吗	几乎没有	很少	半数	多数	总是
从插入到射精的时间	极短 (<30 s)	非常短 (<1 min)	短 (<2 min)	一般短 (<3 min)	不短 (>3 min)
你能延长性交时间吗	非常困难	比较困难	困难	很少困难	不困难
你对性生活满意吗	非常不满意	比较不满意	一般满意	比较满意	非常满意
你的伴侣对性生活满意吗	非常不满意	比较不满意	一般满意	比较满意	非常满意
你的伴侣能达到高潮吗	几乎没有	很少	半数	多数	总是
你对完成性生活的信心如何	非常低	低	一般	高	非常高
你在性交时是否感到焦虑、压抑或苦恼	几乎没有	很少	半数	多数	总是

表 10-3　早泄诊断工具

定义	0	1	2	3	4
性交时想推迟射精有多大困难	没有困难	有点困难	中等困难	非常困难	完全无法延迟
射精发生在想射精之前的概率	(几乎)没有	不经常	约一半时间	多数时候	几乎/总是
是否受到很小的性刺激就会射精	(几乎)没有	不经常	约一半时间	多数时候	几乎/总是
是否对过早射精感到沮丧	完全没有	有点	一般	很	非常
射精时间造成伴侣不满意,你对此担心吗	完全没有	有点	一般	很	非常

其中早泄诊断工具是使用最为广泛的量表。

(三)辅助检查

1. 主要内容及目的

(1)尿常规、前列腺液常规:排除感染性病变。

(2)性激素检查:性激素检查可以排除与早泄相关的内分泌因素。

(3)阴茎神经电生理检查:该检查客观准确,可以评价患者躯体神经功能和自主神经功能的异常。

(4)阴茎生物感觉阈值测定:该检查是利用阴茎生物感觉阈值测定仪,必要时可(定量)测定阴茎感知震动的阈值,以及对冷、热、痛等刺激的感觉阈值。

辅助检查结果

(1)尿常规:尿白细胞(-);肝功能、肾功能、凝血功能均正常。

(2)前列腺液检查:白细胞(-)。

(3)神经电生理检查:DNSEP 潜伏期缩短(36.9 ms),波幅未见异常;GPSEP 潜伏期缩短(36.5 ms),波幅未见异常,阴茎皮肤交感反应(PSSR)潜伏期和波幅未引出。

(4)性激素检查未见异常。

---

2. 思维引导

通过询问病史诊断。通过了解其发病原因,对治疗有一定的指导意义。经过面谈和性生活的调查,充分了解病情,评估射精潜伏期即阴茎插入阴道到射精的时间以及配偶性生活满足度,对早泄的诊断很重要。可利用明尼苏达多相人格调查表(Minnesota multiphasic personality inventory,MMPI)等进行精神心理学分析,有助于了解患者的精神心理状况,以便对症治疗。利用阴茎震动感觉度测定(penile biothesiometry)来测定阴茎感觉度阈值变化,此法操作简单易行而无侵袭性,有助于了解阴茎感觉度和感觉神经的功能。进行泌尿科常规检查和必要的实验室检查来判定有无包皮炎、龟头炎、前列腺炎、精囊炎、尿道炎等其他诱发原因,以便对症治疗。

(四)初步诊断

早泄(原发性早泄)。

二、诊疗经过

1. 诊疗过程

(1)完善相关检查,心电图、胸部 CT、血常规、性激素、肝功能、肾功能、凝血试验、传染病,排除手术禁忌证。

(2)手术方式:阴茎背神经选择性切断术。

(3)术前告知患者及家属阴茎背神经选择性切断术治疗早泄有效率为 73.2%,术后可能出现勃起功能障碍,复发,须定期随访,术后第 3 天出院,术后 3 周内避免同房。

(4)出院后 2 周门诊复查,了解切口愈合情况。

(5)出院 2 个月随访,夫妻双方对性生活都较满意,IELT 7～10 min。

2. 治疗方案的选择依据

早泄的治疗,包括药物治疗、行为心理治疗、外科手术治疗和中医治疗等方法,手术治疗仍属于探索阶段,选择要慎重。

(1)药物治疗

1)5-羟色胺选择性再摄取抑制剂(SSRI):自从 1970 年出现帕罗西汀治疗 PE 的报道,人们对早泄的认识逐渐发生改变。SSRI 在临床上的应用为 PE 的治疗带来了革命性变化。目前的 SSRI 包括按需服用 SSRI 和规律服用 SSRI 两大类。

机制:目前按需服用 SSRI 治疗 PE 的机制仍然不明确。达泊西汀为按需服用 SSRI 的代表。达泊西汀可在分子水平与 5-羟色胺再摄取转运体特异性结合,使突触间隙内 5-羟色胺浓度急剧增高,升高的 5-羟色胺与突触后膜受体 5-羟色胺 2c 结合,发挥延迟射精的功效。

作用:达泊西汀是一种按需服用 SSRI,也是中国食品药品监督管理局(CFDA)批准的唯一用于治疗 PE 的药物,它的药代动力学特点是可快速达到血药高峰,半衰期较短,因而适合按需治疗 PE。

不良反应:治疗相关不良反应的发生率呈剂量依赖性,主要包括恶心、腹泻、头痛和眩晕等。

2)磷酸二酯酶抑制剂 V 型(PDE5i):国内外多项研究发现,单独使用 PDE5i 和联合其他药物治疗 PE,均有一定的治疗效果。但是 PDE5i 治疗 PE 的作用机制不明。而且是属于超适应证应用,因此有待后续进一步临床研究和寻求进一步循证医学证据。对于伴有 ED 的 PE 的患者,在治疗 PE 的同时,应该加入 PDE5i 治疗。与治疗 ED 相似,PDE5i 治疗 PE 可能出现头痛、头晕和潮红等不良反应,但这些不良反应是轻微可耐受的。

3)局部麻醉剂:局部应用麻醉剂可降低阴茎头敏感性,延迟射精潜伏时间,从而提高患者性生活的满意度来治疗 PE,且不会对射精快感产生不良影响。可以应用于 PE 的局部麻醉剂有复方利多卡因乳膏、普鲁卡因-利多卡因胶浆、盐酸达克罗宁、丁卡因、苯佐卡因等。

4)其他药物治疗:三环类抗抑郁药、α 肾上腺素受体阻滞剂、中枢性镇痛药等药物对于治疗 PE 也有一定的效果。但具体机制和疗效有待进一步研究和评价。

(2)早泄的行为心理治疗:①心理治疗分析与患者早泄相关的心理因素,进行必要的心理状态评估非常重要。针对不同的因素应进行相应的心理疏导,必要时请心理或精神科的医生对患者进行治疗。心理疏导和治疗时,建议患者与性伴侣共同治疗。②最常用的行为治疗方法为挤压法和停-动法。这 2 种方法有助于患者接受中等强度的兴奋度,进行循序渐进的训练和治疗。此方法可以增加阴道内射精潜伏时间,增加性自信及自尊心。行为治疗的疗效难以长期维持。PE 患者的行为训练应该在有相关经验的医生指导下进行。心理行为治疗联合药物治疗的疗效显著优于单纯的药物治疗。

(3)早泄的手术治疗:主要指阴茎背神经选择性切断术。手术治疗是对行为/心理疗法、药物疗法无效者的补充治疗,不是替代。阴茎背神经选择性切断术是目前国内治疗早泄开展较多的一种手术方法。其治疗原理是针对射精过程中感觉传入环节,减少感觉传入、提高患者感觉阈值,从而达到延长 IELT、提高患者及其伴侣性生活满意度的目的。国内研究者在临床上观察了阴茎背神经选择性切断术后疗效,证实其在原发性早泄的治疗中具有一定的作用。

该手术的适应证为原发性早泄患者,稳定性伴侣、规律性生活 6 个月以上,心理状态稳定,且具备如下条件:①勃起功能正常;②阴茎神经电生理等检查阴茎兴奋性/敏感性升高;③手术治疗意愿强烈者。

由于患者阴茎背神经分布的个体差异,因此该手术术后疗效和并发症存在较大差异。阴茎背神经选择性切断术是一类不可逆转的神经破坏性手术,目前本手术的疗效还缺乏循证医学的依据,因此不推荐作为早泄一线治疗方法,目前国际性医学协会(ISSM)、欧洲泌尿外科学会(EAU)等发布的《早泄诊治指南》中对早泄的手术治疗推荐等级也设为不推荐。

(4)早泄的传统医学治疗:早泄的中医治疗。

该患者反复尝试局部麻醉药物治疗有效但药量难以控制,口服达泊西汀有效但头痛等不良反应明显,无法继续口服。自愿选择阴茎背神经选择性切断术且手术意愿强烈。

三、思考与讨论

1. 对于口服达泊西汀有效的患者,是否可以长期应用　作用功效:达泊西汀是一种强效 5-羟色胺选择性再摄取抑制剂,可用于治疗男性早泄(PE)、射精控制能力不佳。本药治疗 PE 的作用机制与其抑制神经元 5-羟色胺的再摄取从而增强神经递质在突触前后要体的作用有关。

2. 达泊西汀的主治疾病　达泊西汀是一种男科药物,主要适用于治疗符合下列所有条件的 18~64 岁男性早泄患者:阴茎在插入阴道以前、过程当中或者插入后不久,以及未获得性满足之前仅仅由于极小的性刺激即发生持续的或反复的射精;因早泄而导致的显著性个人苦恼或人际交往障碍,射精控制能力不佳。

3. 达泊西汀的停药指征　本品不得用于有狂躁/轻狂躁或双向情感障碍病史的患者,同时出现上述疾病症状的任何患者均应停用达泊西汀。此外用药后感觉不适应及时告知医生,医生会根据不良反应的轻重决定是否停药或采取必要措施。

四、练习题

1. 如何选择早泄的治疗方案?
2. 阴茎神经电生理检查监测下行阴茎背神经选择性切断术的意义是什么?

五、推荐阅读

[1]郭应禄,夏术阶,吕福泰,等. 郭应禄男科学[M]. 北京:人民卫生出版社,2019.

[2]姜辉,邓春华. 中国男科疾病诊断治疗指南与专家共识(2016 版)[M]. 北京:人民卫生出版社,2017.

[3]戴玉田,姜辉. 男科学[M]. 北京:人民卫生出版社,2021.

泌尿外科常见操作流程